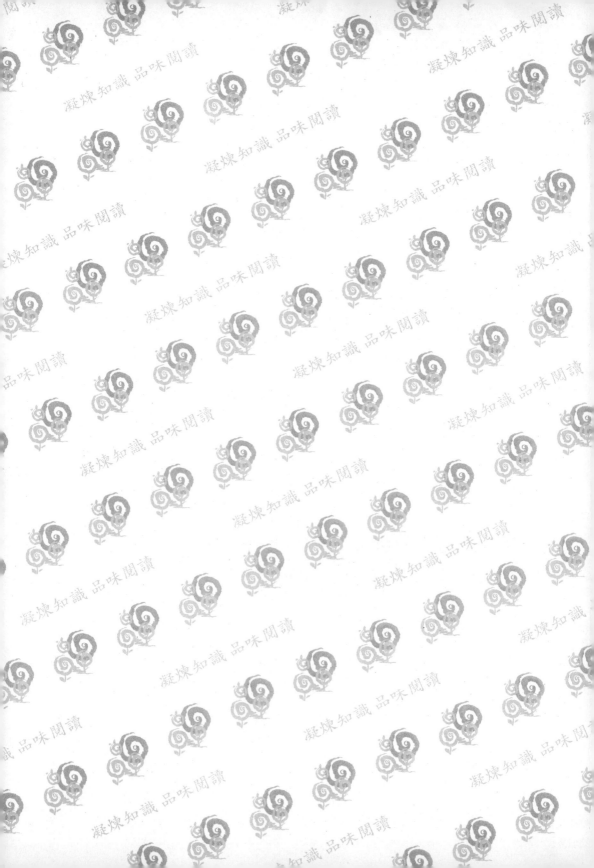

藥物學
Pharmacology

顧祐瑞　著

五南圖書出版公司 印行

編寫說明

　　本書之編寫，主要是提供專業的藥物知識，以系統化分類、整合化觀念，以淺顯易懂的方式，使讀者可以融會貫通、有效學習，在藥物各論上係以作用機轉、藥理作用、臨床用途、用法、副作用及注意事項等項目羅列，簡明扼要，以使讀者具備專業能力，符合教學與臨床需求；並安插病患衛教資訊、圖片、表格及歷屆試題，可使讀者在閱讀時，達到事半功倍的效果。在敘述上講求簡潔的說明，避免艱澀或不常用的內容，並加入最新的藥物。

顧祐瑞

目錄

第一章　緒論

第一節　藥、藥物和藥物學的定義

「藥」（drugs）是指用於醫療的物質，《康熙字典》則曰：「藥，治病草。」除了藥外，一般人還會稱為「藥品」或「藥物」，依照〈藥事法〉的定義，藥物係指藥品及醫療器材。

藥物是泛指用於診斷、治療、減輕或預防人類疾病或其他足以影響人類身體結構及生理機能的物質。研究藥物的來源、組成、物理化學性質、作用、治療用途、製劑、劑量、毒性，以及人體對藥物之吸收、分布、代謝、排泄及與各種藥物間相互關係的科學，即稱為藥物學（pharmacy）。

藥物學的範圍包括了許多種學科，例如藥理學、藥理化學、生藥學、調劑學、藥劑學、製藥工程、藥品鑑定學、毒理學等，所以藥物學乃是一門綜合各種藥學學科的知識。

第二節　藥物學的歷史

古典藥物學：原始時代由於文化不發達，不太可能有單獨記載藥學知識的專著。現存用文字記載藥物治療的書稱為古典書，如中國的《詩經》、《山海經》，埃及的紙草書，印度的《吠佗經》，巴比倫、亞述的有關碑文也可列入藥物學文獻中，因其中記載了最早的藥物學知識。

羅馬時期藥物學：希波克拉底（西元前460〜377年）由於其對古代醫藥學發展的貢獻，被後人稱為醫聖，其後戴歐斯考利狄斯（Dioscorides）編著的《藥物論》（*De materia Medica*）一書，載藥五百餘種，被認為是數個世

紀以來藥物學的主要著作。古羅馬最傑出的醫學家格林（Calen，西元130～200年）與我國醫聖張仲景同時代，他有許多著作，現存八十餘種，對後世藥物學發展影響很大，尤其在植物製劑技術方面。後人為紀念他，仍把用浸出方法生產出的藥劑稱為格林製劑。由於其奠定了醫藥學的發展，故被稱為藥劑學的鼻祖。

中世紀藥物學： 中世紀（約三至十五世紀）歐洲正處於黑暗時期，由於戰爭的破壞，古羅馬文化被摧毀，因而醫學的中心也隨著社會的變動發生轉移，阿拉伯人繼承了古希臘羅馬的醫學遺產，博采兼收了中國、印度和波斯等國的經驗，塔吉克醫生阿底森納（Aricenna）編著的《醫典》分為五冊，歸納了當時亞洲、非洲和歐洲的大部分藥物知識，對後世影響頗深，被奉為藥物學的經典著作。

十八世紀末藥物學： 十八世紀末，化學和生物有了相當大的進步，可以把藥物純淨化並標準化之後，才有了真正科學的藥理學。十九世紀初，法國和德國的化學家從植物提煉出嗎啡、番木鱉鹼、顛茄素和奎寧等有效藥物。十九世紀末，德國人史邁德堡（Oswald Schmeiderberg）把藥理學穩固地建立起來，他界定藥理學的目的，也寫了一本藥理學教科書。

第三節　藥物的來源及分類

藥物的來源

藥物的來源可分為以下四類：

1. 發酵：抗生素類藥物（如盤尼西林、紅黴素、鏈黴素及四環黴素等）是利用各種菌種發酵而得，其大多是微生物（如細菌、黴菌、放射線菌）新陳代謝的產物。

2. 化學合成：藥物最主要的來源，亦常取材於天然產物，利用類似的化學結構骨架，再略加修飾某些官能基，即可得到所要之藥物（如

鎮痛藥物海洛因、可待因）。

3. 天然物：(1)植物。很多藥物都是自植物的根、莖、葉、果中萃取而得，其中含有醫療價值之成分，而此種成分常存在於植物的某特定組織中，例如毛地黃之葉子（digitoxin, digoxin）、罌粟之未成熟果實（morphine）、金雞納之樹皮（quinine）等。(2)動物。供藥用的動物來源不多，重要的藥物如胰島素、甲狀腺素、魚肝油、消化酵素、抗血清、雌激素、各種疫苗等。

4. 其他：礦物來源（瀉藥MgO、胃藥$NaHCO_3$）、基因工程。

未來，隨著基因解碼、轉殖技術的日新月異，不但生物技術製劑蓬勃發展，基因藥物的研發更可能在疾病的治療與預防上有重大的突破。

藥物的分類

依〈藥事法〉第八條，製劑係指以原料藥經加工調製，製成一定劑型及劑量之藥品。製劑分為醫師處方藥、醫師藥師藥劑生指示藥品、成藥及固有成方製劑，列述如下：

醫師處方藥：凡使用過程須由醫師加強觀察，有必要由醫師開立處方，再經藥局藥事人員確認無誤及調配之後，稱為處方藥。

醫師藥師藥劑生指示藥品：凡藥品藥性溫和，由醫師或藥事人員推薦使用，並指示用法，即為指示藥。指示藥指醫師、藥師、藥劑生指示藥，其僅能於藥局或藥事人員執業的處所內，經醫藥專業人士指導下，才可購得。雖然不需要處方箋，但使用不當，仍不能達到預期療效。

成藥：係指原料藥經加工調製，不用其原名稱，而其摻入之藥品，亦不超過中央衛生主管機關所規定之限量，作用緩和、無積蓄性、耐久儲存、使用簡便，並明示其效能、用量、用法，標明成藥許可證字號，其使用不待醫師指示，即供治療疾病之用者。

固有成方製劑：係指我國固有醫藥習慣使用，具有療效之中藥處方，並經中央衛生主管機關選定公布者而言。依固有成方調製（劑）成之丸、散、膏、丹稱為固有成方製劑。現今市面上之中藥劑型有「濃縮科學中藥」、「傳統中藥」及「中藥材」。

衛生署核准字號

1. 衛署成製字第××××××號，表示國內製造許可之成藥。
2. 衛署藥製字第××××××號，表示國內製造許可之指示藥或處方藥。
3. 衛署藥輸字第××××××號，表示國外製造許可之指示藥或處方藥。

第四節　藥物的標準和藥典

藥物的標準

各國衛生機構均依據其製藥標準來確保一切的用藥品質，而制定藥物標準的書籍則稱為藥典。藥典中收載的藥物稱為法定藥，藥典的內容主要記載供預防、治療、診斷及製藥用的法定藥品及製劑的名稱、來源、性狀、純度、含量、鑑別、用途分類、劑量及儲存法的規定，其內容標準均具有明確的法律效力。

各國的藥典

世界上最早的全國性藥典是中國歷史上出現的《唐本草》（又名《新修本草》，成書於唐顯慶四年，西元659年），而最早官方頒布的成方規範是《太平惠民和劑局方》，收錄了七百八十八種處方。

目前世界上大約有將近四十個國家和地區有自己的藥典，此外還有很多國際和地區藥典（如《歐洲藥典》），其中比較有影響力的是《美國藥典》、《英國藥典》、《日本藥局方》、《國際藥典》。《國際藥典》是世界衛生組織綜合世界各國藥品品質標準和品質管制方法編寫的，其特殊

之處在於僅供各國編定各自的藥品規範時作為技術文獻參考，並不具有法律約束力。現分述如下：

《中華藥典》（The Chinese Pharmacopeia, Ch.P.）：我國藥典於1949年出版了《中華藥典》第二版，之後陸續出版了1980年第三版、1995年第四版、2000年第五版及2006年第六版。

《中華人民共和國藥典》（P.R.O.C Pharmacopeia）：於1953年出版第一版，以後又出版了1953年版第一增訂本、1957年版、1963年版、1972年版、1985年版、1990年版、1995年版、2000年版及2005年版藥典。現行為2005年版藥典。

《美國藥典》（The United States Pharmacopeia, U.S.P.）：由美國政府所屬的美國藥典委員會編輯出版，制定人類和動物用藥的品質標準並提供權威的藥品資訊。於1820年出版第一版，1950年以後每五年修訂一版，到2004年已出版至第二十八版。

《英國藥典》（British Pharmacopoeia, B.P.）：1864年出版第一版，每五年修訂一次。1999年十七版後分為兩卷本，第一卷內容為藥劑與藥物專論，記載藥物的名稱、分子式、分子量、結構式、化學名稱、CAS登錄號、物理常數試驗分析方法及規格標準等，條目按照英文字順編排。第二卷除繼續第一卷的條目外，還有配方、血液製品、免疫製品、放射性製劑等，書後附有索引。

《日本藥局方》（The Japanese Pharmacopoeia, J.P.）：由日本藥局方編集委員會編纂，分兩部出版，第一部收載原料藥及其基礎製劑，第二部主要收載生藥、家庭藥製劑和製劑原料。《日本藥典》最新版是2008年出版的第十五改正版。

《國際藥典》（International Pharmacopeia, I. P.）：由聯合國世界衛生組織制定，目前已出版至1988年第五版。

《**歐洲藥典**》（European Pharmacopoeia, E.P.）：歐洲藥典委員會1964年成立，1977年出版第一版，最新版為第五版，即E.P. 5.0，主冊E.P. 5.0於2004年夏天出版，增補版E.P. 5.1和E.P. 5.2於2005年出版。

第五節　藥物的名稱

一個藥物通常有好幾種不同的名稱，當然，藥在不同的國家也各有各的名稱，所以容易引起混淆。

代碼名（code name）：指藥物在未上市前的研發試驗階段，藥物暫時使用的名稱，通常由英文和數字組成，例如RU486，RU為法國羅素（Roussel-Uclaf）藥廠代號，上市後的名稱為Mifepristone。

公定名或一般名（nonproprietary name, general name）：是由最原始研究發展此藥物的藥品公司所命名的，公定名較化學名簡單且受到法律的保護，並可在全世界各國通行。

學名或法定名（generic name, official name）：指藥典或其他有關藥物的法定刊物中的藥物名稱，大部分藥物的法定名和公定名完全相同。大多數臨床應用的藥，它們的化學結構都相當複雜，其相對的化學名冗長而難懂，因此製藥公司會採用一個較簡單的藥名，即俗名。教科書和期刊使用的為俗名，此為學習藥理要熟記的藥名。

化學名（chemical name）：化學名通常專由化學家使用，以了解藥物的化學組成及原子或原子團的排列情形，其優點為絕對沒有兩種化合物具有相同的名稱，沒有同名異物之弊，但缺點為過於繁複而不實用。

商品名（proprietary name, brand name）：某藥廠研發出一種新藥而向政府申請許可證時，其所用之名稱如經核准，該名稱即為該新藥的專屬名稱，商品名的英文名稱在右上角會有®的符號，表示該名字已註冊過，擁有專屬權。

具有解熱、鎮痛的acetaminophen（俗名），化學名是N-acetyl-p-aminophenol，由美國某一藥廠製造的商品名爲Tylenol®，而由英國某一藥廠製造的商品名則爲Panadol®。

第六節 處方

需要經由醫師開立處方才可使用的藥物稱爲處方藥，通常毒性較強，副作用較大，須經醫師診斷病情，確定病因開立處方箋後，才能到藥局購買醫師處方藥。沒有醫師處方，藥局是不能任意販賣醫師處方藥的。一般而言，抗生素、心臟血管藥物、鎮靜劑、安眠藥、荷爾蒙等毒性較強、副作用較大的藥物都是處方藥。

處方箋就是俗稱的「藥單」。依照健保局的規定，由醫師負責看病，並決定吃什麼藥，再由藥師依照醫師的處方調配藥劑。國際通用的處方文字爲拉丁文，如表1-1，但是目前醫師多已改用英文來書寫處方箋了。處方箋應該包括的內容爲：(1)病人姓名、年齡（或出生年、月、日）、性別及住址。(2)處方日期。(3)病情的診斷、處方醫師簽名（或蓋章）。(4)診所或醫院的名稱、地址和聯絡電話。(5)藥品名稱、劑型、單位含量、藥品數量、劑量、用藥指示（多久或什麼時候吃藥），通常使用拉丁文略語來書寫，如表1-1所示。(6)開立處方箋的日期、連續處方指示（可憑這張處方箋連續領幾次藥，每次應隔多久時間）。

表1-1 常用的處方藥用拉丁文略語

略語	原語	英譯	中譯
aa.aa	ana	of each	各
a.c	ante cibos	before meals	飯前
ad.	ad	up to	加至
add.	adde	add	加
alt.	alt	alternating	交替，輪換
A.M.	ante meridiem	before noon	上午
Amp.	ampulla	ampuls	安瓿
aq.	aqua	water	水
aq.dest.	aqua destillata	distilled water	蒸餾水
b.i.d	bis in die	twice a day	一天兩次
cap.	capsula	capsules	膠囊
chart.	charta	pakage	一包
cito!	cito!	quickly	趕快
conc.	concentratus	concentrated	濃的
d.	dies	day	一天
d., dos.	dosis	doses	量
dil.	dilutus	dilute	稀釋
dim.	dimidius	one-half	一半
div.	dividatus	divide	分成
et	et	and	和
ext.	extractum	extracts	抽出，浸膏劑
Gm., g.	gramma	gram	公克（克）

（續）

略語	原語	英譯	中譯
gtt.	gutta	drops	滴
h.	hora	hour	小時
h.s.	hora sommi	at bedtime	就寢時
i.c.	inter cibos	between meal	飯間
liq.	liquor	liquor, solution	液
M.	misce	Mix	混合
mist.	mistura	misture	混液，水劑
M.et.N.	mane et nocte	morning and night	早晚
ol.	oleum	oil	油
o.d.	ommi die	every day	每天
o.m.	omni mana	each morning	每早
o.n.	omni nocte	each night	每晚
p.c.	post cibos	after meal	飯後
P.M.	post meridiem	afternoon	下午
p.o.	per	os	經口
p.r.n.	pro re nata	when required	需要時
pulv.	pulvis	powder	粉末
q.i.d.	quarter in die	4 times a dey	一天四次
q.h., q.1 h.	quarqe 1 hora	every hour	每小時
q.2 h.	quarqe 2 hora	every 2 hours	每兩小時
q.3 h.	quarqe 3 hora	every 3 hours	每三小時
q.d.	quaque die	every day	每天
q.n.	quaque nocte	every night	每晚

（續）

略語	原語	英譯	中譯
q.s.	quantum sufficit	as much as necessary	適量
Rp.	Rx recipe	take	取
sol.	solutio	solution	溶液
s.o.s.	si opus sit	if necessary	必要時
ss.	semi	a half	一半
stat.	statim	immediately	即刻
syr.	syrupus	syrup	糖漿
tab.	tabella	tablet	錠劑
t.i.d.	ter in die	3 times a dey	一天三次
ung.	unguentum	onitment	軟膏

第七節　藥物的安定性

　　藥物的安定性是指藥物經過貯藏及使用後，仍能維持原來製造時之品質及特性。通常以標誌效價之90%為最低要求標準。有效期限或失效期限是指藥物按照規定方法儲存，超過此特定時期即不能保持其標準的含量或效價而言。藥物要稱得上安定，至少應符合以下幾項條件：

　　化學上的安定性：每個成分仍維持規定的限量及標誌的效價。

　　物理上的安定性：藥物應維持原本的物理性質，包括外觀、可口性，以及均勻性。

　　微生物學上的安定性：抑制微生物的繁殖，使用的抗菌劑能維持在規定限量之內。

　　治療上的安定性：治療效果維持不變。

毒物學上的安定性：未顯著發生毒性增加現象。

此外，影響安定性的因素包括下列幾項：(1)外在因素，如溫度、光、氣體、水分。(2)內在因素，如組成成分、添加物、媒劑、pH值改變、複合作用的產生、微生物污染。(3)容器與包裝材料的因素，如容器與包材不可與藥物發生相互作用。

除以上所述，爲避免環境影響藥物安定性，須注意藥物的貯藏條件：一、避免水分潮濕，利用密閉容器並加乾燥劑（如矽膠）。二、避免日光直射，利用阻光容器或不透光紙包裹（如錫箔）。三、避免過熱，溫度不可超過40°C。四、避免凍結，溫度不要低於−20～−10°C。五、避免微生物污染，加抗菌劑或用熔封容器。

第八節　藥物的劑型分類

藥物的劑型

每種藥物並不一定都可做成口服、注射、外用等各種投藥方式，因爲藥的吸收、代謝的過程不同而需要有不同的製藥形式。

液態口服藥

1. 糖漿劑：85%是糖，高濃度的糖有防腐作用，有助於藥物的保存及去除苦味，製程中會加入調味料以增加口感，常見的藥品有咳嗽糖漿、綜合感冒糖漿。

2. 口服液（液劑）：有些製成水狀溶液，有效成分可完全溶於液體中，不像懸浮液須搖勻使用（如電解質水）；有些則製成粉末狀，但不可直接使用，須加入液體攪拌服用。

3. 懸浮液：藥物不易溶解，但因使用需要而加入液體製成懸浮液，如胃乳。不管何種類型的懸浮液，於使用前須搖勻使用，以免有效成

分沉澱而影響療效。

4.酊劑：其酒精含量高，但有些藥品須先溶於醇才可溶解。

固態口服藥

1.粉劑及顆粒劑：粉末或細小顆粒狀較容易吞服且易於吸收，較適合用於老年人及兒童，粉劑及顆粒劑若無完整包裝容易受潮，較不容易保存。

2.錠劑：

(1)口含錠：藥品的有效成分於口腔或咽喉發揮，如果直接吞下，藥品的有效成分反而會被破壞導致無效，如喉片。

(2)舌下錠：可迅速經由口腔分布的豐富血管直接吸收，不須經由消化道吸收藥品，成分不容易被破壞。使用時須含在舌下使藥品成分慢慢融化釋出，服用時不可磨碎或吞服，常見的藥物為狹心症治療劑——硝化甘油（NTG）。

(3)腸衣錠：它是藉由延遲藥品的起始作用，讓藥品能完整無缺地通過胃，使藥物的成分到小腸才被釋放，避免被胃酸破壞，增加藥品活性，降低對胃的刺激性，如解熱鎮痛劑diclofenac（Voltaren®）、刺激性瀉劑bisacodyl（Dulcolax®）。腸衣錠服用時不可磨碎使用，因其劑型破壞會影響藥效而降低療效。

(4)膜衣錠：藥品成分由一層膜衣所包覆，可以使藥物較不易受潮起變化而有利於保存。

(5)咀嚼錠：先在口腔內咀嚼後再吞服，療效較佳，常見的藥物為制酸劑。

(6)發泡錠：加水後溶解發泡使藥物容易吸收，如發泡鈣片。

(7)膠囊劑：是把藥品放入硬或軟明膠殼中的一種固體劑型，所含的藥品可以為粉末、液體或半固體塊狀物。膠囊劑外觀整潔精巧，

把藥品包在膠囊殼內服用時無臭、無味。膠囊又分爲軟膠囊和硬膠囊，軟膠囊一般爲半透明的圓形或卵圓形，不能打開，安定性不如硬膠囊，裡面包的是油狀藥品，常見的是維生素E及魚肝油等；硬膠囊內包含藥粉或顆粒，可以打得開，除非醫師指示，否則不要打開將內容物分開使用。

(8)糖衣錠：藥品成分由一層明顯高度光澤的糖衣所包覆，可掩飾藥品的苦味及外觀，外型優美。糖衣錠因外表的糖衣易吸濕及怕熱，儲存環境須乾燥陰涼，藥品才不易變質。

注射劑

1. 安瓿劑：內含液體注射用藥品，玻璃容器是完全密封的，使用前須割破封口。

2. 小瓶劑：內含液體或粉狀藥品，玻璃容器具有橡膠塞子，使用時須加稀釋劑。

3. 大容積靜脈點滴劑：懸吊於床邊的掛勾上，例如生理食鹽水、葡萄糖點滴劑。

外用劑型

1. 肛門直腸用藥：將藥物從肛門塞入直腸使用，栓劑變軟應放置於冰箱內約三十分鐘使之變硬後再使用，如小兒退燒藥。

2. 皮膚用藥：塗抹或貼附在皮膚表面的藥物，將藥塗抹在皮膚後不可用力揉搓；懸浮劑使用前應搖勻；經皮吸收貼片有時須更換貼片部位，若無醫師指示不要包覆患處以免發生刺激，以致不透氣而使患處惡化或產生全身性吸收。

3. 眼睛用藥：滴入或塗抹於眼部的藥物，若使用兩種以上藥水須間隔五分鐘，先使用溶液再使用懸浮液。須同時使用藥水和藥膏時，先點用眼藥水，隔十分鐘後再用藥膏。藥品開封後一個月即使未用完

也必須丟棄。

4. 耳朵用藥：滴入或塗抹於耳朵的藥物，須先將藥品放在手心直至與體溫相當的溫度，成人要將耳朵往上後方拉，小孩要將耳朵往下後方拉。

5. 噴霧劑：吸完藥品後，緩緩吸入再由口呼氣使藥品進入鼻腔，使用後將噴頭清理乾淨以免污染。

藥物的給藥途徑

給藥途徑又稱用藥途徑，藥理學和毒理學上指藥物和人體接觸作用的途徑。給藥途徑通過人體自身的運輸和代謝過程，強烈影響著各種藥物在體內的效用。給藥途徑可以分爲局部給藥、消化道給藥、非消化道給藥。

局部給藥

直接用藥於要影響的身體部位，可分爲：(1)表皮給藥，例如局部止痛、止癢膏劑。(2)吸入給藥，例如哮喘藥物。(3)灌腸給藥，例如造影藥劑。(4)眼部給藥，例如眼藥水和眼藥膏。(5)鼻腔給藥，例如鼻塞藥。

消化道給藥

要影響的部位不是消化道本身，可分爲：(1)口服，包括片劑、膠囊、藥水等。(2)通過人工途徑，例如胃插管、胃鏡、十二指腸插管等方式。(3)肛門給藥，例如灌腸和栓劑。

非消化道給藥

作用於全身，但不通過消化道給藥。

1. 靜脈注射和靜脈進食。

2. 動脈注射，例如某些治療血管痙攣和栓塞的藥。

3. 肌肉注射，例如疫苗、抗生素等。

4. 心內注射，例如急救時注射的腎上腺素（現已少見）。

5. 皮下注射，例如胰島素。

6. 骨髓注射，然後由骨髓導入動、靜脈系統。偶爾用於急救、兒科和靜脈注射困難的情況。

7. 皮內注射（直接注射到皮膚內部），例如過敏試驗和紋身。

8. 透皮給藥，例如戒菸者用的尼古丁貼片。

9. 黏膜給藥，例如舌下含的硝酸甘油。

10.吸入給藥，例如麻醉氣體。

　　其他不常見的給藥方式還有腹腔注射、硬膜外腔注射（例如麻醉）、脊髓注射（進入腦脊液）、眼球玻璃體注射等。在無其他影響因素的前提之下，一般醫生會建議口服，以省去針刺的痛苦和感染可能，這一點對慢性病治療尤為重要。然而，有些藥物，例如胰島素，不能或不易被消化道吸收，因而必須採用其他給藥方式。在急救、重症治療等方面，醫生多採用靜脈注射，因為這是最可靠的給藥途徑。由於這些病人不一定神志清醒，而且血流和消化道排空情況可能異常，所以外用和口服藥的吸收情況不易估計。

第九節　藥用度量衡

重量

　　公制：公制即為十進制，亦稱米制、標準制。各單位間均相差十倍，換算記憶均極便利。

- 1公斤（kg）= 10公兩（Hg）= 100公錢（Dg）= 1,000公克（g）
- 1公克（g）= 10公釐（dg）= 100公毫（cg）= 1,000公絲（mg）
- 1公絲（mg）= 1,000微公克（μg）= 1,000,000毫微克（ng）

　　英美制：英美制有兩種，一為常衡制，用於日常用品或藥品批售之稱量；另一為藥衡制，專用於醫師調劑藥品之稱量。

- 常衡制：1英磅（Lb）=16英兩（oz）=7,000英釐（gr）
- 藥衡制：1英磅（Lb）=12英兩（oz）=96英錢（dr）=228英分（sc）
  =5,760英釐（gr）

公制與英美制的換算

- 1公斤=2.2英磅
- 1英磅（常衡）=454公克
- 1英兩（常衡）=28.35公克〔在臺灣原料藥品市場，習慣上1英兩
  （oz）按25公克計算〕

容量

公制：1公升（1）=10公合（dl）=100公勺（cl）=1,000公撮（ml）〔1
公升為1公斤的水在4°C及標準壓力下所占的體積，1公升相當於1.000028立
方公寸（cubic decimeters, c.c.）〕。

英美制：英國容量單位與美國單位名稱雖同，但實質上有差異，符號
亦異，請見表1-2、表1-3。

公制與英美制的換算：1美加侖=3,785公撮，1英加侖=4,546公撮。

表1-2　英國流量制

加侖（gal.）	量磅（pt）	量兩（fl.oz.）	量錢（fl.dr.）	量滴（min）
1	=8	=160	=1,820	=76,800
	1	=20	=160	=9,600
		1	=8	=480
			1	=60

表1-3　美國流量制

加侖（gal.）	量磅（pt）	量兩（fl.oz.）	量錢（fl.dr.）	量滴（min）
1	= 8	= 128	= 1,024	= 61,440
	1	= 16	= 128	= 7,680
		1	= 8	= 480
			1	= 60

滴量

　　普通液體藥品如用量甚少可用若干滴表示其用量。以水滴爲準，於15°C時直立滴管，滴出之水，每二十滴之重量應爲0.9～1.1公克。採用標準滴管吸量的液量，視液體的比重、黏度、表面張力而不同，如表1-4所示。

表1-4　各種溶液滴量表

藥品名	滴　　數		藥品名	滴　　數	
	1ml	1gm		1ml	1gm
甘油	27	22	單糖漿	23	18
酒精	52	69	生理食鹽水	21	19
蒸餾水	20	20	林格液	21	20
稀碘酊	50	66	薄荷油	46	53

家庭量器

歐美各國家庭容器頗爲一致，爲病家取藥方便，醫師可以此作爲給藥標準，但其誤差約達20%。

- 1茶匙（Teaspoonful）= 4ml或5ml
- 1湯匙（Dessertspoonful）= 8ml或10ml
- 1食匙（Tablespoonful）= 15ml或16ml
- 1酒杯（Wineglassful）= 60ml
- 1茶杯（Teacupful）= 120ml

藥用羅馬數字

藥用羅馬數字的對照方式，請見表1-5。

表1-5　藥用羅馬數字

阿拉伯數字	羅馬數字	阿拉伯數字	羅馬數字	阿拉伯數字	羅馬數字
1	I	15	XV	100	C
2	II	19	XIX	200	CC
3	III	20	XX	300	CCC
4	IV	30	XXX	400	CD
5	V	40	XL	500	D
6	VI	49	IL	600	DC
7	VII	50	L	700	DCC
8	VIII	60	LX	800	DCCC
9	IX	70	LXX	900	CM
10	X	80	LXXX	990	XM
11	XI	90	XC	999	IM
14	XIV	99	IC	1,000	M

第十節 溶液濃度的計算

溶解度

溶解度是指在一定溫度下，一定量的溶劑中可以溶解溶質的量。通常以一定溫度下，物質在100公克溶劑中可以溶解溶質的克數來表示某物質在該溶劑中的溶解度。《中華藥典》對於溶解度的定義是：於25°C時，1公克或1ml溶質能溶於若干ml溶劑中。依《中華藥典》所用的溶解度，如表1-6所示。

表1-6 《中華藥典》溶解度

溶解度	溶劑（ml）
極易溶解	<1
易溶	1～10
可溶	10～30
略溶	30～100
微溶	100～1,000
極微溶	>1,000
幾不溶	>10,000

各種濃度溶液的計算和配製

重量百分率濃度

重量百分率濃度（w%）為每100公克溶液中所含溶質的克數。

$$重量百分率濃度（w\%） = \frac{溶質重}{（溶質重+溶劑重）} \times 100\%$$

例：如何配製5%氯化鈉溶液100公克。

解：先計算配製5%氯化鈉溶液100公克，需要多少公克的水和氯化鈉。

$$重量百分率濃度（w\%） = \frac{溶質重}{（溶質重+溶劑重）} \times 100\%$$

$$5\% = \frac{x}{100} \times 100\% \qquad x = 5 \text{ 公克}$$

精稱5公克氯化鈉置於容器中，加入95公克水。

攪拌溶解氯化鈉，使得溶液總重為100公克，即得5%氯化鈉溶液。

體積莫耳濃度

體積莫耳濃度為每公升溶液中所含溶質的莫耳數。

$$體積莫耳濃度 = \frac{溶質的莫耳數（mole）}{溶液體積（L）}$$

$$莫耳數 = \frac{重量}{分子量}$$

例：把NaOH 10公克溶於水，配成200ml溶液，其體積莫耳濃度為多少？
（Na＝23、O＝16、H＝1）

解：先計算NaOH 10公克的莫耳數。

$$莫耳數 = \frac{重量}{分子量}$$

$$\frac{10}{40} = 0.25$$

接著計算體積莫耳濃度。

$$體積莫耳濃度 = \frac{溶質的莫耳數（mole）}{溶液體積（L）}$$

$$\frac{0.25}{0.2} = 1.25 \text{ M}$$

第十一節　兒童和老人使用之藥物劑量

　　兒童與老人是常見藥物中毒的高危險群，兒童由於器官尚未發育成熟，藥品代謝也因此迥異，老人族群則是因為生理功能退化，故宜在服藥上請醫師簡化用藥，分類標示清楚。兒童與老人皆須留意他們常見的不良反應，兒童因為體積小，體內含較高比例的水分，當發燒或腹瀉時，可能會造成嚴重的水分與電解質的失衡，所以須注意適當地補充水分。另外小兒的體內器官也尚未發育成熟，代謝系統和成人有所不同，這些差異會影響藥品的吸收、分布、代謝、排除，如此對藥品所導致的副作用也呈現不同的敏感度和嚴重性，因此兒童用藥不論在用藥選擇、劑型的選擇、劑量的決定上都需要醫師做特別考量。

兒童劑量計算公式

- Clark's公式：[體重（英磅）÷150] × 成人劑量 ＝ 兒童劑量
- EFried's公式（≦2歲）：[年齡（月數）÷150] × 成人劑量 ＝ 兒童劑量
- Young's公式（≧2歲）：[年齡（歲數）÷12] × 成人劑量 ＝ 兒童劑量
- 體表面積法：[體表面積（m^2）÷1.73] × 成人劑量 ＝ 兒童劑量（見表1-7）

老年人劑量

　　老年人因為身心功能衰退，對於用藥方面的考慮必須從藥物動力學（pharmacokinetics）及藥物效力學（pharmacodynamics）兩方面著手。藥物動力方面，老年人用藥相關的吸收、分布、代謝、排出，以及作

表1-7　兒童體重與體表面積

體重（kg）	體表面積近似值（m^2）
2.50	0.17
3.20	0.21
4.50	0.26
10.0	0.42
15.0	0.56
23.0	0.85
30.0	1.00
40.0	1.28
54.0	1.53

用部位之濃度，均有異於年輕人，其藥物之組織及血中濃度通常比年輕人高些；藥物效力方面，老年人身心對藥物劑量的反應〔尤其標的器官反應（end-organ responsiveness）〕、用藥者對藥物作用之適應性，與年輕人有顯著的不同。

一般老年人（六十歲至八十歲）治療劑量約為成人劑量的五分之四左右，年齡若再增加，用量則再減少，八十歲以上的老人藥量約為成人劑量的一半。

非類固醇消腫消炎劑、血栓溶化劑、抗腫瘤藥物、抗心律不整劑、鎮靜安眠劑、抗生素、毛地黃、神經精神用藥、甲狀腺素、維生素（尤其是vitamin D）……等，諸多藥物均易於對老年人帶來相當潛藏風險，最好能透過老年專業醫療之審酌，減量使用為宜。

一些藥物對老人比對年輕人更易產生不良效應，如鎮定劑或催眠劑、抗憂鬱藥、止痛藥、失智症治療藥物、血小板抑制劑、組織胺（H_2）拮抗

劑、抗生素、口服抗生素、抗充血劑、肌肉放鬆劑或抗痙劑、腸胃道抗痙劑及止吐藥等。另外，老人藥物治療須注意下列幾項問題：

1. 老年人通常存在有多種疾病（如高血壓、糖尿病、心臟病等），長期服藥須考慮藥品之蓄積性及副作用。

2. 老年人若患有多種慢性疾病時，多種藥的混合投與，應考慮藥品相互作用。

3. 一般老年人常發生忘記服藥及服錯藥品的問題。

4. 隨著老化，胃部上皮細胞萎縮、胃液分泌減少、胃酸pH值增加、腸部血流量減少，都會影響藥的離子化及溶解度，而改變藥品的吸收。

5. 老年人體內的脂肪量增加，而水分減少，因此會影響脂溶性及水溶性藥品的分布。

6. 老年人之血清蛋白素與年輕人比較之，減少15～25%，故對血漿蛋白質結合率較高之藥品，則游離態藥品會增加，血中濃度也隨之增加，而易引起中毒。

7. 老年人由於肝臟血流量會下降，同時肝中的活性也會降低，因此藥品在體內未能被代謝，而使藥品之作用加強。

8. 腎功能隨年歲之增加而減退，尤其是在六十歲以後，故一些經由腎排泄之藥品，須減低劑量。

第十二節　新藥的發展

　　新藥是指具有新療效而且有專利保護的新化合物，學名藥是指超過專利保護期的藥物。由於新藥是一種具有新療效的新化合物，因此其開發過程必須經過嚴格的測試，包括體外測試、動物實驗及人體試驗，然後再經各國食品藥物衛生機構嚴格審核，通過後才可以上市。

　　凡藥品因醫療效能及安全尚未經證實，僅專供動物毒性藥理評估或臨床試驗用的藥物，法律上稱之爲「試驗用藥物」。須經臨床試驗的新成分、新療效複方或新使用途徑製劑的藥品，則稱爲「新藥」。

　　新成分係指新發明的成分可供藥用者；新療效複方係指已核准藥品具有新醫療效能，或兩種以上已核准成分的複方製劑，具有優於各該單一成分藥品的醫療效能者；新使用途徑則係指已核准藥品改變其使用途徑者。試驗用藥物，應經中央衛生主管機關核准始得供經核可的教學醫院臨床試驗，以確認其安全與醫療效能。經核准製造或輸入的新藥，中央衛生主管機關得指定期間，監視其安全性。

　　對於研究、試製的藥品，法律規定應備有研究或試製紀錄，並以無商品化的包裝者爲限。申請製造、輸入藥品如係新藥或無處方依據者，則應檢附學術理論依據與有關研究報告及資料，以及安全性試驗報告及臨床試驗報告。

　　新藥的開發流程，須先經過體外的「非臨床試驗研究」，初步證實其安全性及療效後，再進入人體「臨床試驗」，以證明其安全無虞以及療效確實，之後方得申請「查驗登記」，許可後進行「上市管理」。完成非臨床試驗研究後，即可檢具實驗結果申請「新藥臨床試驗」（IND）；完成臨床試驗，即可申請「新藥查驗登記」（NDA），經審查各項療效及安全性試驗資料無誤後，即取得許可上市，進行售後安全監視。

　　臨床試驗依目的可分爲四個試驗類型：一、第一型（Phase I）爲人體藥理，評估耐受性，定義及描述藥動學及藥效學，探討藥品代謝及藥品交互作用，以及估算活性。其研究項目包括劑量耐受性試驗、單劑量與多劑量的藥動與藥效學試驗，以及藥品交互作用試驗。二、第二型（Phase II）爲治療探索，探討目標適應症，估算後續試驗劑量，以及確認試驗的設計、指標與方法的根據。其研究項目包括用替代指標、藥理指標或其他臨床目

標於明確界定族群進行短期性的初期試驗，以及劑量與療效反應的探索試驗。三、第三型（Phase III）為治療確認，確認療效，建立安全性資料，提供適當依據以評估效益與風險的關係，以及建立劑量與療效反應的關係。其研究項目包括適當且有合適對照組的試驗、隨機平行的劑量反應試驗、評估死亡率與罹病率，以及臨床安全性比較試驗。四、第四型（Phase IV）為治療使用，深入了解藥物在一般或特定族群或環境中的效益與風險的關係，確認較少發生的藥品不良反應以進一步修正劑量。其研究項目包括比較性療效試驗、評估死亡率與罹病率，以及藥品經濟學試驗。

歷屆試題

( )1. 藥物主要的來源為　(A)植物　(B)動物　(C)化學合成　(D)微生物。

( )2. 研究藥物於生物體中吸收、分布、代謝、排泄之科學為　(A)藥物動力學　(B)藥效學　(C)生化學　(D)生理學。

( )3. 適用於人體各腔道，藉體溫融化後吸收之劑型為　(A)錠劑　(B)栓劑　(C)膠囊劑　(D)注射劑。

( )4. 下列配對：① h.s.－睡前；② p.r.－口服；③ q.i.d.－一天四次；④ Rx－取藥；⑤ a.c.－飯前。正確選項為　(A)①②③④　(B)①②③⑤　(C)①③④⑤　(D)①②③④⑤。

( )5. 有一藥物經由下列的給藥途徑均可吸收，試問哪一種投藥方法吸收最快，但也最危險？　(A)口服給藥　(B)皮下注射　(C)肌肉注射　(D)靜脈給藥。

( )6. 配置500ml之2%（w/v）$AgNO_3$溶液，須40%（w/v）$AgNO_3$溶液多少ml？　(A) 50　(B) 45　(C) 35　(D) 25。

( )7. 欲配製75%（v/v）消毒用酒精500ml，須用95%（v/v）酒精若干ml？　(A) 150　(B) 225　(C) 395　(D) 445。

( )8. 現在有85%（w/v）的糖漿，欲將其稀釋成8.5%（w/v）的溶液50ml，須用糖漿量多少ml？　(A) 1　(B) 5　(C) 10　(D) 15。

( )9. 油溶性懸浮藥劑，不可以何種方式給藥？　(A)肌肉注射　(B)皮下注射　(C)口服　(D)靜脈注射。

( )10.下列何者研究藥物於生物體中的藥效及機轉？　(A) Pharmacodynamics　(B) Pharmacokinetics　(C) Biochemistry　(D) Physiology。

( )11. Acetaminophen每次之成人用劑量為500mg，對三足歲兒童如依楊

氏法（Young's rule）公式則每次應用多少劑量？　(A) 50mg　(B) 100mg　(C) 250mg　(D) 400mg。

（　）12. 處方箋上寫著Keflor 1# p.o. q.6h.的意義為　(A)每天一次，每次吃六顆Keflor　(B)每六小時吃一顆Keflor　(C)每天六次，每次吃一顆Keflor　(D)每一小時吃六顆Keflor。

第二章　藥物作用的基本原理

第一節　藥物作用的原理

　　藥物的主要作用為減輕或除去病人的病症，而要達到此目的，藥物必須藉著吸收、分布到達它的標的器官，但同時也有一部分藥物被代謝，排出體外。

　　藥物是一種與活體組織作用而產生生理效應的化學物質，當給與藥物後，達到治療、預防或診斷疾病的作用。這些作用的呈現是經由藥物與受體、酶或離子通道發生化學性或生理性的相互作用。

藥物的基本性質

　　藥物具有以下幾項基本性質：一、藥物並不能使人體組織或器官產生任何新功能，只是修飾既存的功能。二、藥物不只產生單一作用，而是表現出多樣的作用。藥物通常也會產生非治療目的的副作用。三、藥物作用的產生，乃藥物與體內一種具有重要功能性分子間（受體或酶）的生理、化學性相互作用的結果。有些藥物經由化學反應（例如制酸劑中和胃酸）或改變細胞膜活性（例如局部麻醉劑阻斷鈉離子通道）而產生效應。

　　若要藥物產生最好的預期效應或治療效果，則藥物必須能在作用位置達到適當的濃度（即治療濃度）；也就是說，足量的藥物分子進入人體後必須能到達欲作用的組織，才能表現出治療效果。藥物引起反應的大小亦取決於藥物在身體裡的濃度。

受體

藥物分子必須與標的器官的某些特定的組成結合以產生作用，此特定的組成分子就稱爲受體。一般受體爲分子量很大的蛋白質或巨大分子，在多數情況下，藥物和受體的結合有很嚴謹的結構上的要求，例如可能只有一種光學異構物具有活性，或在藥物分子結構上做一個很小的改變，即可嚴重影響與受體的結合。

藥物與受體結合後，受體的結構改變可能會活化或啓動一系列反應，也可能關閉或抑制某一反應，如圖2-1所示。

藥物與某一特殊類型受體結合的能力稱爲專一性（specificity）。沒有一種藥物具有絕對的專一性，但多數藥物對某一類型的受體具有相當的選擇性作用（selective action）。有少數的藥物，它們的效應不是透過與受體的結合產生的，而是藉著它們的物化性質產生的，此作用稱爲非專一性作用（non-specific action），例如全身麻醉劑、酒精、滲透性利尿劑。

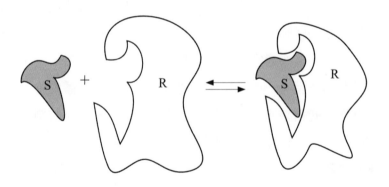

*S：藥物、激素或神經傳導物質；R：受體。

圖2-1　藥物與受體的結合

受體的特性是經由與藥物結合的特點而產生藥效，如圖2-2。受體具有以下特點：

飽和性：受體在生物體內的數量是有限的，當藥物到達一定濃度時，即使繼續增加，與受體的結合值也不再改變。

特異性：特定的受體只與某種特定的配體結合，受體接合部位與藥物的結構具有專一性，從而產生特定的效應。

可逆性：藥物與受體的結合是可逆的，從藥物－受體複合物中解離出來的藥物和受體結構不發生變化。

高親和力：受體對其藥物的親和力很高。

區域分布性：受體在生物體不同組織，或同一組織不同區域的分布密度不同。

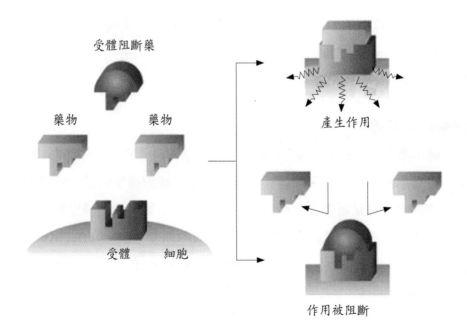

圖2-2　藥物與受體的關係就像鎖和鑰匙，受體阻斷藥可以占據受體與藥物結合，進而阻斷藥物的作用。

與藥物結合後有生理活性：藥物與受體結合後，兩者形成藥物－受體複合物，從而傳遞信號引起一系列的生理、化學效應。

與藥物作用的巨大分子

受體（receptor）：這些受體為內生性物質如神經傳訊物（neurotransmitters）、激素（hormones）等的受體，藥物藉著與這些受體的結合而改變內生性物質的效應。

酶（酵素）：酶是具催化性的蛋白質，可增加體內化學反應的速率。因抑制酶而產生效應的藥物包括：(1)抗膽鹼酯酶藥物增強乙醯膽鹼的作用；(2)單胺氧化酶抑制劑，用於治療抑鬱症；(3)碳酸酐酶抑制劑，可當作利尿劑，或用於治療癲癇、青光眼；(4)環氧化酶抑制劑，如阿斯匹靈，具止痛、消炎作用。

運輸蛋白質（transport proteins）：如強心苷抑制心肌膜上的鈉離子幫浦（sodium pump）而加強心肌的收縮力，或三環抗抑鬱藥可阻斷中樞神經末梢對血清素（serotonin）的再回收，而延長它的作用。

劑量反應曲線

藥物產生的療效（對疾病有幫助的）或副作用（對身體有害的、對疾病沒有幫助的）可以定量的方式表達，而以反應對藥物的濃度作圖時，得到的曲線通常是呈雙曲線型的。實際上，以反應對藥物濃度的對數作圖通常會比較方便，從這些曲線可求得半有效劑量（ED_{50}, effective dose 50%）或半致死量（LD_{50}, lethal dose 50%），LD_{50} / ED_{50}的比值為治療指數（therapeutic index），此值愈大，表示藥的安全性愈高。治療指數低或狹窄的藥物則如表2-1所示。

表2-1　治療指數低或狹窄的藥物

藥　　物	
cyclosporine	lidocaine
digoxin	lithium
降血糖藥物	warfarin
phenytoin	procainamide
theophylline	三環抗憂鬱藥
胺基配醣體類抗生素	

　　由劑量反應曲線得知，劑量增加，反應也增加，但劑量增加到某一程度後，反應即不會再增加，此為最大效應（maximal effect）或最大效能（maximal efficacy）。部分作用劑的效能較低。

　　劑量反應曲線也可用來比較類似藥物作用的強弱，亦即效價（potency）。通常以ED_{50}代表效價的強弱，ED_{50}大者，效價低，反之，效價高。在此需要注意的是，在比較ED_{50}時，並不考慮它們的最大效應是否相同。

副作用

　　藥物的主要作用，當然是減輕病人的痛苦或甚至除去導致疾病的病因，但是藥也會引起副作用，輕者，病人可以忍受，重者可能引起疾病或甚至死亡。因此，使用任何一種藥，皆須考慮它的副作用。造成藥物副作用的原因包括下列幾項：

　　劑量過大：也就是藥量超過主要作用的劑量範圍，此可直接或間接地影響身體的功能。例如acetaminophen，適當的劑量有解熱、止痛的作用，但高劑量可導致肝毒性。

　　藥物缺乏選擇性：藥物並非專一性地作用在它的標的組織或器官。例如

蕈毒鹼性拮抗劑（muscarinic blocking agents）阿托品（atropine），雖然它只與蕈毒鹼受體（muscarinic receptors）結合，但此型受體分布於身體的很多器官，因此很容易產生副作用。

敏感性增加：若身體某些功能的敏感性增加，那麼正常的劑量也可能引起不需要的副作用。如罹患慢性肺疾病的病人，新生兒或服用其他可抑制呼吸藥物的病人，他們的呼吸中心對嗎啡的敏感性會增加，在此情況下，小劑量的嗎啡已足可抑制病人的呼吸。

藥物的過敏反應：以上三種導致藥物副作用的因素皆與藥物的藥理作用和劑量有關，有些副作用和主要的藥理作用無關，與劑量無關，而且是無法推測得到的，這些副作用可稱為特異體質反應（idiosyncratic reactions）或過敏反應。藥物過敏反應的發生率在2～25%，其中絕大多數為無害的皮膚疹。比較嚴重的反應，如penicillin引起的過敏性反應（anaphylaxis）、氯黴素引起的再生不良性貧血（aplastic anemia），和脊髓的抑制，對生命可能有危險，但較少發生。

第二節　藥效學

血管擴張藥物對身體內的作用，就是藥物在體內經過一連串複雜的作用後，引起血管擴張，最後導致血壓下降，因此我們說它的藥效是降血壓。這種探討服藥後藥物在身體內的效用，就稱為藥效學。

藥物與受體的結合大小稱為親和力（affinity）；藥物與受體結合後，可改變細胞組織或器官的生理、化學反應的能力，稱為效能（efficacy）。由藥物的劑量－效應曲線，可以比較藥物的最大效力，相同劑量下，比較甲、乙、丙三藥的（最大）效力，為乙＞甲＞丙，如圖2-3。

藥效強度（力價）是比較藥物產生相同藥效時所需要的劑量，劑量愈小者，表示其藥效強度愈大；所需的劑量愈大者，表示其藥效強度愈小。

比較圖2-3甲、乙、丙三藥的力價，分別為甲＞乙＞丙。藥物的藥效強度與其受體的親和力及藥物動力學的影響有關。

藥物或內生性化學訊息（例如神經傳導物質、激素等）稱為作用劑（agonists）或興奮劑，具親和力和完全的效能，它會與受體結合而興奮受體的功能。

拮抗劑（antagonists）或稱阻斷劑，化學構造類似致效劑，可與受體結合，但不會引起效能，阻斷作用劑與受體結合及干擾作用劑的作用。

競爭性拮抗劑與作用劑互相競爭受體的結合部位，而使作用劑的劑量—效應曲線平行右移，即增加作用劑的濃度，則可完全對抗拮抗劑的阻斷作用，如阿托品（atropine）是蕈毒鹼性乙醯膽鹼受體的競爭型拮抗劑。

第三節　藥物動力學

藥物要到達標的器官，需要通過多種不同的障壁（即生物膜），藥物作用的途徑如圖2-4。

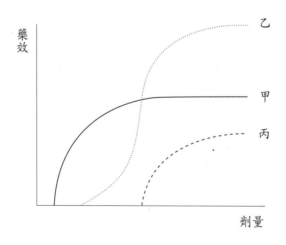

圖2-3　藥效與劑量的關係圖

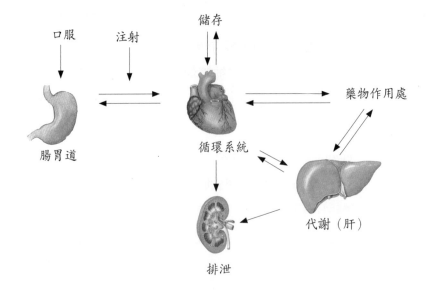

圖2-4 藥物作用的途徑

　　障壁的本質和藥物的物化性質決定下列諸項：(1)藥物從給藥位點進入血液（即吸收）的多寡。(2)一旦進入血液後，藥物會被帶往何處（即分布）。(3)藥物如何被身體改變（即生物轉化作用，biotransformation）。(4)藥物被排除的路徑。

藥物物化性質和穿過生物膜之間的關係

藥物穿越生物膜（或細胞膜）的方式

1. 被動（非離子）擴散（passive or non-ionic diffusion）：多數的藥物以非離子化型藉著被動擴散方式穿越細胞膜。一般細胞膜的內、外表面具親水性，而中間部分具親脂性，因此藥物分子必須具有適度的親水和親脂性，才能以被動擴散的方式穿過細胞膜。藥物擴散的方

向是依濃度梯度，即從高濃度區往低濃度區輸送。

2. 濾過作用（filtration）：有些細胞膜上有孔（pores）可讓藥物分子通過，此純粹為一種物理過程，輸送的驅動力為壓力梯度。

3. 主動運輸（active transport）：利用載體（carrier）把藥物從低濃度區往高濃度區運送。此對抗濃度梯度的方式，需要利用細胞的能量（ATP）來完成。

藥物的物化性質和pH值的影響

1. 弱酸或弱鹼性藥物：多數的藥物不是弱酸就是弱鹼，即它們的水溶液呈弱酸或弱鹼性。胃液的pH值約為1.5～2.0，因此弱鹼性藥物（如抗組織胺藥、局部麻醉劑等）在胃內不被吸收；而相反地，弱酸性藥物如aspirin，部分可在胃吸收。多數藥物經由腎臟排出體外，因此可以透過改變尿液的pH值而加速其排泄，如巴比妥鹽類（barbiturates，可做鎮靜、安眠用）為弱酸，過量導致中毒時，可以鹼化尿液（如給病人碳酸氫鈉溶液）而加速其排泄。

2. 不帶電荷的藥物：此類藥物的水溶液呈中性，包括很多的類固醇、全身麻醉劑、強心苷（cardiac glycosides）及氯黴素。

3. 帶電荷的藥物：最重要的為四級氨鹽（quaternary ammonium salts），如骨骼肌鬆弛劑便屬於此類。

藥物的吸收和分布

吸收是指藥物從各種不同的投藥位點進入血液內，而分布則指藥物離開血液進入各種組織和體液內。

藥物從投藥處進入血流（吸收）

1. 腸道投藥（即把藥物放進腸胃道的任何一部分）：

(1)口服（oral）：為最常用的投藥方式，使用方便而且較經濟。口服

藥物的主要吸收部位在小腸，因爲它有很大的表面積以及豐富的血液供應。一般口服藥在一至三小時內有75%可從腸胃道吸收。

(2)舌下投藥（sublingual administration）：服用硝化甘油（nitroglycerin）的病人通常用此方法，此藥（用於治療狹心症或心絞痛）由口腔黏膜經被動擴散吸收而進入血流。此投藥方式的重要性是藥物不必經過肝臟而進入全身循環，而多數藥物進入肝臟會被代謝成不具活性的代謝物。藥物由肝門靜脈系統進入肝臟，被代謝成不具藥效代謝物的過程，稱爲首渡效應（first-pass effect）。

(3)肛門投藥（rectal administration）：用於昏迷或嘔吐、小孩，或無法口服時。

2. 非腸道投藥（parenteral administration）：

(1)皮下注射（subcutaneous administration）：脂溶性的藥物從皮下注射處經微血管膜以被動擴散的吸收方式進入血流。

(2)肌肉注射（intramuscular administration）：與皮下注射相似，但可注射較大量的溶液。

(3)靜脈注射（intravenous administration）：把藥物直接送入血流可避免緩慢和不穩定的吸收，但它也是所有投藥方法中最危險的。

(4)動脈注射（intraarterial administration）：藥物有時可直接打入動脈，使特定器官或身體某一部分得到很高的濃度。

(5)吸入投藥（inhalational administration）：由於肺泡表面積大（約一百平方公尺）、微血管多，因此吸收的速率最快。常用於治療呼吸道疾病（如氣喘）的藥物和全身麻醉劑。

(6)局部投藥（topical application）：多數的局部用藥製成軟膏或藥霜後，可從皮膚、眼睛、鼻子、喉嚨或陰道的黏膜吸收，作用速度很慢。

(7)經皮投藥（transdermal administration）：透過特殊的製藥技術製成經皮貼片（patch），如尼古丁貼片（nicotine patch, 戒菸用），或scopolamine貼片（抗動暈症藥）。此投藥方式吸收慢、時間長，而且沒有首渡效應。

藥物的分布

1. 血漿蛋白質：可與藥物結合的血漿蛋白質包含白蛋白（albumin）和α_1酸性醣蛋白（α_1 acid glycoprotein），藥物與它們結合後就無法離開血流。換言之，只有游離狀態的藥物分子可離開血液，到達它作用的器官。

2. 微血管內皮細胞膜障壁：藥物依被動擴散作用和／或膜孔的濾過作用分布。

3. 藥物分布到中樞神經系統：

   (1)血腦障壁（blood-brain barrier）：藥物只能以被動擴散方式穿過血腦障壁。

   (2)血腦脊髓液障壁（blood-CSF barrier）：藥物可以從血液以被動擴散方式進入腦脊髓液。另外，在脈絡叢的內皮細胞有兩種雙向的主動運輸系統處理弱酸和弱鹼的藥物。

4. 藥物分布到肺臟：肺組織可能暴露於高濃度的藥物，因為肺微血管有很大的表面積（$100m^2$）以及肺有很大的供血量。藥物主要以被動擴散方式從血流進入肺組織，如全身麻醉劑。

5. 藥物分布到胎兒：幾乎所有的藥物都是以被動擴散方式從母體進入胎兒。

藥物的生物轉化（代謝）

藥物在人體內發生化學結構的改變（通常為酶的催化作用）稱為生物

轉化或代謝。生物轉化在藥物的吸收後和腎臟排除前之間進行，但有些生物轉化在腸腔或腸壁進行。

生物轉化的作用為：(1)多數的藥物具脂溶性，且可與白蛋白結合，因此若無代謝作用，其作用時間將會很長。(2)代謝物通常比原藥較不具活性或完全無活性。

脂溶性藥物經過代謝或身體轉化的作用，形成更具極性的水溶性代謝物，以便被腎臟濾過或分泌出去，且不易被腎小管被動再吸收回來，因而有利於排泄的進行。藥物代謝作用在不同種族之間或同種不同個體之間有很大的差異，而年齡、性別、生理狀況、使用藥物情形等因素也會影響藥物的代謝過程。

代謝作用主要在肝臟內質網系統中進行，將藥物轉變成單氧性且較不具毒性的代謝產物。

藥物分子被吸收後進入肝門靜脈，到達肝臟進行藥物代謝，有些會被肝臟酵素轉化成代謝物，導致藥效減弱，這個過程可能使部分藥物分子變成無效的代謝物。但有時則要視代謝物是否有藥理作用，有些代謝物的藥理作用反而比原來的藥物強，例如有些嗎啡代謝物的止痛作用就比嗎啡強。在所有的藥物中有極大比例會因為肝臟酵素的作用使得藥效減弱，但即使沒有使藥效減弱，也會因為藥物的分布及排泄使得藥物濃度降低。

藥物的排泄

肝對藥物的處置

藥物從血液被肝細胞攝取，隨後以原藥或代謝物進入膽汁，穿過總膽管，最後與其他膽汁成分進入小腸，此全部過程稱為藥物的膽汁排泄。藥物從膽汁排泄並不一定導致藥物作用的終止，因為藥物並未被排出體外。

腎對藥物的處置

決定腎排泄藥物的三個主要機制為腎絲球過濾、腎小管分泌及腎小管再吸收。未結合的藥物（即游離的藥物）只要分子不是很大（分子量小於50,000）皆會被過濾。

對藥物而言，主要的方向是從血液進入尿液，此過程稱為主動腎小管分泌（active tubular secretion）。尿液流經遠曲小管（distal tubules）多被酸化，此可增加未解離藥物的濃度，而增加它的再吸收。

影響藥物反應差異的因素

安慰劑效應（placebo effect）：此效應來自服藥的動作本身而與藥物的化學性質無關。所有的藥皆可產生安慰劑效應，而在適宜的情況下，所有的人皆會對安慰劑（即不含有效成分的製劑）產生反應。許多的研究發現30～35%被測試者會對安慰劑產生反應。

飲食和環境因素：碳烤的食物以及十字花科（白蘿蔔、包心菜、小白菜、甘藍菜、芥菜、山葵、花椰菜等）的蔬菜可誘導微粒體酵素的合成，而葡萄柚可抑制微粒體酵素對藥物的代謝。此外，抽菸者，可能對某些藥（如theophylline, 茶鹼）的代謝要比常人快。

耐藥性（tolerance）：指慢性服藥後，對該藥或類似藥的反應降低，亦即需要提高劑量才能得到期待的效應。耐藥性可以兩種不同的機制存在：其一為藥物動力學的改變，即藥物的代謝增加；其二為藥物藥效學的改變，亦即功能方面的改變，在相同濃度的存在下，標的器官的反應減少。

第四節　藥物之生體可用率

不論以何種劑型或投藥的途徑將藥品製劑投入體內，其內含的藥物首先必須進入體循環，然後才能被移行運送到其他的作用組織或器官，進而

在作用部位發揮作用引起藥效發生。

　　通常藥物的作用強度會受到作用部位的藥物濃度及藥物在血中濃度的消長所控制，而血中藥物濃度的消長也同時受到藥物移行及分布到各組織或器官的速率、它的投藥量與藥物的消失速度所影響。不過因為藥物的消失速度為一個因人而異的特定值，因此藥物在人體內的利用率，一般簡稱生體可用率。

　　生體可用率或生體利用率，在藥理學上是指所服用藥物的劑量部分能到達體循環，是藥物的一種藥物動力學特性。按照定義，當藥物以靜脈注射時，它的生物利用度是100%，但是當藥物是以其他方式服用時，如口服，它的生體可用率因不完全吸收及首渡效應而下降。生體可用率是藥物動力學的一個重要工具，在計算非靜脈注射的藥物劑量時都需要考慮。

　　一種藥物的絕對生體可用率，若是非注射式的，一般都會是少於1。不同的生理學因素會令藥物在進入體循環前的效益下降。

　　影響藥品生體可用率的因素有病態、生理學與病理學的因素、藥物的物理化學因素、食物因素、併用藥物的因素。

病態、生理學與病理學的因素

　　病態：當藥品投藥給健康人或病人時，藥物在體內動態是不一樣的，病人的組織器官可能有機能性的障礙而導致疾病發生，所以對藥品之吸收及藥理作用之發揮亦顯示不同的結果。

　　年齡：小孩與高齡者的投藥應特別注意，他們的代謝與一般成人有所不同，因此在投藥的時候應特別小心。由於小孩或高齡者的代謝緩慢，因此藥物會在體內產生蓄積。

　　胃液酸鹼度：固體製劑經口投藥進入胃內後，是否能夠快速地崩散與釋出，其中胃內的胃液酸鹼度扮演一個很重要的角色。

藥物的物理化學因素

要達到良好的藥效，藥物必須由藥品製劑中快速地釋出，而且經過快速地吸收來運送至藥物的作用部位，藥物的物理化學特性包括藥物的溶解度、藥物的粒子大小、藥物的晶型。

食物因素

食物的有無會改變胃內的酸鹼度、消化管的血流速度、門脈的血流速度、胃的排空速度、腸管的運動速度，甚至膽汁的分泌量，因而影響到藥物的吸收。

併用藥物的因素

藥物併用後也會影響主藥物的吸收或改變消化道的機能而影響吸收。

第五節　藥物交互作用

生病時經常不會只服用一種藥品，可能會因為病情需要而同時服用兩種以上的藥品。同時使用兩種藥物，會產生相加、協同或增強作用。

相加作用（additive effect）：指同時使用兩種藥物，所產生的藥效為各藥單獨使用時藥效的總和，也即1＋1＝2，此通常為兩種藥具有相同的作用機制。臨床上不會給兩種作用機制相同的藥，例如同時給aspirin和acetaminophen作為止痛用。

協同作用（synergistic effect）：指兩種藥同時使用時，所產生的效應超過各個藥單獨使用時所產生之效用的總和，即1＋1＞2，此通常指兩種藥物具有不同的作用機制。臨床上常利用此現象治療疾病，以達到更好的效果，如以利尿劑和β阻斷劑併用治療高血壓。

增強作用（potentiation）：指某一藥物本身沒有作用，但可增加另一種藥物的作用，即0＋1＞1。如clavulanic acid本身沒有抗菌作用，但與

ampicillin合用時，可增強ampicillin的抗菌作用；又如carbidopa單獨使用時並無療效，但卻可增強左旋多巴（levodopa）治療帕金森氏症的效果。

當不同的藥品在人體內相遇，可能會相互影響，發生所謂的藥品交互作用。藥品發生交互作用的地點，可以從腸胃道到血液，甚至從各處器官組織，包括大腦。所帶來的影響，如果是輕微的，一般只需要多加觀察就可以，但有些時候必須修正藥量，某些情況是根本不能一起使用，否則會有危險。

根據研究，藥品之間可能出現下列的影響，包括互相競爭或抑制在腸胃道的吸收，改變對方在血液或組織的分布情形，抑制或加強其他藥品在肝臟的代謝分解，以及增加或減少某些藥品從腎臟排出等。

另外一種型態的作用則是來自彼此之間藥理作用或臨床效果相似或相反交互作用，例如併用多種會使血壓降低的藥品，無論使用目的是否為了降低血壓，或許所併用的藥品雖然有不同的治療目的，卻具有類似的副作用，使得副作用因此被強化了；同樣的，同時服用的藥品也可能因為藥效相剋或相牴觸，使得藥效減弱，無法達到預期的治療效果。

文獻上所記載的藥品相互影響情況很多，但是嚴重程度有別，我們應該特別注意的是具有臨床意義的部分。藥品交互作用可以依據臨床治療效果或是安全性的影響程度分為三級，分別為重度、中度與輕度。其中中度與重度的交互作用通常需要有一些應對方式，例如停用某個藥品、改換其他藥品、調整藥量，或是嚴格錯開服藥時間等。

改變腸胃吸收的情況最常見於制酸劑（俗稱胃藥）併用其他藥品，通常是隔開兩小時以上就可以減少大部分的影響，少數藥品可能要間隔到四小時之久。

服藥次序也很重要，會受到影響的藥品應當先服用，會影響其他藥品的可以稍後服用。至於因為交互作用而導致體內的分布受到改變的影響通

常是暫時性的，幾天後會再度恢復平衡，但是如果影響的是藥品代謝，主要是肝、腎或其他部位，例如改變肝內負責代謝藥品的酵素活性，或是改變腎臟的排泄情形，這些情況經常需要調整藥量。

　　嚴重藥物交互作用情況如下：

1. 中樞神經抑制藥物：鎮靜劑、抗焦慮藥物、安眠藥、麻醉性鎮痛劑、抗組織胺藥物及酒精等，兩種或數種併用有加乘藥效，造成中樞神經過度抑制而易昏迷，嚴重時會併發呼吸中樞抑制而死亡，所以上述藥物不可任意併用。

2. 降血糖藥物：口服降血糖藥物與酒精併服會引起血糖過度下降而引起低血糖之副作用。

3. 口服抗凝血藥物：抗凝血藥（warfarin）與aspirin或抗生素併用，會使血中warfarin的濃度過高而有內出血的危險。

4. 單胺氧化酶抑制劑：本類藥物做抗憂鬱劑用，如與許多鼻塞紓解藥物或安非他命等胺類之藥物併用，會造成嚴重高血壓。

歷屆試題

( ) 1. 下列有關therapeutic index（治療指數）之敘述，何者不正確？
(A)又被稱為margin of safety　(B)值愈大愈安全　(C)只要比1大便
是極安全的藥物　(D)為LD_{50} / ED_{50}之比值。

( ) 2. 維持藥效較短藥物的作用時間，下列何種方法的可行性較差？
(A)給藥間隔縮短　(B)持續靜脈注射　(C)緩釋性吸收　(D)延遲
代謝。

( ) 3. 就口服藥物而言，其生體可用率是指下列何者？　(A)進入血液
循環之量所占使用量之百分比　(B)進入血液循環之濃度　(C)藥
物之吸收率　(D)不經腸胃吸收之百分比。

( ) 4. 藥物經代謝後，其代謝物會出現下列何種現象？　(A)水溶性減
少　(B)脂溶性減少　(C)極性減少　(D)脂溶性不變。

( ) 5. 下列何者為中樞神經系統作用劑須具備的特性？　(A)高解析度
(B)高脂溶性　(C)易與血漿蛋白結合　(D)高水溶性。

( ) 6. 下列何者不是藥物在肝代謝之方式？　(A)氧化作用（oxidation）
(B)水解作用（hydrolysis）　(C)結合作用（conjugation）　(D)脂
化作用（lipidation）。

( ) 7. 下列何種化合物可以加速弱鹼性藥物的排泄速率？　(A) $NaHCO_3$
(B) NH_4Cl　(C) NaCl　(D) NaOH。

( ) 8. 下列有關藥物作用之敘述，何者正確？　(A)鹼性之口服藥物主
要由胃部吸收　(B)有再分布情形的藥物，當重複給藥時其半衰期
較短　(C)對組織有刺激性的藥物不宜使用皮下注射　(D)肝細胞
壞死往往會降低藥物之出清率。

( ) 9. 有關藥物動力學的敘述何者正確？　(A)酸性的藥物在酸性尿液

中較易排出　(B)蛋白結合高的藥物比較不易與其他藥物產生交互作用　(C)靜脈注射給藥沒有first-pass effect　(D)酸性的藥物主要在小腸內被吸收。

（　）10. 下列何者爲藥物進入人體作用部位最常見之方式？　(A)主動運輸（active transport）　(B)被動擴散（passive diffusion）　(C)胞飲作用（pinocytosis）　(D)加速擴散（facilitated diffusion）。

（　）11. 下列何者可作爲藥物作用強度（potency）的指標？　(A) ED_{50}　(B) LD_{50}　(C) TD_{50}　(D) therapeutic index（TI）。

（　）12. 動物實驗中，藥物治療指數（therapeutic index）的定義是　(A) LD_{50}/ED_{50}　(B) ED_{50}/TD_{50}　(C) TD_{90}/ED_{90}　(D) ED_{90}/TD_{90}。

（　）13. 大多數的藥物是經由何種器官代謝？　(A)胃　(B)腸　(C)肝　(D)腎。

（　）14. 口服藥物之最主要吸收部位爲　(A)口腔　(B)胃部　(C)小腸　(D)肝臟。

（　）15. 下列何種特性不利於藥物跨越細胞膜？　(A)不帶電荷　(B)低分子量　(C)帶電荷　(D)高脂溶性。

（　）16. 探討藥物濃度如何隨時間在體液及組織中變化的學問稱爲　(A)藥效學（pharmacodynamics）　(B)藥物動力學（pharmacokinetics）　(C)基因藥理學（pharmacogenetics）　(D)毒理學（toxicology）。

（　）17. 下列何者爲藥物排泄的主要器官？　(A)肝臟　(B)腎臟　(C)汗腺　(D)肺臟。

（　）18. 下列何種藥物與接受體結合的力量最強？　(A)離子鍵　(B)氫鍵　(C)凡得瓦爾力（van der Waals force）　(D)共價鍵。

（　）19. 下列敘述何者正確？　(A)酸化的尿液有利於酸性藥物的排出　(B)靜脈注射藥物的生體可用率爲100%　(C)脂溶性高的藥物不容

易進入腦中　(D)與血中蛋白結合力高的藥物較穩定，不容易與其他藥物有交互作用。

(　　) 20.下列有關生體可用率（bioavailability）的敘述，何者錯誤？　(A)藥物吸收愈完全，生體可用率愈高　(B)藥物若有首渡效應（first-pass effect），則其生體可用率將變小　(C)口服之生體可用率大於注射給藥之生體可用率　(D)可作爲口服藥物吸收之指標。

第三章　影響自主神經系統之藥物

第一節　自主神經系統概論

　　由中樞傳至周邊的神經可分為兩種，一種是可以用意志控制的，例如骨骼肌是經由體神經來控制；另一種是無法用意志控制的，例如心跳、血壓、腸胃道的運動，這一部分的功能就是透過自主神經系統來控制，因為這些神經有自主性，不受意志的控制，所以叫作自主神經，如圖3-1所示。

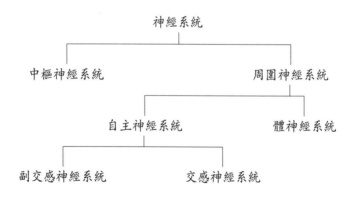

圖3-1　神經系統圖

自主神經系統

　　自主神經系統藉由節前和節後神經元，將中樞神經傳出的神經脈衝傳送到作用器官上。神經元與神經元交接的地方，或神經元與作用器官交接的地方叫作突觸（synapse），合成後的神經傳遞物質（neurotransmitter）儲

存於神經纖維的突觸小泡（vesicle）。突觸可分前、後，突觸前的神經纖維釋放出神經傳遞物質，由突觸後的受體（receptor）來接收，細胞就是用這樣的方式來傳遞訊息、表達作用，如圖3-2所示。

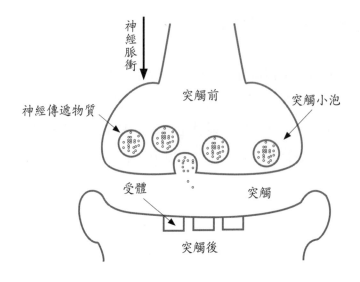

神經脈衝

神經傳遞物質

突觸前

突觸小泡

受體

突觸

突觸後

圖3-2　突觸的構造

　　自主神經在解剖學上分為兩類：交感神經（sympathetic）和副交感神經（parasympathetic），如表3-1所示。

　　交感神經及副交感神經在體內分布的位置不一樣，他們在體內的作用也不一樣，他們的作用大體上可以說是互相對抗。交感神經的作用在當受到驚嚇想逃時就會顯現出來，而且顯現出一種整體性的反應。副交感神經大部分的作用和交感神經的作用相反。

　　大部分的器官都受到兩種神經支配，但亦有少數器官只受一種神經支配，例如副交感神經沒有支配血管。而兩種神經系統的作用也不完全相反，例如兩種系統皆會增加唾液腺的分泌。

表3-1　交感神經和副交感神經活動的效應

效應	副交感神經	交感神經
整體作用	加速及調節諸如消化和生長的過程	讓身體預備在面對壓力反應時做出動作
唾液	增加	減少
心跳速率	減少	增加
瞳孔	收縮	放大
支氣管	收縮	舒張
葡萄糖	停止葡萄糖由肝臟釋出至血流中	肝臟釋放到血液中之葡萄糖增加
胃酸	增加	減少
胃腸的蠕動	被激活	停止
膀胱	使膀胱能排空（此功能在成人部分由意識來控制）	膀胱充滿
膽囊	收縮，同時釋出膽汁到十二指腸	膽囊放鬆，同時收集膽汁
肛門內環狀肌	鬆弛（此功能在成人部分由意識來控制）	收縮

　　交感神經與副交感神經在體內保持一種平衡的狀態，一有失調就會造成疾病。通常在白天或警覺性高時交感神經的活性會較高；夜晚、飯後或睡覺時，副交感神經系統的活性則較高。

　　自主神經系統透過以下兩種神經元來發揮作用：

　　膽鹼素性神經元（cholinergic neuron）：神經纖維所釋放的傳遞物質為乙醯膽鹼（acetylcholine, ACh）。

　　腎上腺素性神經元（adrenergic neuron）：神經纖維所釋放的傳遞物質為正腎上腺素（norepinephrine, NE）。

神經傳遞物質

乙醯膽鹼

　　乙醯膽鹼（ACh）的合成、儲存、釋放、作用及分解，如圖3-3所示。乙醯膽鹼由乙醯輔酶A（acetyl CoA）和膽鹼（choline）經由膽鹼乙醯轉移酶之催化而合成乙醯膽鹼。

　　合成後的乙醯膽鹼儲存於膽鹼素性神經末梢的突觸小泡（vesicle），當神經的動作電位傳至神經末梢時，引起鈣離子流入，而使突觸小泡釋放乙醯膽鹼，乙醯膽鹼與突觸後乙醯膽鹼受體結合產生作用。

　　作用完後，乙醯膽鹼被突觸後膽鹼酯酶（acetylcholinesterase）分解成乙酸（acetate）和膽鹼，膽鹼被突觸前神經末梢回收。

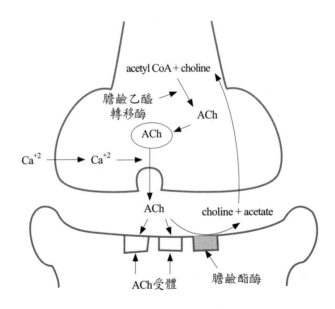

圖3-3　乙醯膽鹼的合成、儲存、釋放、作用及分解

兒茶胺

兒茶胺（catecholamine）包括腎上腺素（epinephrine）、正腎上腺素（norepinephrine, NE）及多巴胺（dopamine）。兒茶胺的合成、儲存、釋放、作用及分解，如圖3-4所示。

酪胺酸（tyrosine）經催化而成多巴（dopa），多巴再轉變為多巴胺，多巴胺再催化而成正腎上腺素，正腎上腺素經甲基轉移酶催化而成腎上腺素。多巴胺在中樞含量高，正腎上腺素是交感神經節後末梢最主要的神經傳遞物質，這些傳遞物質儲存於突觸小泡。

當神經的動作電位傳至神經末梢時，使突觸小泡釋放這些傳遞物質，腎上腺素和正腎上腺素與突觸後α或β受體結合產生作用。大部分腎上腺素和正腎上腺素被突觸前神經末梢攝回，而被單胺氧化酶（monoamine oxidase, MAO）及兒茶胺甲基轉移酶（catechol-O-methyltransferase, COMT）轉化為最終產物VMA。

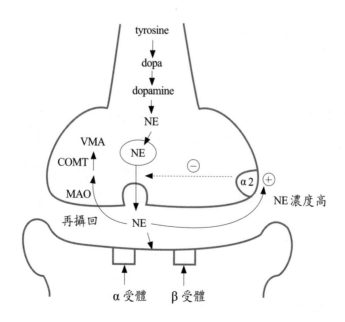

圖3-4 兒茶胺的合成、儲存、釋放、作用及分解

　　一般說來，交感節後神經元釋放的傳遞物質為NE（屬於adrenergic neuron），副交感神經節後神經元釋放的物質為ACh（屬於cholinergic neuron），因此影響NE作用的藥物，會影響交感神經系統，而影響ACh作用的藥物則會影響副交感神經系統。

　　突觸後有受體來接收突觸前神經纖維所釋放的傳遞物質，正腎上腺素或者是乙醯膽鹼的作用才能表現出來。

自主神經的受體

　　自主神經的受體可分為兩大類：

　　膽鹼性受體（cholinoceptor, cholinergic receptor）：與ACh結合的受體，可再分為兩類，列述如下：

1. 菸鹼受體（nicotinic receptor）：因為尼古丁（菸鹼）與這種受體的結合比乙醯膽鹼與這種受體的結合強，因此稱此類受體為nicotinic receptor，這類受體位於神經肌肉接合處及自主神經節。

2. 蕈毒鹼受體（muscarinic receptor）：muscarine為一種毒菇內含的物質，其與這種receptor的結合比乙醯膽鹼強，這類受體位於副交感節後神經元所支配的器官上。

　　腎上腺素受體（adrenoceptor, adrenergic receptor）：與NE結合的受體，位於交感節後神經元所支配的器官上。受體是一種蛋白質，當傳遞物質與受體結合後，就會活化受體，受體被活化後可能會打開一些管道或者會增加第二轉訊物（second messenger）的產生，進而造成一些細胞內的反應。

　　只要會影響膽鹼素性神經元或腎上腺素性神經元傳導的藥物，就會影響自主神經系統，如下所述：

1. 作用與乙醯膽鹼類似的藥物：擬副交感神經藥物（parasympath-omimetic drugs）。

2. 阻斷乙醯膽鹼作用的藥物：副交感神經抑制劑（parasympatholytic drugs）。

第二節　擬副交感神經藥物

乙醯膽鹼受體因其分布組織之不同，可分為下列兩種：

1. 蕈毒鹼受體：藥物能與本受體結合而產生藥效者，稱為擬副交感神經藥。

2. 菸鹼受體：有抑制作用之藥物稱為自主神經阻斷劑。體幹神經終端之神經肌肉交接處亦有菸鹼受體存在，若對此處抑制阻斷時，骨骼肌則不會興奮而引起收縮，有鬆弛骨骼肌之藥效。

擬副交感神經藥物（parasympathomimetic drugs）可分為受體作用劑及膽鹼酯酶抑制劑兩大類，均能使副交感神經興奮，如圖3-5所示：

1. 蕈毒鹼或菸鹼受體作用劑：類似乙醯膽鹼，能與副交感神經終端之蕈毒鹼受體、自主神經節或神經肌肉交接處之菸鹼受體結合而激發生理反應之藥物。

2. 膽鹼酯酶抑制劑：乙醯膽鹼於副交感神經終端處形成，與其受體作用後，立即受到一種叫作膽鹼酯酶（cholinesterase）的酵素分解，成為醋酸與膽鹼而失效。膽鹼酯酶抑制劑抑制膽鹼酯酶，防止乙醯膽鹼受分解而具擬副交感神經藥物的作用。

擬副交感神經藥物之臨床用途為：(1)心跳過速（tachycardia）的治療。(2)縮瞳劑及青光眼的治療。(3)手術後之排尿及排便困難的治療。(4)重症肌無力（myasthenia gravis）的治療。(5)用於atropine之過量中毒之解毒治療。

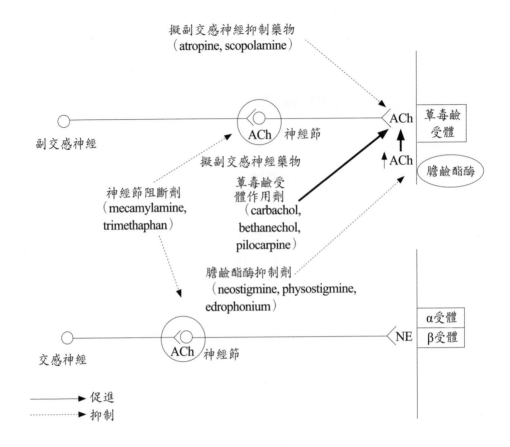

圖3-5　作用於副交感神經之藥物

蕈毒鹼或菸鹼受體作用劑

【藥理作用】為副交感神經傳遞物質，但其藥效短暫、作用部位太多，
而且很快會被膽鹼酯酶水解掉，臨床上的用途不大。

【用途】縮瞳劑及青光眼的治療。

【用法】以眼藥水局部使用。

【副作用】低血壓、徐脈、短暫性晶狀體混濁、角膜水腫、眼內發炎及視力衰退。

methacholine (Provocholin®)

【用途】氣喘診斷。

【用法】自低濃度至高濃度五種（0.025～2.5mg/ml）吸入試驗。

【副作用】咳嗽、呼吸困難、頭痛、喉頭刺激。

bethanechol (Urecholine®)

【藥理作用】只對muscarinic receptor有作用，不會被膽鹼酯酶水解，增加膀胱收縮而有利排尿及縮瞳作用。

【用途】開刀或產後排尿困難、青光眼及腸道蠕動不良之治療。

【用法】皮下注射。

【副作用】腹部不適、流口水、灼熱感、皮膚潮紅。

【注意事項】氣喘者禁用。

pilocarpine 毛果芸香鹼 (Carpine®)

【藥理作用】毛果芸香活性生物鹼，只對muscarinic receptor有作用，可降低眼內壓。

【用途】青光眼及口乾症的治療，亦可作為縮瞳劑。

【用法】青光眼以眼藥水點滴，口乾症以口服為主。

【副作用】眼用有視力模糊、夜視不良、眼睛灼熱感。

【注意事項】如有徐脈、低血壓、呼吸困難、腹瀉等症狀出現可能為中毒現象。急性虹膜炎、氣喘者禁用。

可逆性膽鹼酯酶抑制劑

藥性溫和且效期較短，副作用低，適合臨床上之應用。

physostigmine 毒扁豆鹼 (Eserine®)

【藥理作用】毒扁豆活性生物鹼，可通過血腦障壁，產生中樞神經興奮作用。

【用途】青光眼的治療，亦可作為縮瞳劑。

【用法】眼藥水，皮下、靜脈、肌肉注射。

【副作用】注射時有嘔吐及痙攣現象、眼用時有刺痛及縮瞳現象。

【注意事項】若有腹絞痛、針狀瞳孔、發汗、顫抖及呼吸緩慢等症狀出現，可能為中毒現象。腸道、尿道阻塞、氣喘、壞疽、糖尿病、心血管病變、眼睛發炎者禁用。

neostigmine (Prostigmine®)

【藥理作用】為四級胺化合物，不能透過血腦障壁，亦無中樞神經系統作用。

【用途】重症肌無力、排尿困難、麻痺性腸阻塞以及神經肌肉阻斷的治療。

【用法】神經肌肉阻斷的治療，以單劑量靜脈注射，其他以口服給藥。

【副作用】徐脈、精神病、不安、便秘。

【注意事項】腸道、尿道阻塞者禁用。

pyridostigmine (Mestinon®)

【藥理作用】與neostigmine相似，但是藥效及毒性較低，藥效較持久。

【用途】重症肌無力、神經肌肉阻斷的治療。

【用法】神經肌肉阻斷的治療，以單劑量靜脈注射，其他以口服給藥。

【副作用】噁心、虛弱、肌肉痙攣、下痢及流口水。

【注意事項】腸道、尿道阻塞者禁用。

edrophonium (Tensilon®)

【藥理作用】作用與neostigmine類似，藥效短暫。

【用途】作爲重症肌無力診斷之用。

【用法】低劑量靜脈注射。

【副作用】噁心嘔吐、低血壓、下痢、徐脈。

【注意事項】腸道、尿道阻塞者禁用。

非可逆性膽鹼酯酶抑制劑

這類藥物屬有機磷化合物，又稱爲神經毒或神經毒氣，許多藥皆作爲農業上的殺蟲劑，如巴拉刈（parathion），及戰爭上之化學毒氣武器沙林（sarin）。本類藥物藥效很強、毒性大，於肝臟代謝後，其代謝物能與膽鹼酯酶形成不易解離的共價鍵結合，因而使膽鹼酯酶喪失活性。

若有噁心嘔吐、發汗、縮瞳、流口水、徐脈、低血壓之症狀，表示有有機磷農藥的中毒現象。

isoflurophate (DFP)

【藥理作用】藥效很強之非可逆性膽鹼酯酶抑制劑，與膽鹼酯酶形成不可逆性的結合。

【用途】廣角性青光眼的治療。

【用法】以0.025%眼藥膏局部使用。

【副作用】眼睛刺痛、燒灼感、頭痛、視力模糊。

echothiophate (Phospholine®)

【用途】廣角性青光眼的治療。

【用法】眼藥水局部使用。

【副作用】頭疼、眼睛燒灼、刺痛、夜視不良。

【注意事項】角膜炎患者禁用。

有機磷中毒之解毒劑

pralidoxime (2-PAM; Protopam®)

【用途】有機磷之膽鹼酯酶抑制劑中毒治療。

【用法】與生理食鹽水混合靜脈點滴輸注，如無法靜脈注射，可改皮下或肌肉注射。

【副作用】噁心嘔吐、眩暈、頭疼、視力模糊、苦味感。

【注意事項】本藥對一般含磷或無機磷鹽中毒無效。

第三節　擬副交感神經抑制藥物

　　副交感神經節後終端處，凡能抑制乙醯膽鹼素受體或與蕈毒鹼受體之結合具療效之藥物，稱為擬副交感神經抑制藥物（parasympatholytic drugs），或稱為蕈毒鹼拮抗劑（antimuscarinic agents）。

　　擬副交感神經抑制藥物可分為以下四類：茄科生物鹼及其衍生物、合成解痙劑、抗帕金森氏症藥物及散瞳劑。擬副交感神經抑制藥物臨床用途如下所述：

1. 腺體分泌抑制作用：全身麻醉時注射本類藥物，如atropine，可防止氣管的分泌、降低胃或十二指腸潰瘍之胃酸分泌及減少唾液和汗液。

2. 平滑肌鬆弛作用：腸胃道、尿道、膽道或子宮平滑肌引起之痙攣疼痛，有解痙作用。

3. 心跳加速作用：心跳徐緩或心房室阻斷的治療。

4. 瞳孔散大及眼睫狀肌麻痺作用：作為散瞳劑及假性近視的治療。

5. 中樞神經作用：鎮靜、鎮吐及預防暈車船症、帕金森氏症的治療。

茄科生物鹼及其衍生物

atropine 阿托品

【藥理作用】顛茄之活性生物鹼成分，阻斷副交感神經的傳導。

【用途】散瞳劑及治療心跳徐緩、腸胃道痙攣、胃潰瘍、神經肌肉阻斷的恢復，全身麻醉時可減少氣管黏液之分液的分泌。

【用法】肌肉、靜脈注射、眼藥水給藥。

【副作用】鎮靜、心律不整。

【注意事項】患有青光眼、腸道阻塞、便秘、重症肌無力及甲狀腺中毒引起之心跳急速者禁用。哺乳時不宜用。

hyoscyamine (Levsin®)

【用途】腸胃疾病、帕金森氏症的治療，乙醯膽鹼酯酶抑制劑之解毒。

【用法】口服。

【副作用】口乾、排尿延遲、視力模糊。

【注意事項】青光眼、腸道阻塞、嚴重肝腎疾病者禁用。哺乳時不宜

用。

scopolamine（Scopoderm®）

【藥理作用】在周邊自主神經系統的作用類似atropine，是目前用於動暈病（motion sickness）最有效的藥物。

【用途】預防暈船、暈車。

【用法】暈車、船以貼劑於行前三十分鐘使用。

【副作用】口乾、視力模糊、便秘、頭痛。

【注意事項】青光眼患者禁用。

hyoscine butylbromide（Buscopan®）

【藥理作用】半合成之平滑肌解痙劑。

【用途】腸胃道、膽囊或泌尿結石之痙攣，因子宮痙攣引起月經疼痛之治療。

【用法】口服，皮下、靜脈、肌肉注射。

【副作用】口乾、心跳過速、排尿困難、便秘、頭痛。

【注意事項】青光眼、前列腺肥大患者禁用。

methoscopolamine（Pamine®）

【藥理作用】半合成之抑制胃酸分泌及解痙藥物。

【用途】胃潰瘍之治療。

【用法】口服、靜脈、皮下注射。

【副作用】口乾、心跳過速、性功能障礙、過敏、頭痛。

【注意事項】青光眼、腸道、尿路阻塞者禁用。哺乳時不宜用。

anisotropine（Valpin®）

【用途】胃潰瘍之治療、胃鏡檢查之解痙劑。

【用法】口服、肌肉注射。

【副作用】口乾、眩暈、嗜睡、失眠、噁心嘔吐。

【注意事項】青光眼、腸道、尿路阻塞、便秘、重症肌無力及嚴重幽門潰瘍者禁用。

合成解痙劑

dicyclomine（Bentyl®）

【用途】腸胃痙攣之治療。

【用法】口服或肌肉注射，應於進食前十五分鐘服用。

【副作用】排尿困難、便秘、視力模糊、口乾、心跳變快。

【注意事項】青光眼、腸道、尿路阻塞、六個月以下之嬰兒及幽門潰瘍者禁用。哺乳時不宜用。

propantheline bromide（Pro-banthine®）

【用途】胃潰瘍、腸胃道痙攣或尿失禁之治療。

【用法】口服。

【副作用】口乾、心跳過快、便秘、性功能障礙。

【注意事項】青光眼、腸道、尿路阻塞、便秘、重症肌無力及嚴重幽門潰瘍者禁用。

glycopyrrolate (Robinul®)

【用途】降低胃酸及唾液分泌，治療心跳徐緩及胃潰瘍，防止全身麻醉引起之氣管分泌過多黏液。

【用法】口服或肌肉注射。

【副作用】口乾、心跳過快、視力模糊、排尿困難。

【注意事項】青光眼、腸道、尿路阻塞、重症肌無力、一個月以下之嬰兒禁用。

oxyphencyclimine (Daricom®)

【藥理作用】藥效持久之解痙劑。

【用途】胃潰瘍之治療。

【用法】口服。

【副作用】口乾、心跳過快、視力模糊。

【注意事項】十二歲以下兒童禁用。

pirenzepine (Gastrozepin®)

【藥理作用】低劑量具有選擇性抑制胃液的分泌，對解痙藥效較弱。

【用途】十二指腸、胃潰瘍之治療。

【用法】口服。

【副作用】心跳過快、眩暈、無力、頭痛。

oxybutynin (Ditropan®)

【藥理作用】膀胱平滑肌、泌尿系統之解痙劑。

【用途】尿急、頻尿、尿失禁之治療。

【用法】口服。

【副作用】心跳過快、口乾、嗜睡、失眠、性功能障礙。

【注意事項】青光眼、腸道、尿路阻塞、重症肌無力、結膜炎者禁用。

flavoxate (Bladderon®)

【藥理作用】泌尿系統之解痙劑。

【用途】頻尿、尿失禁之治療，腎或尿道結石之解痙劑。

【用法】口服。

【副作用】不安、頭疼、視力模糊。

【注意事項】腸道、尿路阻塞者禁用。

抗帕金森氏症藥物

benztropine mesylate (Cogentin®)

【用途】帕金森氏症及藥物引起外錐體副作用之治療。

【用法】口服或肌肉、靜脈注射。

【副作用】口乾、排尿困難、便秘、視力模糊、心跳過速。

【注意事項】狹角性青光眼、遲發性運動困難。三歲以下兒童禁用。

biperiden (Akineton®)

【用途】帕金森氏症之治療。

【用法】口服或肌肉、靜脈注射。

【副作用】口乾、排尿困難、便秘、視力模糊、心跳過速。

【注意事項】狹角性青光眼、前列腺肥大、重症肌無力者禁用。

orphenadrine (Norflex®)

【藥理作用】抗組織胺、肌肉鬆弛劑。

【用途】帕金森氏症之治療。

【用法】口服，靜脈、肌肉注射。

piroheptine (Trimol®)

【用途】帕金森氏症及藥物引起外錐體副作用之治療。

【用法】口服。

【副作用】口乾、排尿困難、便秘、視力模糊、心跳過速。

【注意事項】青光眼、前列腺肥大者禁用。

trihexyphenidyl (Artane®)

【藥理作用】與benztropine藥效相似。

【用途】帕金森氏症及藥物引起外錐體副作用之治療。

【用法】口服。

【副作用】視力模糊、不安、眩暈、錯失方向感。

【注意事項】青光眼、遲發性運動困難。三歲以下兒童禁用。

散瞳劑

homatropine (Isopto homatropine®)

【藥理作用】散瞳藥效持久，須耗時才能恢復。

【用途】散瞳劑及眼角炎之治療。

【用法】眼藥水局部點眼。

【副作用】眼刺痛及灼燒感、角膜炎、眼內壓增加、眼痛。

tropicamide (Mydriacyl®)

【藥理作用】散瞳作用快且易恢復，副作用少。

【用途】眼睛檢查、眼睫狀肌麻痺劑。

【用法】眼藥水局部點眼。

【副作用】眼刺痛、視力模糊。

第四節　擬交感神經藥物

擬交感神經藥物的作用與刺激交感神經所激發的生理反應相似，有類似腎上腺素的效果，本類藥物能與交感神經的兩種受體結合，而產生不同的藥效。

腎上腺素性受體的分類為以下兩種：一、腎上腺素性甲型受體（α-adrenergic receptor）受到刺激時，瞳孔散大、平滑肌及血管收縮，造成血基上升及中樞神經興奮。二、腎上腺素性乙型受體（β-adrenergic receptor）受到刺激時，子宮及呼吸道之平滑肌鬆弛、支氣管及血管擴張、心臟收縮力增強及心跳變快。

腎上腺素（epinephrine）具有興奮腎上腺素性甲型及乙型受體之作用，故大劑量投與時，血壓會先升而後降。

腎上腺素性甲型受體作用劑列示如下：

1. 升壓劑：低血壓的治療。

2. 強心劑：心臟衰竭之治療。

3. 鼻塞舒解劑：鼻黏膜及眼睛充血之治療。

4. 散瞳劑：檢查眼睛散開瞳孔之用。

5. 厭食劑：抑制大腦食慾中樞，作為減肥劑。

6. 抗心律不整劑：治療心跳過慢引起之心律不整。

腎上腺素性乙型受體作用劑列示如下：

1. 支氣管擴張劑：治療氣喘。

2. 末梢血管擴張劑：治療末梢血液不足之病症。

3. 子宮鬆弛劑：預防習慣性流產。

升壓劑

norepinephrine (Levophed®)

【藥理作用】為交感神經釋出之神經傳遞物質，與腎上腺素性甲型受體結合而導致末梢血管收縮。

【用途】外傷或開刀造成的急性低血壓及休克之治療。

【用法】以靜脈點滴方式注射。

【副作用】憂鬱、噁心嘔吐、高血壓、排尿困難、心律不整。

metaraminol (Aramine®)

【藥理作用】有強力的末梢血管收縮且作用時效較長，全身開刀或脊椎麻醉時維持正常血壓之用。

【用途】休克及低血壓之治療

【用法】靜脈點滴、皮下注射。

【副作用】高血壓、代謝性酸中毒、心律不整、肺水腫。

methoxamine (Vasotyl®)

【藥理作用】末梢血管收縮作用，可減慢心跳。

【用途】開刀麻醉造成的低血壓、陣發性心室頻脈之治療。

【用法】靜脈點滴、肌肉注射。

【副作用】高血壓、末梢刺痛、心律不整、頭痛。

【注意事項】有心臟病、充血性心臟衰竭、動脈硬化、甲狀腺病變、心跳過慢者禁用。

epinephrine (Adrenalin® ; Bosmin®)

【藥理作用】為內生性物質，它能與腎上腺素性甲型及乙型受體結合。本藥為急救藥之一，如青黴素過敏造成呼吸困難或虎頭蜂等昆蟲叮咬造成之休克時使用。

【用途】氣喘、心跳停止、休克及急性過敏之治療。

【用法】靜脈、皮下注射。

【副作用】高血壓、噁心嘔吐、心律不整、頭痛。

【注意事項】休克、狹角性青光眼、心肌擴大。臨盆孕婦禁用。

強心劑

直接作用於心臟的腎上腺素性乙型（β_1）受體，而有增強心臟收縮力及加速心跳之效，用於心臟衰竭之治療。

dopamine (Inetropin®)

【藥理作用】除增強心臟收縮外，另能增加腎臟血流，具有利尿作用。

【用途】低血壓休克、充血性心臟衰竭及腎衰竭之治療。

【用法】靜脈點滴。

【副作用】噁心嘔吐、心律不整、注射部位壞死。

【注意事項】頻脈、心律不整者禁用。

dobutamine（Dobutrex®）

【用途】充血性心臟衰竭、心臟輸出量減少之治療。

【用法】靜脈點滴。

【副作用】高血壓、心律不整、心絞痛。

【注意事項】主動脈狹窄者禁用。

鼻塞舒解劑

具有腎上腺素性甲型（α_1）受體興奮作用，使鼻黏膜或眼睛充血之微血管收縮，故可舒緩鼻黏膜充血、鼻塞或眼睛充血的治療。一般綜合感冒製劑、鼻炎或咳嗽藥之成藥處方中常見本類之藥品。

phenylephrine（Neosynephrine®）

【用途】散瞳劑、外傷或開刀造成的急性低血壓、鼻塞或充血的治療。

【用法】升壓以靜脈注射，鼻塞以噴鼻劑局部使用。

【副作用】心肌梗塞、高血壓、頻脈。

【注意事項】孕婦使用可能導致流產。高血壓、狹角性青光眼、冠狀動脈疾病、前列腺肥大者禁用。

ephedrine　麻黃鹼

【藥理作用】為中藥麻黃的主要生物鹼成分，不僅能促進神經末梢NE的釋放，也可以直接作用在α及β受體，作用類似epinephrine（但效力較低）。

【用途】氣喘、姿勢性低血壓、鼻黏膜充血的治療。

【用法】口服、皮下注射。

【副作用】中樞興奮作用、高血壓、心悸、散瞳、噁心嘔吐。

【注意事項】高血壓、狹角性青光眼、心血管疾病、糖尿病者禁用。

pseudoephedrine（Sudafed®）

【藥理作用】麻黃生物鹼，類似麻黃鹼的構造。

【用途】過敏性鼻炎、鼻塞及中耳炎的治療。

【用法】口服。

【副作用】高血壓、心律不整、不安。

【注意事項】嚴重高血壓、冠狀動脈疾病患者禁用。不可與單胺氧化酶抑制劑併用。

phenylpropanolamine（Acutrim®）

【藥理作用】抑制食慾中樞，故有厭食作用。

【用途】鼻塞舒解劑、減肥劑。

【用法】以口服為主。

【副作用】高血壓、心律不整、頭痛、顫抖、視力模糊。

【注意事項】有嚴重高血壓或冠狀動脈疾病患者禁用。不可與單胺氧化酶抑制劑併用。

propylhexedrine（Benzedrex®）

【藥理作用】微血管收縮劑。

【用途】鼻塞舒解劑、過敏性鼻炎、感冒、飛行之耳塞或耳痛的治療。

【用法】噴鼻劑局部使用。

【副作用】高血壓、頭痛、視力模糊、慢性鼻炎。

naphazoline (Privine®)

【藥理作用】紓解充血，腎上腺素性甲型作用劑。

【用途】鼻黏膜充血、眼睛充血之治療。

【用法】噴鼻劑、眼藥水局部使用。

【副作用】高血壓、顫抖、中樞興奮、局部黏膜刺激。

【注意事項】高血壓、狹角性青光眼、冠狀動脈疾病、前列腺肥大、甲狀腺功能亢進者禁用。

oxymetazoline (Nezeril®)

【用途】鼻黏膜充血、眼睛充血之治療。

【用法】噴鼻劑、眼藥水局部使用。

【副作用】顫抖、中樞興奮、局部黏膜刺激。

【注意事項】高血壓、狹角性青光眼、冠狀動脈疾病、前列腺肥大、甲狀腺功能亢進者禁用。

支氣管擴張劑

由於支氣管腎上腺素性乙型（β_2）受體興奮，引起氣管平滑肌鬆弛，紓解氣喘之呼吸道阻塞。常有由呼吸道局部吸入之製劑，效果良好，較無心臟方面的副作用發生。

isoproterenol (Aleudrin®；Aludrin®)

【藥理作用】腎上腺素性乙型（β_1）受體興奮。

【用途】氣喘及心律不整之治療。

【用法】氣喘以吸入噴霧投藥，心律不整以靜脈注射給藥。

【副作用】頭痛、昏厥、意識不清。

【注意事項】頻脈之心律不整、狹心症禁用。

metaproterenol (Alupent®)

【藥理作用】除支氣管平滑肌鬆弛外，對子宮平滑肌之腎上腺素性乙型受體亦有作用，因而可減少子宮收縮。

【用途】氣喘、預防孕婦早產之治療。

【用法】口服、吸入噴霧投藥。

【副作用】心悸、心跳過快、面潮紅。

【注意事項】頻脈之心律不整者禁用。

terbutaline (Bricanyl®)

【藥理作用】心臟副作用輕微。

【用途】氣喘之治療。

【用法】口服、皮下注射、吸入噴霧投藥。

【副作用】心悸、頭痛、噁心、頻脈。

【注意事項】頻脈之心律不整、狹心症患者禁用。

fenoterol (Berotec®)

【藥理作用】選擇性腎上腺素性乙型作用劑。

【用途】氣喘、預防孕婦早產之治療。

【用法】氣喘以吸入噴霧投藥，孕婦以靜脈點滴輸注給藥。

【副作用】心悸、緊張、顫抖、頻脈。

albuterol (Salbutamol®; Ventolin®)

【藥理作用】選擇性腎上腺素性乙型作用劑。

【用途】氣喘之治療、氣管擴張劑。

【用法】口服、吸入噴霧投藥。

【副作用】心悸、頭痛、肌肉痙攣、顫抖、頻脈。

salmeterol (Serevent®)

【藥理作用】選擇性腎上腺素性乙型作用劑。

【用途】氣喘之治療、氣管擴張劑。

【用法】吸入噴霧投藥。

【副作用】心悸、頭痛、眩暈、顫抖、頻脈。

末梢血管擴張劑

由於興奮末梢血管平滑肌乙型（β_2）受體而使血管擴張，增加末梢血流而促進循環，對雷諾氏病（Raynaud's disease）及其他末梢血流不足之疾病，具有治療效果。

nylidrin (Arlidin®)

【用途】由於血流不足，造成末梢血管病變的治療。

【用法】口服。

【副作用】心悸、頭痛、腸胃不適、姿勢性低血壓。

【注意事項】甲狀腺病變、冠狀動脈疾病患者禁用。

isosuprine (Divanon®)

【用途】雷諾氏病，末梢血管病變及腦血管循環不佳的治療。

【用法】口服。

【副作用】低血壓、呼吸困難、皮疹、頻脈。

【注意事項】避免產後或出血時使用。

子宮鬆弛劑

由於具有對子宮之腎上腺素性乙型（β_2）受體的興奮作用，故有鬆弛子宮平滑肌，用於子宮收縮引起早產之預防。

ritodrin (Yutopar®)

【用途】防止孕婦早產或習慣性流產的治療。

【用法】先以靜脈點滴輸注十二至二十四小時，穩定後再改用口服。

【副作用】噁心嘔吐、高血壓、不安、肺水腫、頻脈。

【注意事項】婦女懷孕第二十週前禁用。

第五節　擬交感神經抑制藥物

擬交感神經抑制藥物可分為兩類，一、腎上腺素性甲型阻斷劑（α-adrenergic blocker）：由於具有血管擴張作用，臨床上用於治療高血壓及雷諾氏病等末梢血管疾病，並可用於嗜鉻細胞癌（pheochromocytoma）之診斷。二、腎上腺素性乙型阻斷劑（β-adrenergic blocker）：又分為選擇性及非選擇性。臨床上用於高血壓、狹心症、心肌梗塞、心律不整、嗜鉻細胞癌、青光眼、偏頭痛及精神分裂的治療。

腎上腺素性甲型阻斷劑

tolazoline (Priscol®；Imidalin®)

【用途】肺性高血壓、雷諾氏病的治療。

【用法】口服。

【副作用】血小板缺乏症、低血壓、腸胃不適、白血球缺乏症、急性腎衰竭。

【注意事項】胃炎、胃潰瘍、心血管疾病、僧帽瓣狹窄或冠狀動脈疾病患者禁用。

phentolamine (Regitine®)

【藥理作用】與受體的結合為可逆、競爭性，作用時間短，臨床上不常使用。

【用途】高血壓、嗜鉻細胞癌、末梢組織血液循環不良所引起壞死之治療。

【用法】皮下、肌肉、靜脈注射。口服劑型Vasomax®用於男性勃起困難之治療。

【副作用】心律不整、頻脈、眩暈。

【注意事項】有心肌梗塞或冠狀動脈疾病患者禁用。

phenoxybenzamine (Dibenyline®)

【藥理作用】須代謝轉成活性形式後才有作用，與受體形成不可逆且非競爭性的結合，因此作用持久（一天）。

【用途】嗜鉻細胞癌及前列腺肥大之治療。

【用法】口服。

【副作用】低血壓、鎮靜、頻脈、噁心嘔吐、性功能降低。

prazosin (Minipress®)

【藥理作用】選擇性抑制腎上腺素性甲型（α_1）受體引起血管擴張，使血壓下降。

【用途】高血壓、初期前列腺肥大之治療。

【用法】口服。

【副作用】頻脈、低血壓、眩暈。

【注意事項】初期以低劑量開始，習慣後再增劑量，以免發生低劑量昏厥效應。

terazosin (Hytrin®)

【用途】高血壓、初期前列腺肥大之治療。

【用法】口服。

【副作用】頻脈、無力、眩暈、頭痛、昏厥。

【注意事項】初期以低劑量開始，習慣後再增劑量，以免發生低劑量昏厥效應。

doxazosin (Doxaben®)

【藥理作用】為prazosin類似物，藥效比terazosin持久。

【用途】高血壓、初期前列腺肥大之治療。

【用法】口服。

【副作用】頻脈、低血壓、眩暈、頭痛、昏厥。

【注意事項】初期以低劑量開始，習慣後再增劑量，以免發生低劑量昏厥效應。

非選擇性腎上腺素性乙型阻斷劑

除對心臟腎上腺素性乙型（β_1）受體有阻斷作用外，對氣管平滑肌交感神經乙型（β_2）受體亦受阻斷抑制，造成呼吸道平滑肌收縮，若患者有氣喘、過敏性鼻炎、心跳變慢及心因性休克時禁用本類藥物，否則容易加重病情。

propranolol (Inderal®)

【藥理作用】第一個腎上腺素性乙型阻斷劑。
【用途】狹心症、偏頭痛、心肌梗塞、高血壓及心律不整的治療。
【用法】心律不整以靜脈注射，其他則口服。
【副作用】支氣管痙攣、心跳變慢、憂鬱。
【注意事項】氣喘、心跳過慢、心臟衰竭、心因性休克者禁用。哺乳時不宜用。

timolol (Timoptic®)

【藥理作用】效用比propranolol強。
【用途】慢性廣角性青光眼、高血壓、心肌梗塞、預防偏頭痛及狹心症的治療。
【用法】除青光眼以眼藥水點滴外，其餘均以口服。
【副作用】心律不整、心跳變慢、眩暈、幻覺、低血壓。
【注意事項】不可突然停藥。氣喘、心跳過慢、心臟衰竭、心因性休克者禁用。臨床上青光眼急性發作時，pilocarpine為首選藥，而β受體阻

斷劑則用於長期治療。β受體阻斷劑不影響眼睛對焦的能力，亦不改變
瞳孔的大小。

pindolol (Visken®)

【用途】高血壓及狹心症。

【用法】口服。

【副作用】徐脈、低血壓、頻脈、眩暈、失眠。

【注意事項】不可突然停藥。氣喘、心跳過慢、心臟衰竭、心因性休克
者禁用。

nadolol (Corgard®)

【藥理作用】藥效持久，每日服用一次。對β_1及β_2受體具有微弱的興奮
作用，但可阻斷體內強效性的epinephrine及norepinephrine的作用。

【用途】高血壓及狹心症。

【用法】口服。

【副作用】徐脈、無力、眩暈、失眠。

【注意事項】氣喘、心跳過慢、心臟衰竭、心因性休克者禁用。哺乳時
不宜用。

levobunolol (Bunolgan®)

【用途】青光眼之治療。

【用法】眼藥水局部給藥。

【副作用】眼睛刺痛及燒熱、眼瞼炎、視力干擾。

【注意事項】氣喘、心跳過慢、心臟衰竭、心因性休克者禁用。

penbutolol（Betapressin®）

【藥理作用】藥效持久，每日服用一次。

【用途】高血壓及狹心症。

【用法】口服。

【副作用】徐脈、眩暈、無力、失眠。

【注意事項】有氣喘、徐脈、心臟阻斷、心衰竭及心因性休克者禁用。

metipranolol（Disorat®；Optipranolol®）

【用途】高血壓、心律不整、青光眼及狹心症。

【用法】口服、眼藥水局部給藥。

【副作用】眩暈、眼睛刺痛、結膜充血。

【注意事項】有氣喘、徐脈、心臟阻斷、心衰竭及心因性休克者禁用。哺乳時不宜用。

carteolol（Mikelan®；Arteoptic®）

【藥理作用】藥效持久，每日服用一次。

【用途】高血壓、青光眼及狹心症。

【用法】口服、眼藥水局部給藥。

【副作用】低血壓、眩暈、眼睛刺痛、結膜充血。

【注意事項】有氣喘、徐脈、心臟阻斷、心衰竭及心因性休克者禁用。

選擇性腎上腺素性乙型阻斷劑

只對心臟的腎上腺素性乙型（β_1）受體有抑制，但對交感神經乙型（β_2）受體抑制微弱，故本類藥物對患有氣喘、過敏性鼻炎等呼吸道疾病者影響輕微。

atenolol (Tenormin®)

【用途】狹心症、心肌梗塞、高血壓及心律不整的治療。

【用法】口服、靜脈注射。

【副作用】低血壓、眩暈、噁心嘔吐、徐脈。

【注意事項】不可突然停藥。哺乳時不宜用。

acebutolol (Sectral®)

【藥理作用】對β_1及β_2受體具有微弱的興奮作用，但可阻斷體內強效性的epinephrine及norepinephrine的作用。

【用途】狹心症、高血壓及心律不整的治療。

【用法】口服。

【副作用】徐脈、低血壓、嘔吐、眩暈、無力。

【注意事項】患有徐脈、第二及第三級心房室阻斷、心衰竭及心因性休克者禁用。

metoprolol (Betaloc®)

【用途】狹心症、心肌梗塞、高血壓及心律不整的治療。

【用法】口服、靜脈注射。

【副作用】徐脈、低血壓、失眠、眩暈。

【注意事項】患有徐脈、第二及第三級心房室阻斷、心衰竭及心因性休克者禁用。哺乳時不宜用。

betaxolol (Kerlone®)

【用途】高血壓及青光眼的治療。

【用法】高血壓以口服給藥、青光眼以眼藥水局部投藥。

【副作用】徐脈、眼水腫、眼睛刺痛、氣喘、頭痛。

【注意事項】患有徐脈、第二及第三級心房室阻斷、心衰竭及心因性休克者禁用。哺乳時不宜用。

esmolol (Brevibloc®)

【用途】手術後之高血壓及心律不整的治療。

【用法】靜脈點滴輸注。

【副作用】無力、低血壓、眩暈。

【注意事項】患有徐脈、心房室阻斷、心衰竭及心因性休克者禁用。

bisoprolol (Concor®；Monocor®)

【用途】高血壓及心律不整的治療。

【用法】口服。

【副作用】徐脈、低血壓、眩暈、無力、失眠。

【注意事項】患有徐脈、第二及第三級心房室阻斷、心衰竭及心因性休克者禁用。不可自行突然停藥。

celiprolol (Celectol®)

【藥理作用】長效。

【用途】狹心症、高血壓的治療。

【用法】空腹口服，每日服藥一次。

【副作用】徐脈、眩暈、無力、失眠。

【注意事項】患有徐脈、第二及第三級心房室阻斷、心衰竭及心因性休克者禁用。

第六節　神經節阻斷劑

凡於交感及副交感神經節處，阻斷自主神經的傳導而造成交感及副交感神經同時被抑制之藥物，稱爲神經節阻斷劑。此類藥物阻斷交感及副交感神經神經節的菸鹼受體，作用複雜且難以預測。本類藥物口服吸收不佳，故以注射爲主，副作用亦相當大，較少使用。

trimethaphan camsylate (Arfonad®)

【用途】高血壓的控制，可用於主動脈瘤分割及高血壓緊急治療。

【用法】靜脈點滴輸注。

【副作用】低血鉀症、迴腸麻痺、高血壓及排尿困難。

mecamylamine (Mevasin®)

【用途】高血壓之治療或戒菸輔助劑。

【用法】飯後口服，早晨避免服藥或可使用低劑量，中午及晚上可用較大劑量。

【副作用】迴腸麻痺、姿勢性低血壓、舞蹈症、噁心嘔吐、口乾。

【注意事項】有青光眼、前列腺肥大、尿道阻塞、腦血管硬化、胃幽門狹窄者禁用。

第七節　骨骼肌鬆弛劑

對身體各部位之骨骼肌肉產生鬆弛作用，用於輔助開刀之全身麻醉，對肌肉僵直、運動肌肉疼痛痙攣有療效者，稱爲骨骼肌鬆弛劑（skeletal musclerelaxant），分爲末梢神經作用、中樞神經作用以及直接肌肉作用等三類。

作用於末梢神經之骨骼肌鬆弛劑

　　本類作用很強，能與肌神經終端的菸鹼受體結合，阻斷神經與骨骼肌的傳導，因而全身骨骼肌鬆弛，為外科麻醉的輔助劑。

atracurium besylate (Tracrium®)

　　【藥理作用】本藥不受肝腎的代謝。

　　【用途】全身麻醉時骨骼肌之鬆弛。

　　【用法】靜脈注射。

　　【副作用】低血壓、氣管痙攣、心跳過速、過慢。

botulinum toxin type A (Botox®)

　　【藥理作用】與運動神經末梢上之受體結合，抑制乙醯膽鹼釋放，阻斷神經肌肉傳導。

　　【用途】眼瞼痙攣、局部肌肉痙攣。

　　【用法】注射。

　　【副作用】周邊肌肉短暫麻痺。

cisatracurium besylate (Nimbex®)

　　【藥理作用】能與肌神經終端的菸鹼受體結合，以阻斷神經與骨骼肌的傳導。

　　【用途】全身麻醉時骨骼肌之鬆弛。

　　【用法】靜脈注射。

　　【副作用】低血壓、氣管痙攣、心跳過速、過慢。

gallamine triethiodide (Flaxedil®)

【用途】全身麻醉時骨骼肌之鬆弛。

【用法】靜脈注射。

【副作用】高血壓、氣管痙攣、心跳過速、急性過敏。

pancuronium bromide (Pavulon®)

【藥理作用】因產生競爭性抑制菸鹼受體，具有骨骼肌鬆弛藥效。

【用途】全身麻醉時骨骼肌之鬆弛及氣管插管時使用。

【用法】靜脈注射。

【副作用】高血壓、氣管痙攣、流口水、心跳過速。

succinylcholine chloride (Suxamethonium®；Relaxin®)

【藥理作用】使用初時肌肉先收縮後再完全鬆弛。

【用途】全身麻醉時骨骼肌之鬆弛及氣管插管時使用。

【用法】靜脈注射、點滴輸注。

【副作用】肌肉強直、眼內壓增高、心跳過慢、高血鉀症。

【注意事項】惡性高血鉀症、嚴重外傷、燒傷者禁用。

tubocurarine chloride (Tubocurarine®)

【藥理作用】管箭（tubocurare）所分離的生物鹼成分，南美印地安人傳統上利用管箭的萃取液，塗於箭尖獵捕動物。

【用途】全身麻醉時骨骼肌之鬆弛及氣管插管時使用。

【用法】靜脈注射。

【副作用】低血壓、氣管痙攣、過敏、面潮紅、心跳過速。

vecuronium bromide (Norcuron®)

【用途】全身麻醉時骨骼肌之鬆弛及氣管插管時使用。

【用法】靜脈注射。

【副作用】高血壓、低血壓、氣管痙攣、心跳過速、過慢。

作用於中樞神經之骨骼肌鬆弛劑

baclofen (Baclon®)

【藥理作用】為GABAB receptor agonist，經作用在中樞神經系統的GABAB受體而產生解痙作用。

【用途】骨骼肌痙攣的治療。

【用法】口服、脊椎注射。

【副作用】嗜睡、低血壓、便秘、頻尿。

chlorzoxazone (Solaxin®)

【藥理作用】作用於脊髓及腦下皮質部位，抑制產生及維持骨骼肌痙攣的多重突觸反射，減輕骨骼肌的痙攣，解除疼痛並增加患部肌肉的活動力。

【用途】骨骼肌疼痛之治療。

【用法】口服。

【副作用】眩暈、頭痛、嗜睡、噁心嘔吐。

chlormezanone (Tensolax®)

【藥理作用】不直接鬆弛緊張的骨骼肌，但對肌肉痙攣狀況有助益。

【用途】骨骼肌疼痛、憂鬱的治療。

【用法】口服。

【副作用】嗜睡、噁心、表皮壞死、肝毒性。

【注意事項】此藥美國於1996年起禁用。

carisoprodol (Carisoma®)

【用途】骨骼肌疼痛、憂鬱的治療。

【用法】口服。

【副作用】眩暈、嗜睡、噁心嘔吐。

methocarbamol (Robaxin®)

【用途】骨骼肌疼痛、破傷風引起肌肉僵直之治療。

【用法】口服、靜脈注射。

【副作用】眩暈、視力模糊、注射處疼痛、嗜睡、抽搐。

【注意事項】腎病患者禁用。

orphenadrine (Norflex®)

【用途】骨骼肌痙攣、僵直、運動疼痛的治療。

【用法】口服、注射。

【副作用】眩暈、便秘、口乾、噁心嘔吐。

【注意事項】青光眼、前列腺肥大、胃腸、尿路阻塞、重症肌無力患者禁用。

tizanidine (Sirdalud®)

【用途】骨骼肌痙攣、疼痛性肌肉痙攣的治療。

【用法】口服。

【副作用】眩暈、嗜睡、疲勞、口乾、噁心嘔吐。

【注意事項】青光眼、前列腺肥大、胃腸、尿路阻塞、重症肌無力患者禁用。

直接作用於肌肉之骨骼肌鬆弛劑

dantrolene (Dantrium®)

【藥理作用】直接作用於肌漿質網抑制鈣離子的釋出，因而阻止肌肉的收縮而有鬆弛作用。

【用途】骨骼肌痙攣、惡性體溫過高症的治療。

【用法】靜脈注射。

【副作用】嗜睡、噁心嘔吐、光毒性、肝炎。

【注意事項】肝炎患者禁用。

歷屆試題

（　）1.　下列何者是乙醯膽鹼（ACh）由副交感神經末梢釋放後主要之消失途徑？　(A)與受體結合　(B)受acetylcholinesterase水解　(C)被吸收回到神經末梢　(D)被作用組織吸收。

（　）2.　下列何者須經由肝臟代謝後，才能形成具有活性的化合物？　(A) parathion　(B) atropine　(C) DFP　(D) physostigmine。

（　）3.　下列麥角生物鹼中，何者最常應用於預防產後出血？　(A) bromocriptine　(B) ergonovine　(C) ergotamine　(D) methysergide。

（　）4.　下列何者為副交感神經節後神經末梢在其調控的器官上釋放的傳導介質？　(A) epinephrine　(B) norepinephrine　(C) dopamine　(D) acetylcholine。

（　）5.　下列何者不是antimuscarinic agents在臨床上使用的適應症？　(A)高血壓（hypertension）　(B)下痢（diarrhea）　(C)暈車、暈船症（motion sickness）　(D)帕金森氏症（Parkinson's disease）。

（　）6.　下列何藥是cholinesterase抑制劑，且可用於治療青光眼？　(A) edrophonium　(B) pilocarpine　(C) pirenzepine　(D) physostigmine。

（　）7.　下列有關交感神經刺激所產生之反應中，何者錯誤？　(A)心臟收縮力增加　(B)支氣管收縮　(C)腸胃道舒張　(D)眼睫狀肌舒張。

（　）8.　下列何者為治療廣角性青光眼之選擇用藥？　(A) propranolol　(B) pindolol　(C) timolol　(D) albuterol。

（　）9.　下列何種藥物不宜用於氣喘病患者？　(A) propranolol　(B) ipratropium　(C) albuterol　(D) salmeterol。

（　）10. 下列有關麻黃素（ephedrine）的作用說明，何者錯誤？　(A)麻黃素具有舒張血管及降血壓的作用　(B)麻黃素具有使支氣管擴張及預防氣喘發作的作用　(C)麻黃素具有增加骨骼肌收縮的能力，可改善重症肌無力症（myasthenia gravis）　(D)麻黃素具有興奮中樞神經的作用。

（　）11. 下列何者不是atropine的副作用？　(A)口乾舌燥　(B)散瞳　(C)便秘　(D)多汗。

（　）12. 有機磷農藥是屬於下列何種藥劑？　(A)膽鹼酯酶抑制劑　(B)尼古丁受體致效劑　(C)蕈毒鹼性受體致效劑　(D)乙醯膽鹼釋放劑。

（　）13. 東京地鐵沙林（sarin）毒氣中毒事件，若以藥理學觀點解釋，沙林與哪一類毒物作用相似？　(A)罐頭的肉毒桿菌毒素　(B)有機磷農藥　(C)未處理好的河豚生魚片毒素　(D)汽車廢氣的一氧化碳。

（　）14. 下列何種藥品不在術前給藥（premedication）之列？　(A)抗膽鹼製劑（anti-cholinergics）　(B)抗組織胺（anti-histamine）　(C)止吐劑（anti-emetics）　(D)抗腎上腺素製劑（anti-adrenergics）。

（　）15. Pseudoephedrine治療鼻塞最主要的機轉為　(A)使鼻腔血管收縮減少分泌　(B)改善免疫系統之功能　(C)降低鼻黏膜血管阻力　(D)促進新陳代謝。

（　）16. 下列何藥用於診斷重症肌無力？　(A) bethanechol　(B) edro-phonium　(C) pilocarpine　(D) scopolamine。

（　）17. 下列何藥用於解除鼻黏膜充血？　(A) dobutamine　(B) dopamine　(C) phenylephrine　(D) salbutamol。

（　）18. 下列何藥常用於解除手術後膀胱痙攣？　(A) homatropine　(B)

oxybutynin　(C) pralidoxime　(D) pyridostigmine。

(　) 19. 南美洲箭毒tubocurarine在臨床上適用於手術麻醉時的輔助藥物，主要的藥理作用機轉為何？　(A)可當作全身麻醉藥使用　(B)具有鎮靜安眠的藥效　(C)可適度地舒張骨骼肌　(D)具有止痛功能。

(　) 20. 下列何者骨骼肌鬆弛劑是直接作用在骨骼肌而不是作用在中樞神經？　(A) baclofen　(B) chlorzoxazone　(C) cyclobenzaprine　(D) dantrolene。

第四章 作用於中樞神經系統的藥物

中樞藥物作用的機制不是增加、就是降低神經的興奮性。一種藥可透過選擇性的作用只改變數個神經路徑的活性，或透過非選擇性的作用影響很多神經路徑的活性。選擇性部分是取決於劑量，即使一種藥在低劑量具有很專一性的作用，但在高劑量時，專一性會較差。

大多數的藥物作用在神經細胞膜上的受體，這些受體通常位於或靠近突觸，但有些藥物和神經膜的作用缺乏專一性。

很多藥物它們的受體為參與神經傳導、具有特殊功能的蛋白質，參與神經傳訊物質的合成、儲存、釋放、再回收、分解等作用。一些作用在這些受體的例子如：古柯鹼（cocaine）和三環抗憂鬱藥抑制神經傳訊物質的再回收；單胺氧化抑制劑（抗憂鬱藥）抑制分解神經傳訊物質的酵素。

很多藥物它們作用的位點為神經傳訊物的受體，因此若熟悉中樞神經的傳訊物，就能進一步了解這些藥物的作用。有些藥物為作用劑，可模擬神經傳訊物的作用，如嗎啡作用在類嗎啡受體（opioid receptors）；有些藥物為拮抗劑，阻斷傳訊物的作用，如chlorpromazine阻斷多巴胺受體。中樞神經傳遞物質可分成以下幾類：

單胺類（monoamine）：抑制性神經傳遞物質包括多巴胺（dopamine）；興奮性神經傳遞物質包括血清素（serotonin; 5-hydroxytryptamine; 5-HT）、乙醯膽鹼（acetylcholine; ACh）及正腎上腺素（norepinephrine）。

胺基酸類（amino acid）：抑制性神經傳遞物質包括γ－胺基丁酸（γ-aminobutyic acid; GABA）、甘胺酸（glycine）；興奮性神經傳遞物質包括麩胺酸（glutamate）、天門冬酸（asparate）及組織胺（histamine）。

胜肽類（peptides）：包括P物質（substance P）、內生性類鴉片胜

肽（endogenous opioid peptides）、體制素（somatostatin）、神經胜肽Y（neuropeptide Y）及神經張力素（neurotensin）。

中樞神經作用藥物可以分為以下兩大類：

1. 中樞神經興奮劑：醫療用途上可供使用的藥物較少，只有甦醒劑、大腦皮質興奮劑、厭食劑及抗憂鬱劑等四類。

2. 中樞神經抑制劑：全身麻醉劑、鎮靜安眠藥物、抗焦慮藥物、鎮痛劑、抗癲癇藥物、抗精神病藥物、抗帕金森氏症藥物。

第一節　中樞神經興奮劑

凡對腦部及脊椎能產生興奮的藥物，統稱為中樞神經興奮劑，可分為四類。

甦醒劑：對延腦的呼吸中樞有刺激作用，故又稱呼吸興奮劑。用於因服用中樞神經抑制劑過量而引起呼吸中樞抑制導致昏睡之解毒劑。

大腦皮質興奮劑：對大腦皮質之感覺神經具有興奮作用，可增強警覺心，有提神及防止精神疲勞的作用，本類藥物可治療成人於白晝昏睡或嗜睡，亦可用於過動兒之治療。

厭食劑：具有抑制大腦食慾中樞而達到減肥的效果，常有中樞神經興奮的副作用。

抗憂鬱劑：具有提高中樞神經興奮性傳遞物質濃度的作用，可提升病人腦細胞之活性。

doxapram（Dopram®）

【用途】慢性破壞之肺疾病、全身麻醉引發之呼吸抑制及早產兒呼吸困難的治療。

【用法】以靜脈注射或輸注點滴。

【副作用】心律不整、噁心嘔吐、顫抖、臉潮紅。

【注意事項】患癲癇、心血管疾病者禁用。

nikethamide（Coramine®）

【藥理作用】藥效比doxapram弱且缺乏選擇性。

【用途】全身麻醉引發之呼吸抑制及早產兒呼吸困難的治療。

【用法】可口服或注射投藥。

【副作用】噁心嘔吐、頭痛、昏睡。

caffeine 咖啡因

【藥理作用】常見於茶、咖啡及可樂等飲料中（表4-1），除有中樞興奮、提神及刺激呼吸中樞等作用外，另有強心及利尿之藥效。

【用途】新生兒呼吸困難及提神、防止嗜睡。

【用法】口服，一次量0.65公克，一日量0.9公克，一日極量1.5公克。

【副作用】興奮、嘔吐及心悸。

【注意事項】長期過量使用易生成癮性。

表4-1　食物中咖啡鹼的含量

食物種類	含量（mg）
調和咖啡	100～150
即溶咖啡	85～100
無咖啡鹼咖啡	2～5
茶	60～72

（續）

食物種類	含量（mg）
可可	50
可樂	40～72
牛奶巧克力	3～6
巧克力	25～35

theophylline

【藥理作用】支氣管擴張劑。

【用途】氣喘之治療。

methylphenidate (Ritalin®)

【藥理作用】類似amphetamine的作用，主要作用在大腦皮質，可增加突觸前神經傳遞物質的釋出。

【用途】昏睡及過動兒的治療。

【用法】飯前口服投藥。

【副作用】興奮、行為異常、口齒不清、幻覺、食慾不振、體重減輕、失眠、生長變慢。

amphetamine (Dexedrine®)

【藥理作用】具交感神經及中樞神經興奮作用。

【用途】昏睡及過動兒的治療。

【用法】口服。

【副作用】興奮、眩暈、高血壓及心悸。

【注意事項】列入法定麻醉藥品管理。患青光眼、高血壓、甲狀腺功能亢進及冠狀動脈疾病者禁用。長期使用易成癮而引起心理依賴性。

diethylpropion (Atracil®)

【用途】肥胖症的治療。

【用法】口服投藥。

【副作用】高血壓、心律不整、精神病、失眠及頭疼。

【注意事項】衛生署列入禁藥，現已禁售。青光眼、甲狀腺功能亢進及心血管疾病者禁用。

phenmetrazine

【用途】肥胖症的治療。

【用法】口服投藥。

【副作用】心悸、失眠、緊張、眩暈。

【注意事項】青光眼、甲狀腺功能亢進、懷孕及心血管疾病者禁用。十二歲以下不宜。

mazindol (Mazanor®)

【用途】肥胖症、昏睡的治療。

【用法】口服投藥。

【副作用】心悸、失眠、緊張。

【注意事項】青光眼及心血管疾病者禁用。十二歲以下兒童不宜。

fenfluramine (Pondimin®)

【用途】減肥劑。

【用法】飯前口服投藥。

【副作用】高血壓、眩暈、失眠及心悸。

【注意事項】衛生署公告列入禁藥。青光眼及精神疾病者禁用。

phenylpropanolamine (Acutrim®)

【藥理作用】交感神經興奮劑。

【用途】作爲厭食劑。

【用法】以口服爲主。

【副作用】高血壓、心律不整、頭痛、顫抖、視力模糊。

【注意事項】有嚴重高血壓或冠狀動脈疾病者禁用。不可與單胺氧化酶抑制劑併用。

第二節　非類固醇抗炎解熱的止痛劑

　　疼痛是一種自覺性的症狀，當組織受傷害時將這類不愉快的感覺訊息傳到視丘，而產生疼痛的感覺。止痛劑（analgesics）大致可分爲麻醉性止痛劑和非成癮性止痛劑，其目的是阻斷痛覺傳導路徑，使疼痛的訊息不要傳遞到大腦皮質。止痛之方法及其使用之藥物如表4-2所示。

　　解熱性止痛劑具有止痛、退熱和抗發炎的功能，爲非類固醇消炎止痛藥（non-steroid anti-inflammatory drug; NSAID），其藥理機轉不同於類固醇消炎藥和麻醉性止痛劑。這類藥物的止痛效果較麻醉性止痛劑弱，但不具成癮性且不會產生呼吸抑制作用。非麻醉性止痛劑與麻醉性止痛劑的比較如表4-3所示。

表4-2　止痛之方法及其使用之藥物

止痛之方法	使用之藥物
降低傷害感受體的感度	解熱鎮痛劑、局部麻醉劑
阻斷感覺神經之痛覺信息的傳導	局部麻醉劑
抑制脊椎內痛覺的信息傳導	麻醉性止痛劑
抑制疼痛的感覺	麻醉性止痛劑、全身麻醉劑
紓解疼痛的憂慮	抗憂鬱劑

表4-3　比較麻醉性止痛劑及非麻醉性止痛劑

	麻醉性止痛劑	非麻醉性止痛劑
代表藥物	morphine	aspirin
鎮痛	增加痛閾、藥效強，治內臟痛	抑制前列腺素形成，作用較弱
呼吸抑制	會	不會
成癮性	會	不會
戒斷症狀	明顯	不會
用途	主要是鎮痛，麻醉前給藥	鎮痛、解熱、抗炎、促尿酸排泄（抗痛風）

　　解熱性止痛劑的作用機轉為抑制環氧化酶（cyclooxygenase），而降低前列腺素（PG）和thromboxame的合成。

非類固醇抗炎解熱止痛劑的作用

　　止痛作用（analgesic action）：NSAIDs可在中樞系統及周邊產生止痛作用，對周邊的作用占較重的分量。藥理作用來自抑制發炎組織前列腺素的合成，因此降低發炎媒介物（例如histamine, bradykinin）所造成的疼痛，所以他們的止痛作用與抗發炎作用有關聯性。

抗發炎作用（anti-inflammatory action）：因抑制發炎組織前列腺素的合成，可用於風濕性關節炎的病患，但藥效比類固醇藥物弱。

抗高燒效應（antipyretic effect）：NSAIDs不影響正常人的體溫。當外來物（細菌、微生物）入侵人體後，所產生的熱源會影響下視丘的體溫調控中心，使體溫升高。此發燒反應與前列腺素的增加有關，抑制前列腺素的合成與釋放，而防止升溫作用。

抑制血小板凝集：NSAIDs會抑制thromboxame A_2的形成，而延長流血時間、增加出血。前列腺素（prostaglandins; PGs）為體內組織分泌的一種自泌素（autacoid），是脂肪酸的衍生物，由細胞膜內磷酸脂質所含之花生酸（arachidonic acid）經環氧化酶（cyclooxygenase）及脂氧酶（lipoxygenase）作用而生成下列前列腺素相關化合物。

環氧化酶可分為COX-1及COX-2兩種，大部分抗炎藥物缺乏選擇性，均對兩種環氧化酶有抑制作用，雖具鎮痛、抗炎藥效，但是由於抑制前列腺素而使胃黏液分泌降低失去保護作用，胃腸刺激大，極易引起腸胃不適、疼痛及潰瘍之副作用，為此類藥物一大缺點，故常與制酸劑併服以減少副作用。近年研發具有選擇性之COX-2抑制劑之抗炎藥，可避免由於抑制COX-1引起胃腸副作用，例如celecoxib，但病患若有氣喘等過敏體質則應避免使用本類藥物。

非類固醇抗炎解熱止痛劑的副作用

腸胃道效應：刺激化學接受器而引起噁心、嘔吐；刺激胃部黏膜及增加胃酸分泌而引發潰瘍、胃出血。NSAIDs所導致腸胃道的傷害是因為前列腺素受到抑制的結果，而非這類藥物直接侵蝕性的作用。

呼吸中樞效應：(1)在治療劑量內，可刺激呼吸中樞使換氣速率增加，導致二氧化碳的濃度減少而造成呼吸性鹼中毒。(2)當NSAIDs到達毒性劑量時，可抑制呼吸中樞而導致血漿二氧化碳的濃度上升，又因腎血流減少，

造成體內代謝性的酸性物質蓄積，而產生代謝性酸中毒。

　　腎毒性（nephrotoxicity）：前列腺素PGE_1和PGI_2是分別由腎髓質和腎絲球所合成的強力血管舒張劑，並且與腎臟血流的控制，以及鹽和水的排泄作用相關。當前列腺素的合成受抑制時，可能導致鈉滯留、腎血流減少，甚至腎衰竭。另外，NSAIDs可能引起腎炎和高血鉀症，因此長年濫用止痛藥，與慢性腎衰竭有關。

salicylate類

acetylsalicylic acid (Aspirin®)

【藥理作用】為水楊酸衍生物，有解熱、鎮痛、抗炎及抑制血小板凝集的作用，是最常見的解熱鎮痛劑。

【用途】疼痛、抗炎、發燒、風濕性關節炎、川崎氏症的輸注治療及心肌梗塞的預防。

【用法】口服、直腸栓劑投藥。

【副作用】胃腸潰瘍、出血及低血糖。

【注意事項】有出血症狀、十八歲以下有水痘或流行性感冒之病毒感染者禁用。

sodium salicylate

【用途】止痛及風濕性關節炎治療。

【用法】口服腸溶錠投藥。

【副作用】腸胃不適、頭痛、眩暈、酸中毒。

【注意事項】肝腎疾病、胃潰瘍、維生素K缺乏、血友病禁用。

抗發炎劑

indomethacin (Indocin®)

【藥理作用】止痛抗炎效果比Aspirin為強。

【用途】急性痛風關節炎、骨關節炎、風濕性關節炎、滑液囊炎，以及肌腱炎。

【用法】口服或外用軟膏給藥。

【副作用】腸胃不適、頭痛。

【注意事項】兒童、氣喘、直腸出血禁用。哺乳者不宜用。

sulindac (Clinoril®)

【藥理作用】體內代謝轉化為活性物質。

【用途】痛風、骨關節炎、風濕性關節炎、滑液囊炎、肌腱炎之治療。

【用法】口服。

【副作用】腸胃不適、皮疹、眩暈、水腫。

【注意事項】氣喘、對抗炎劑過敏者禁用。

ibuprofen (Brufen®)

【藥理作用】藥效與Aspirin相似但副作用較少。治療發炎性關節疾病的第一線用藥。

【用途】解熱、骨關節炎、風濕性關節炎、月經疼痛之治療。

【用法】口服。

【副作用】潰瘍、皮疹、噁心、胸口灼熱感。

【注意事項】氣喘、對抗炎劑過敏者禁用。

naproxen（Naprosin®）

【用途】骨關節炎、風濕性關節炎、月經疼痛之治療。

【用法】口服。

【副作用】腸胃不適、眩暈、水腫、頭痛。

【注意事項】氣喘者禁用。十六歲以下患者、孕婦、哺乳者不宜用。

fenoprofen（Fenopron®）

【藥理作用】效期較短，一日服藥四次。

【用途】止痛、骨關節炎、風濕性關節炎之治療。

【用法】口服。

【副作用】頭痛、嗜睡、眩暈。

【注意事項】氣喘、對抗炎劑過敏者禁用。

tolmetin（Tolectin®）

【用途】骨關節炎、風濕性關節炎之治療。

【用法】口服。

【副作用】水腫、眩暈、血壓上升、腸胃不適。

【注意事項】氣喘、對抗炎劑過敏者禁用。

piroxicam（Feldene®）

【藥理作用】藥效持久，每日服藥一次。

【用途】骨關節炎、風濕性關節炎之治療。

【用法】口服。

【副作用】水腫、眩暈、皮疹、腸胃不適、潰瘍。

【注意事項】氣喘、對抗炎劑過敏者禁用。

tenoxicam (Tilcotil®)

【藥理作用】為piroxicam類似化合物。

【用途】骨關節炎、風濕性關節炎之治療。

【用法】口服。

【副作用】頭痛、眩暈、皮疹、腸胃不適。

【注意事項】氣喘、對抗炎劑過敏者禁用。

diclofenac (Voltaren®)

【用途】止痛、月經疼痛、骨關節炎、風濕性關節炎之治療。

【用法】口服、眼藥水。

【副作用】頭痛、噁心、下痢、便秘、潰瘍。

【注意事項】氣喘、對抗炎劑過敏者禁用。

flurbiprofen (Froben®)

【用途】骨關節炎、風濕性關節炎之治療，眼內手術縮瞳之預防。

【用法】口服、眼藥水。

【副作用】頭痛、皮疹、潰瘍、腸胃不適。

【注意事項】氣喘、對抗炎劑過敏者禁用。

mepirizole (epirizole; Mebron®)

【用途】抗炎、骨關節炎、風濕性關節炎之治療。

【用法】口服。

【副作用】胃痛、噁心、下痢、便秘、過敏。

【注意事項】氣喘、對抗炎劑過敏者禁用。

fenbufen（Cinopal®）

【用途】骨關節炎、風濕性關節炎之治療。

【用法】口服。

【副作用】頭痛、噁心、眩暈、皮疹、搔癢。

【注意事項】對Aspirin、抗炎劑過敏者禁用。

benzydamine（Riripen®）

【用途】手術後或其他病痛及關節炎的治療。

【用法】口服。

【副作用】頭痛、噁心、下痢。

【注意事項】氣喘、對抗炎劑過敏者禁用。

tiaprofenic acid（Surgem®）

【用途】骨關節炎、風濕性關節炎之治療。

【用法】口服。

【副作用】眩暈、腸胃不適。

【注意事項】患氣喘、對抗炎劑過敏者禁用。須與食物或大量開水一起服用。

ketoprofen（Profenid®）

【用途】發燒、月經疼痛、骨關節炎、風濕性關節炎之治療。

【用法】口服。

【副作用】眩暈、腸胃不適、耳鳴、皮疹。

【注意事項】氣喘、對抗炎劑過敏者禁用。

ketorolac (Toradol®)

【用途】疼痛之短期治療。

【用法】口服、靜脈、肌肉注射。

【副作用】眩暈、腸胃不適、紫斑症、水腫。

解熱鎮痛劑

acetaminophen (paracetamol; Panadol®; Scanol®)

【藥理作用】本類並非屬於前列腺素抑制劑，故無抗炎作用，其作用原理與前述藥物不同，可能阻斷腦視丘的痛覺。凡無法服用阿斯匹靈等水楊酸類製劑者可用本藥。

【用途】解熱及鎮痛劑。

【用法】口服給藥。

【副作用】肝毒性。

【注意事項】不宜與酒精飲料併用或空腹服用。三歲以下禁用。
acetaminophen與acetylsalicylic acid（Aspirin®）之差異性如表4-4所示。

表4-4　acetaminophen與acetylsalicylic acid（Aspirin®）之差異

差　　異	acetaminophen	acetylsalicylic acid
作用點	中樞（腦視丘）	周邊
來源	合成	天然
肝毒性	可能導致	不會
引起消化道出血	不會	會
抗發炎及抗血小板凝集作用	無	有
解毒劑	N-acetylcystein	無
影響尿酸排泄	不會	會

sulpyrine

【藥理作用】副作用很大，須慎重使用，僅限Aspirin®或acetaminophen無效或無法使用時，才可使用。

【用途】解熱及鎮痛劑。

【用法】肌肉或靜脈注射使用。

【副作用】顆粒性白血球貧血、過敏、頭痛、倦怠。

【注意事項】口服製劑禁用，類似藥品如aminopyrine等，衛生署已公告禁用。

phenylbutazone (Butazolidine®)

【藥理作用】sulpyrine之類似藥。

【用途】痛風、骨關節炎、風濕性關節炎、滑液囊炎之治療。

【用法】口服。

【副作用】顆粒性白血球貧血、過敏、頭痛、倦怠。

【注意事項】類似藥品oxyphenbutazone，衛生署已公告禁用。

mefenamic aicd (Ponstan®)

【藥理作用】止痛效果比aspirin強。

【用途】中度疼痛及月經痛。

【用法】口服投藥與食物共服，疼痛服藥不要超過一星期，而經痛不要超過二至三天。

【副作用】下痢、腸胃不適、皮疹、眩暈。

【注意事項】兒童、孕婦不宜用。氣喘、潰瘍、發炎、腎病患者禁用。

COX-2 類

celecoxib (Celebrex®)

【藥理作用】選擇性COX-2抑制劑之抗炎藥物，無胃腸潰瘍、出血及腎毒性之副作用。

【用途】骨關節炎、風濕性關節炎之治療。

【用法】口服。

【副作用】頭痛、眩暈、腸胃不適。

etodolac (Lonine®)

【藥理作用】選擇性COX-2抑制劑之抗炎藥物，長期使用不會傷害軟骨組織。

【用途】骨關節炎、風濕性關節炎之治療。

【用法】口服。

【副作用】眩暈、腸胃不適。

【注意事項】孕婦、哺乳者禁用。

etoricoxib (Arcoxia®)

【藥理作用】選擇性COX-2抑制劑之抗炎藥物。

【用途】骨關節炎、風濕性關節炎、急性痛風性關節炎、原發性經痛之治療。

【用法】口服。

【副作用】過敏反應、味覺異常、腸胃不適。

meloxicam (Hicomb®)

【藥理作用】為piroxicam類似化合物，但對COX-2抑制有選擇，故胃腸副作用較輕。

【用途】骨關節炎、風濕性關節炎之治療。

【用法】口服、肌肉注射。

【副作用】頭痛、眩暈、皮疹。

【注意事項】氣喘、對抗炎劑過敏者禁用。

nabumetone (Relifex®)

【藥理作用】對COX-2抑制有選擇性。

【用途】骨關節炎、風濕性關節炎之治療。

【用法】口服。

【副作用】頭痛、眩暈。

【注意事項】氣喘、對抗炎劑過敏者禁用。

```
rofecoxib
```

【藥理作用】對COX-2抑制有選擇性。

【用途】骨關節炎、原發性經痛之治療。

【用法】口服。

【副作用】頭痛、眩暈、腸胃不適。

第三節　麻醉性鎮痛劑

　　本類藥品包含鴉片生物鹼及合成類鴉片化合物，鴉片止痛劑（opiate analgesics）解除深度的疼痛，其作用方式則是透過細胞膜受體來執行，以降低大腦皮質對疼痛的感受性。

　　鴉片係由罌粟植物未成熟果實的分泌乳汁乾燥而成，除主成分嗎啡外，尚有使平滑肌鬆弛的罌粟鹼（papaverine）。除作用於腦部及脊椎外，胃腸及泌尿的神經系統中亦有鴉片受體存在，能與內生性腦啡或麻醉性鎮痛劑結合而有鎮痛作用。

鴉片受體（opioid receptor）與內生性鴉片胜肽（opioid peptides）

1. 鴉片受體：在體內可分為μ、κ、δ三種。

2. 內生性鴉片胜肽：有enkephalins, endorphins, dynorphins三種，能與鴉片受體結合，而有止痛效果。

麻醉性鎮痛劑作用

1. 止痛作用（analgesia）：類嗎啡藥品抑制疼痛刺激的傳導、轉移和降低疼痛的感受性。

2. 鎮咳作用（cough suppression）：抑制腦幹的咳嗽反射，例如 codeine。

3. 止瀉作用：可延遲胃排空、增強腸平滑肌收縮力、降低腸道的前進運動。

麻醉性鎮痛劑副作用

1. 抑制呼吸：鴉片止痛劑最嚴重的副作用是抑制呼吸，也是藥物服用
   過量而造成死亡的原因。作用機轉為降低腦幹chemorecptors對二氧化
   碳的敏感度而導致呼吸速率變慢。

2. 鎮靜作用（sedation）：老年人較容易產生鎮靜安眠反應。當與其他
   安眠鎮靜藥共同使用時，可提高鴉片止痛劑的鎮靜效果。

3. 欣快感（euphoria）或不安：一般人服用嗎啡後，除了止痛外可產生
   欣快感，但有些病人會產生不安狀態。

4. 噁心、嘔吐：刺激腦幹化學激發區（chemoreceptor trigger zone）。

5. 縮瞳反應（miosis）：瞳孔縮小成針狀，稱之pin-point pupil，可作為
   診斷類鴉片藥品中毒的依據。此反應不產生耐受性（tolerance）。

6. 便秘：此副作用造成鴉片止痛劑的困擾，亦不產生耐受性。

7. 耐受性、生理依賴性（physical dependence），以及禁斷（abstinence）
   反應。

鴉片生物鹼

morphine 嗎啡

【藥理作用】由鴉片分離及精製而來，是許多麻醉鎮痛劑的製造原料。
其止痛作用為透過抑制substance P及其他興奮性神經物質的釋放。

【用途】用作癌症及其他劇疼的鎮痛劑，鎮咳及腹瀉之治療。

【用法】可口服或注射投藥，亦可栓劑直腸給藥。

【副作用】呼吸抑制、排尿困難、便秘。

【注意事項】哺乳者禁用。

codeine 可待因

【藥理作用】鴉片生物鹼成分之一，其鎮痛作用較嗎啡爲弱。

【用途】主要爲鎮咳。

【用法】口服或皮下、肌肉注射投藥。

【副作用】低血壓、噁心嘔吐、便秘。

【注意事項】呼吸抑制、昏迷時禁用。

heroin 海洛英

【藥理作用】藥效比嗎啡強約兩倍，經靜脈注射後被代謝成6-acetylmorphine和morphine。因heroin可很快地穿越血管障壁，所以會比嗎啡產生更快、更強烈的欣快感。

opium preparations 鴉片製劑

【藥理作用】由鴉片所含多種生物鹼混合物直接製成不同之製劑。

opium tincture 鴉片酊

【用途】鎮痛、解痙。

opium powder 鴉片粉

【用途】鎮痛、解痙、止瀉。

半合成鎮痛劑

ethylmorphine (Dionin®)

【藥理作用】鎮咳比codeine強，但止痛比morphine弱。

【用途】鎮痛、鎮咳。

【用法】口服。

【副作用】呼吸抑制、噁心嘔吐、排尿困難、鎮靜及便秘。

【注意事項】呼吸抑制、昏迷時禁用。

hydromorphone

【藥理作用】止痛比嗎啡強五倍，效期較短，但白天鎮靜嗜睡之作用較弱。

【用途】鎮痛、鎮咳。

【用法】可口服或注射投藥，亦可栓劑直腸給藥。

【副作用】呼吸抑制、噁心嘔吐、低血壓、嗜睡。

【注意事項】呼吸抑制、腦內壓增加時禁用。

hydrocodone

【藥理作用】由可待因經化學反應可得，其作用強度介於嗎啡及可待因之間，副作用較小。

【用途】鎮痛、鎮咳。

【用法】口服。

【副作用】呼吸抑制、嘔吐、眩暈、便秘、嗜睡、生理依賴。

【注意事項】腦內壓增加時禁用。

oxomorphone

【藥理作用】作用強度為嗎啡的八至十倍，副作用較少。

【用途】鎮痛。

【用法】口服。

【副作用】呼吸抑制、嘔吐、眩暈、便秘、嗜睡、生理依賴。

【注意事項】腦內壓增加時禁用。

oxycodone

【用途】鎮痛、鎮咳、鎮靜及青光眼的治療。

【用法】口服。

【副作用】呼吸抑制、嘔吐、眩暈、便秘、嗜睡、生理依賴。

【注意事項】腦內壓增加時禁用。

合成鎮痛劑

pentazocine 速賜康（Sosegon®）

【藥理作用】止痛效果比嗎啡弱，曾發生藥物濫用情形。藥效介於morphine與codeine之間，是一種作用在κ受體的作用劑，卻是μ受體部分作用劑（partial agonist）或是弱的拮抗劑，屬於混合性的作用劑和拮抗劑。副作用較morphine小，較不會造成依賴性，但會造成耐受性，也會產生幻覺。

【用途】鎮痛。

【用法】口服、肌肉、靜脈注射。

【副作用】心理依賴、呼吸抑制、欣快感、意識模糊、噁心嘔吐。

methadone (Dolophine®)

【藥理作用】鎮痛作用爲嗎啡的兩倍，副作用與嗎啡類似。藥物效力與嗎啡非常相近，但作用時間較長，且口服吸收好，其副作用較弱。可作爲嗎啡和海洛英上癮者的戒斷治療。

【用途】海洛因及嗎啡戒毒之治療及鎮痛。

【用法】口服、注射。

【副作用】呼吸抑制、嘔吐、眩暈、便秘、出汗。

propoxyphene (Depain X®; Darvon®)

【藥理作用】鎮痛作用較嗎啡爲弱，但與可待因相似，副作用低。

【用途】牙科的鎮痛劑。

【用法】口服。

【副作用】呼吸抑制、鎮靜、眩暈、嘔吐、生理依賴。

【注意事項】兒童禁用。

levorphanol (Levo-Dromoran®)

【藥理作用】比嗎啡強六至八倍，用於劇痛之止痛。

【用途】鎮痛劑。

【用法】口服及皮下注射、靜脈注射。

【副作用】呼吸抑制、低血壓、眩暈、嘔吐。

【注意事項】呼吸抑制、中樞神經抑制、腦內壓增加時禁用。

meperidine (pethidine; Demerol®)

【藥理作用】鎮痛作用爲嗎啡的十分之一，作用強度介於嗎啡及可待因

之間，除止痛外另有解痙藥效。爲類鴉片μ受體作用劑，其藥理作用與morphine相似，可口服但藥效較差。

【用途】鎭痛及手術輔助劑藥。

【用法】可口服及注射，靜脈注射不可太快，至少三至五分鐘完成。

【副作用】呼吸抑制、低血壓、鎭靜、顫抖。

【注意事項】呼吸抑制、抽搐時禁用。

fentanyl (phentanyl; Sublimaze®)

【藥理作用】鎭痛作用爲嗎啡的五十倍，作用速迅但效期短，適合外科麻醉之止痛劑。

【用途】作爲鎭痛、全身麻醉輔助劑使用。

【用法】靜脈注射。

【副作用】呼吸抑制、肌肉僵直、鎭靜、噁心嘔吐。

sufentanil (Sufenta®)

【藥理作用】爲fentanyl之類似物，其鎭痛之藥效更快、更強，但效期也相對較短。

【用途】作爲鎭痛、全身麻醉輔助劑使用。

【用法】肌肉注射、靜脈注射。

【副作用】呼吸抑制、肌肉僵直、鎭靜、噁心嘔吐。

tramadol (Tramal®)

【用途】鎭痛。

【用法】口服。

【副作用】嗜睡、眩暈、便秘、噁心嘔吐。

buprenorphine (Lepetan®; Buprenex®)

【用途】中度疼痛至劇疼治療。

【用法】肌肉注射、靜脈注射。

【副作用】鎮靜、噁心嘔吐、低血壓。

nalbuphine (Nubain®)

【藥理作用】止痛強度比oxymorphone稍弱，不易成癮。

【用途】鎮痛、麻醉。

【用法】皮下、肌肉、靜脈注射。

【副作用】呼吸抑制、出汗、眩暈、鎮靜、噁心嘔吐。

【注意事項】本藥有中樞抑制作用，開車要注意。

nefopam (Acupan®)

【藥理作用】止痛強度與可待因類似。

【用途】鎮痛。

【用法】口服、肌肉、靜脈注射。

【副作用】鎮靜、噁心、排尿困難、焦慮。

【注意事項】靜脈慢慢注射或輸注，要站立至少二十至二十五分鐘。

butorphanol (Stadol®)

【藥理作用】止痛效果與嗎啡相似。

【用途】鎮痛、麻醉輔助劑使用。

【用法】肌肉、靜脈注射。

【副作用】呼吸困難、欣快感、眩暈。

【注意事項】兒童、孕婦、哺乳者禁用。

兼具麻醉性鎮痛及拮抗藥物

除了能與κ－鴉片受體結合而有鎮痛作用，另兼具拮抗μ－鴉片受體之作用，可抑制麻醉鎮痛劑與其受體之結合，故有鎮痛藥效及拮抗兩種作用並存。

nalorphine

【藥理作用】鎮痛拮抗劑外，有強力止痛作用，易成癮。

【用途】麻醉性鎮痛劑引起之呼吸困難及其過量治療。

【用法】皮下、肌肉、靜脈注射。

【副作用】呼吸抑制、嗜睡、縮瞳、發音困難、焦慮。

levallorphan

【藥理作用】兼具止痛與鎮痛拮抗作用，其鎮痛拮抗之作用比nalor-phine強五倍。

【用途】麻醉性鎮痛劑過量治療、產科麻醉輔助劑。

【用法】肌肉、靜脈注射。

【副作用】嗜睡、縮瞳、嘔吐、幻視。

麻醉性鎮痛拮抗劑

此類藥物可直接與鴉片受體結合，而防止麻醉鎮痛劑與受體結合，故有鎮痛拮抗作用，臨床上作為麻醉性鎮痛劑過量中毒引起之呼吸抑制的

解毒劑。藥物與鴉片受體結合，是否產生作用或阻斷（拮抗）作用，以圖4-1，來說明作用劑（heroin）、部分作用劑（buprenorphine）及拮抗劑（naloxone）。

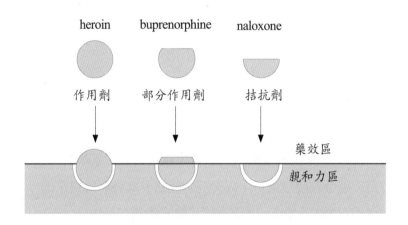

圖4-1　藥物作用劑、部分作用劑及拮抗劑

---

naloxone（Narcan®）

【藥理作用】作用最強之麻醉性鎮痛拮抗劑。

【用途】麻醉性鎮痛劑引起之呼吸困難及其過量治療。

【用法】以注射投藥。

【副作用】鴉片類禁斷症狀。

第四節　酒精類

乙醇（酒精）不是中樞神經興奮劑，而是一種鎮靜安眠藥。乙醇沒有多少醫療用途，但卻是廣被濫用的娛樂性藥物，可造成嚴重的醫療和

社會經濟的問題。其他具有毒理重要性的醇類為甲醇和乙二醇（ethylene glycol）。

乙醇（ethanol）代謝

喝下酒精後，它很快且大部分被吸收，分布到全身的組織。乙醇透過醇脫氫酶（alcohol dehydrogenase）和醛脫氫酶（aldehyde dehydrogenase）此兩種酵素被代謝為醋酸。

醇脫氫酶先把乙醇氧化成乙醛，此反應需要NAD（nicotinamide-adenine dinucleotide）當輔酶。由於細胞內NAD的含量有限，亦即每小時代謝7～10公克乙醇，之後乙醛很快地被醛脫氫酶代謝為醋酸。乙醇的代謝主要在肝臟進行，有一部分在腸道進行。在腸道的代謝，女性要比男性低。

醛脫氫酶可被disulfiram以及一些其他的藥物如metronidazole（抗黴菌劑）、口服抗糖尿病藥，以及一些頭孢菌素（cepharosporins，抗生素）抑制。臨床上disulfiram作為戒酒的藥物，因為醛脫氫酶被此藥抑制後，乙醛會在體內累積，而乙醛會令酗酒者感到噁心、嘔吐、頭痛、低血壓等副作用，使他們不敢再繼續喝酒。

乙醇藥理作用

中樞神經系統：乙醇為中樞神經抑制劑，可產生鎮靜、中樞抑制作用，可使判斷力受損、口齒不清楚，以及運動失調等。濃度高可導致知覺喪失、麻醉、昏迷，甚至致命的呼吸和心血管抑制。乙醇與鎮靜安眠藥、抗精神病藥，以及三環抗憂鬱藥合用，可增加對中樞的抑制作用。

其他器官：乙醇即使在很低的濃度，已可抑制心臟的功能，它可使血管平滑肌鬆弛，導致血管擴張，有時伴隨著明顯的體溫下降。乙醇可增強口服降血糖藥物（sulfonylureas）的降血糖作用，也可增加aspirin的抗血小板作用。

乙醇副作用

耐藥性和依賴性：耐藥性主要是來自中樞神經系統對乙醇的適應，但一部分可能是乙醇代謝的增加所致。戒斷的症狀包括失眠、震顫、焦慮，嚴重時會出現激躁，以及有生命危險的癲癇發作。治療通常使用長效的鎮靜－安眠藥如chlordiazepoxide, diazepam。clonidine或propranolol也可減輕戒斷症狀的嚴重性。

肝臟：慢性喝酒可減少葡萄糖的合成，導致血糖降低，由於耗盡NAD，因此可能引起脂肪的累積，加上營養不夠，導致肝功能逐漸喪失，且伴隨著肝炎以及肝硬化。

腸胃系統：引起腸胃刺激、發炎、出血。

中樞神經系統：周邊神經病變爲最常見的神經異常。

內分泌系統：包括男乳女性化、睪丸萎縮，以及體內鹽的滯留（水腫、高血壓）。

心血管系統：過度喝酒可增加高血壓、貧血以及心肌梗塞的發生率。

胎兒酒精症侯群（fetal alcohol syndrome）：懷孕時酗酒可導致胎兒畸形發育，包括低智能、發育不良、小頭畸形，以及臉中央部分發育不良等症狀。

其他醇類

甲醇（methanol）：有些私自釀酒販賣者，爲了增加酒的產量可能加入甲醇。甲醇中毒的症狀可能包括視覺功能損傷、腸胃不適、呼吸短促、知覺喪失，以及昏迷。代謝乙醇的兩種酵素也參與甲醇的代謝，甲醇首先被代謝成甲醛，之後被代謝成甲酸，導致嚴重的酸中毒、視網膜傷害，以及眼盲。甲醇中毒的病人，若盡快靜脈注射乙醇則可延緩甲醛的形成，因爲乙醇和醇脫氫酶的親和力要比甲醇高，可競爭性地抑制甲醇的氧化。

　　乙二醇（ethylene glycol）：乙二醇的中毒可因工業上暴露於乙二醇，經呼吸道吸入或皮膚吸收而產生，也可以因喝下含乙二醇的抗冷凍產品而引起。中毒症狀包括嚴重的酸中毒以及腎傷害，而後者是因為乙二醇被代謝成草酸所致。迅速給病人乙醇可能延緩或阻止草酸的形成，因為乙醇可與乙二醇競爭醇脫氫酸。另外，醇脫氫酶也可被fomepizole抑制，此藥為甲醇和乙二醇中毒的解藥。fomepizole是一種孤兒藥。

第五節　鎮靜安眠劑

　　失眠（insomnia）係指無法入睡或入睡不久又清醒，無法完成自然睡眠，許多人偶爾會失眠，可能是由於暫時性焦慮或疾病帶來的不適，精神上引起之焦慮及憂鬱亦可形成長期的失眠，一旦常有失眠的發生，有倦怠、嗜睡、血壓增高等症狀而嚴重影響正常作息。

　　鎮靜安眠劑低劑量時具有解除緊張或焦慮之效，高劑量則具有安眠作用。鎮靜安眠劑可分為以下幾類：

1. 苯二氮平類藥物（benzodiazepines）。
2. 巴比妥類藥物（barbiturates）。
3. 抗組織胺藥物（antihistamine drugs）：多數之藥物具有嗜睡藥效，臨床常用於兒童及年長者的失眠。
4. 抗憂鬱劑（antidepressants）：對患有憂鬱症引起之失眠者，可用本類藥物治療，例如amitriptyline.

苯二氮平類藥物

nitrazepam（Mogadon®）

【用途】失眠之治療。

【用法】口服投藥。

【副作用】意識模糊、眩暈、依賴性。

【注意事項】哺乳者不宜用。

flurazepam (Dalmadorm®)

【用途】失眠之治療。

【用法】睡前口服給藥。

【副作用】噁心嘔吐、眩暈、行為失調、依賴性、鎮靜。

【注意事項】有睡眠窒息發生時，禁用本藥。

triazolam (Halcion®)

【用途】失眠之治療。

【用法】睡前口服給藥。

【副作用】依賴性、欣快感、辨識力降低。

【注意事項】若與erythromycin或troleandomycin併用，會使血中triazolam濃度增加一倍以上，引起藥物交互作用，造成過量之毒性。孕婦禁用。

flunitrazepam (Rohypnol®)

【藥理作用】藥物濫用時俗稱FM_2，所謂強姦藥，常被作為作奸犯科的工具。

【用途】失眠之治療、手術前鎮靜之用。

【用法】睡前口服給藥或靜脈注射。

【副作用】低血壓、嗜睡、記憶力失常、呼吸抑制。

【注意事項】哺乳時不宜用。

estazolam (Eurodin®)

【藥理作用】短效型。

【用途】失眠之治療。

【用法】睡前口服給藥。

【副作用】嗜睡、痛風、意識不清、眩暈、噁心嘔吐。

midazolam (Dormicum®)

【用途】麻醉輔助劑及鎮靜劑。

【用法】口服、靜脈注射。

【副作用】噁心嘔吐、健忘、呼吸抑制。

【注意事項】哺乳時不宜用。急性狹角青光眼禁用。若與erythromycin 或troleandomycin併用，會引起類似triazolam的藥物交互作用，造成過量之毒性。

lormetazepam (Noctamid®)

【藥理作用】短效型。

【用途】失眠之治療、手術前鎮靜劑。

【用法】睡前口服給藥。

【副作用】嗜睡、眩暈、焦慮、疲倦、頭痛。

flumazenil (Anexate®)

【藥理作用】苯二氮平類藥物之拮抗劑。

【用途】全身麻醉之甦醒劑及苯二氮平類藥物過量中毒之急救。

【用法】靜脈注射。

【副作用】心律不整、心跳加快、嗜睡、噁心嘔吐及抽搐。

【注意事項】三環抗憂鬱劑過量時禁用。

巴比妥類藥物

phenobarbital (Luminal®)

【藥理作用】藥效超過六小時之長效安眠藥。

【用途】鎮靜、癲癇之治療。

【用法】口服、靜脈注射。

【副作用】低血壓、嗜睡、呼吸困難、行動困難。

【注意事項】哺乳時不宜用。

amobarbital (Amytal®)

【藥理作用】藥效為三至六小時之中間效期安眠藥。

【用途】手術前的鎮靜劑。

【用法】口服、靜脈、肌肉注射。

【副作用】眩暈、呼吸困難、心智模糊、頭痛。

【注意事項】嚴重肝、肺疾病患者禁用。

secobarbital (Seconal®)

【藥理作用】藥效不到三小時之短效安眠藥。

【用途】失眠症治療、手術前之鎮靜劑。

【用法】失眠於睡前口服或直腸栓劑投藥，開刀前一至二小時口服。

【副作用】呼吸、中樞抑制、昏眩、激動。

【注意事項】呼吸不順者禁用。

pentobarbital (Nembutal®)

【用途】失眠症、癲癇治療、全身麻醉劑。

【用法】失眠於睡前口服或注射投藥，癲癇先以靜脈注射再靜脈輸注。

【副作用】嗜睡、呼吸困難、重症肌無力、心悸。

thiopental (Pentothal®)

【藥理作用】作用迅速，屬超短效巴比妥，全身麻醉劑使用。

methohexital (Brietal®)

【藥理作用】作用迅速，屬超短效巴比妥，可作為全身麻醉劑使用。

其他

chloral hydrate (Noctec®)

【用途】失眠之治療、開刀麻醉之鎮痛輔助劑。

【用法】口服、栓劑。

【副作用】心律不整、噁心嘔吐、下痢、幻覺。

【注意事項】哺乳時禁用。

glutethimide (Doriden®)

【用途】失眠之治療。

【用法】睡前口服。

【副作用】依賴性、噁心、皮疹。

zolpidem（Ambien®）

【藥理作用】透過和GABA/benzodiazepine受體的結合產生作用，主要當作安眠藥。

【用途】失眠之治療。

【用法】睡前口服。

【副作用】頭痛、眩暈、噁心嘔吐、心智模糊。

zopiclone（Imovane®）

【藥理作用】作用與苯二氮平類藥物相似，營造正常的睡眠。

【用途】失眠之治療。

【用法】睡前口服。

【副作用】口乾、宿醉、苦味、失眠易復發。

【注意事項】長期使用如突然停藥，會有禁斷症狀發生。孕婦禁用。

chlormethiazole

【用途】鎮靜及戒酒之治療。

【用法】口服。

【副作用】依賴性、鼻刺激感、頭疼。

【注意事項】呼吸抑制禁用。

melatonie 褪黑激素 (Transzon®)

【藥理作用】人體大腦松果腺分泌之激素。

【用途】飛行時差及失眠之治療。

【用法】飛行前三天及當日每天口服一次，失眠則於睡前投藥。

【副作用】頭疼及意識模糊。

第六節　抗精神病藥物

精神病

　　精神疾病包括精神分裂症（schizophrenia）、抑鬱症（depression）、躁鬱症（manic-depressive）、焦慮症（anexiety）。造成精神異常的原因有外在因素刺激、遺傳基因及腦部受傷或神經傳遞物質的改變等。

抗精神病藥物

　　抗精神病藥物係屬作用於中樞神經藥物之一部分。本類藥物廣義地應用於精神病、精神官能症、癲癇及帕金森氏症等相關慢性疾病的治療、改善及預防。

　　抗精神病藥物（精神安定劑）可以有效地控制精神疾病很多的症狀。精神分裂症是指具有特別心理表現的症侯群，這些症狀包括思考失常、行為錯亂、情感退縮、幻覺和幻想。

　　大多數的抗精神病藥物都是多巴胺受體的拮抗劑，而多巴胺作用劑（如安非他命、左旋多巴）則可加重精神分裂；此表示精神病可能與含多巴胺的中邊緣路徑或中皮質路徑的活性增加有關。典型較早期的精神安定劑作用在D_2受體，非典型以及較新的藥則為D_4和$5\text{-}HT_2$受體的拮抗劑，它們較不會引起外錐體效應。

　　除了與心情和情緒穩定有關的邊緣系統含多巴胺受體外，在中樞神經

系統還有幾個部位（路徑）含多巴胺受體，而精神安定劑與這些受體作用，主要是造成這些藥物的副作用。

　　大腦中一個很重要含多巴胺受體的部位為基底神經節的紋狀體，抗精神病藥物可阻斷此處的多巴胺受體而引起嚴重的運動障礙病症（又稱為外錐體症狀），這些症狀包括帕金森氏症（必須以抗膽鹼性藥物治療），肌張力障礙性反應（可能要以抗膽鹼性藥物治療），靜坐不能（坐立不安），以及可能引起不可逆性的遲發性運動困難。抗精神病藥物的副作用列述如下：

1. 外錐體症狀（extrapyramidal syndromes）：可用抗帕金森氏症藥物治療之。

　　(1)類似帕金森氏症之症狀，如僵硬、休息時手顫抖及行動困難。

　　(2)靜坐不能（akathisia）。

　　(3)急性肌肉張力不良（acutc dystonia）。

　　(4)延遲性運動困難（tardive dyskinesia）：連續性服藥造成如舌頭、臉部、頸部收縮及痙攣，有時手腳亦會發生。

2. 低血壓。

3. 肝毒性：長期服用造成膽汁分泌困難。

4. 皮膚過敏：蕁麻疹、接觸性皮膚炎及光敏感。

chlorpromazine（Wintermin®）

【用途】精神分裂症、打嗝之治療，低劑量用於止吐。

【用法】口服、直腸或肌肉注射投藥。

【副作用】低血壓、心律不整、行動困難、便秘。長期服用會有類似帕金森氏症及延遲性運動困難症。

【注意事項】有骨髓抑制或昏迷者禁用。

promazine（Sparine®）

【用途】精神分裂症及精神異常之治療及做鎮吐劑使用。

【用法】口服或肌肉注射投藥。

【副作用】嗜睡、低血壓、口乾、體重增加及外錐體症狀。

【注意事項】有骨髓抑制或昏迷者禁用。

thioridazine（Melleril®）

【用途】精神分裂症及憂鬱症之治療。

【用法】口服。

【副作用】骨髓抑制、心律不整、噁心嘔吐、外錐體症狀。

【注意事項】有中樞神經、骨髓抑制、哺乳或循環系統虛脫者禁用。

levomepromazine（Hirnamin®）

【用途】精神分裂症及精神異常之治療及做鎮吐劑使用。

【用法】口服。

【副作用】低血壓、心律不整、噁心嘔吐、外錐體症狀。

【注意事項】患有中樞及骨髓抑制或心血管系統虛脫者禁用。

triflupromazine

【用途】鎮吐劑。

【用法】口服。

【副作用】低血壓、嗜睡、體重增加、外錐體症狀。

【注意事項】有雷諾氏症候群者禁用。

prochlorperazine (Novamin®)

【用途】鎮吐劑。

【用法】口服。

【副作用】姿勢性低血壓、嗜睡、外錐體症狀。

【注意事項】兩歲以下兒童、哺乳中、患有中樞及骨髓抑制或嚴重低血壓者禁用。

perphenazine (Triomin®)

【用途】精神分裂症及精神異常之治療。

【用法】口服、注射。

【副作用】外錐體症狀、低血壓、鎮靜、抽搐。

【注意事項】有血液疾病、腦病變、昏迷、嚴重肝病、哺乳者禁用。

trifluoperazine (Telazine®)

【用途】精神分裂症及焦慮症之治療、鎮吐劑。

【用法】口服、肌肉注射。

【副作用】外錐體症狀、抽搐、心律不整、血液惡質。

【注意事項】孕婦不宜。

pipotiazine (Piportil®)

【用途】慢性精神分裂症之治療

【用法】口服、肌肉注射。

【副作用】外錐體症狀、噁心嘔吐、月經異常。

【注意事項】昏睡、循環虛脫者禁用。

fluphenazine (Anatensol®; Modecate®)

【藥理作用】抗精神作用強大。

【用途】精神分裂症及精神異常之治療。

【用法】口服、注射。

【副作用】外錐體症狀、體重增加、肝毒性、顆粒性白血球減少症。

【注意事項】昏迷、血液惡質、肝病、腦病變者禁用。

acetophenazine (Tindal®)

【用途】精神分裂症及精神異常之治療。

【用法】口服。

【副作用】外錐體症狀、體重增加、肝毒性、鎮靜、口乾。

reserpine (Serpasil®)

【藥理作用】印度蛇木之鹼生物成分，常與利尿劑併用作為降壓劑。阻斷儲存小泡（vesicle）攝入NE的能力，進而耗盡NE的量（影響神經傳遞物質回收）。

【用途】高血壓及精神分裂症之治療。

【用法】口服。

【副作用】嗜睡、鼻塞、憂鬱。

【注意事項】有腸胃病、氣喘者禁用。

chlorprothixene (Taractan®)

【用途】精神分裂症之治療。

【用法】口服、肌肉注射。

【副作用】外錐體症狀、低血壓、便秘。

【注意事項】昏迷者禁用。

thiothixene (Navane®)

【用途】精神分裂症及精神異常之治療。

【用法】口服、肌肉注射。

【副作用】外錐體症狀、骨髓抑制、視力模糊、不安。

loxapine (Daxolin®)

【用途】老人癡呆症及精神分裂症之治療。

【用法】口服。

【副作用】外錐體症狀、低血壓、視力模糊、體重增加、鎮靜。

【注意事項】昏迷者禁用。

haloperidol (Haldol®)

【用途】精神分裂症及侵犯他人行為之治療。

【用法】口服、肌肉注射。

【副作用】外錐體症狀、低血壓、肌肉鬆弛、鎮靜。

【注意事項】有帕金森氏症、哺乳者禁用。

fluspirilene (Imap®)

【藥理作用】長效型之多巴胺拮抗劑。

【用途】精神分裂症及焦慮症之治療。

【用法】肌肉注射。

【副作用】外錐體症狀、嗜睡、噁心嘔吐。

【注意事項】注射前應搖勻。

sulpiride (Dogmatyl®)

【藥理作用】多巴胺（D_2）受體拮抗劑。

【用途】精神分裂症之治療。

【用法】口服、肌肉注射。

【副作用】外錐體症狀、鎮靜。

【注意事項】低血壓者禁用。

pimozide (Orap®)

【用途】精神分裂症及精神異常之治療。

【用法】口服。

【副作用】外錐體症狀、嘔吐、抽搐。

【注意事項】昏迷、心臟傳導異常者禁用。另注意不可與巨環內酯類抗生素併用。

lithium carbonate 鋰鹽 (Lilitin®)

【藥理作用】鋰鹽由腸道快速吸收，其治療指數很低，因此必須定時監控血液中鋰的濃度。

【用途】狂躁症、躁鬱症及偏頭神經痛的治療。

【用法】口服給藥，劑量必須依據血中藥物濃度而調整之。

【副作用】噁心嘔吐、多尿、顫抖及劇渴。

【注意事項】有腎痛及年老者應調降劑量，補充鈉鹽以防中毒。嚴重腎

衰竭及哺乳時，禁用本藥。

第七節　抗焦慮藥

壓力若過量而易引起焦慮及恐懼，則稱為焦慮症（anxiety）。由於大腦傳遞物質受到干擾，因緊張或憂慮會增強大腦活動而刺激交感神經系統，故常有緊張、發抖、心悸、發汗、呼吸急促、腸胃不適、失眠及頭痛等症狀發生。

本類藥物雖可減輕病人不安情緒、焦慮及緊張等症狀，但是無法消除病因。

這些藥物藉著對中樞神經產生鎮靜作用而達到解除焦慮的效果。臨床上，這些藥物除了當作焦慮解除劑外，另外也當作鎮靜－安眠藥。不論是巴比妥鹽類或是benzodiazepines，作用的機制為增加中樞神經系統γ－胺基丁酸性神經元的傳導。因為γ－胺基丁酸為抑制性的傳訊物質，所以這些藥物的作用為降低中樞神經元的興奮性。

抗焦慮藥物之分類分為苯二氮平類藥物（benzodiazepine）、非苯二氮平類藥物和腎上腺素性乙型阻斷劑。

苯二氮平類藥物

從1960年初期引進第一個苯二氮平類藥物到臨床後，它們很快地取代巴比妥鹽類成為焦慮解除劑和鎮靜－安眠藥。在γ－胺基丁酸的存在下，苯二氮平類藥物增加氯離子管道開放的頻率，因而增強γ－胺基丁酸的抑制作用。苯二氮平類藥物的作用如下所列：

鎮靜作用：對焦慮有解除的效果，但通常伴隨著精神運動功能的抑制，因此服用時最好不要開車或操作重機械。

催眠作用：具有催眠和延長睡眠時間的作用。高劑量可減少快速眼睛運

動睡眠（REM sleep）的時間，長期使用後戒斷反而可增加REM睡眠。

麻醉作用：高劑量，知覺記憶會喪失，反射被抑制。midazolam常當作靜脈麻醉的誘導。

抗痙攣作用：高劑量可抑制癲癇的發作，但也因此伴隨著顯著的鎮靜作用。不過，clonazepam有選擇性的抗痙攣作用。

肌肉鬆弛作用：高劑量可導致骨骼肌的鬆弛。鎮靜劑量的diazepam對特殊的僵直狀態，如大腦性癱瘓（cerebral palsy）有效。

耐藥性和依賴性：長期使用，抗痙攣的效果降低，但對解除焦慮和催眠的作用則沒有什麼改變。心理和生理的依賴性皆會產生，戒斷症狀的輕重要看使用的藥，長效藥的戒斷症狀較輕，短效藥的症狀則較嚴重，而症狀一般與巴比妥鹽類相似。

chlordiazepoxide (Librium®)

【用途】焦慮及戒酒的治療、手術前的鎮靜劑。

【用法】口服或肌肉注射。

【副作用】嗜睡、呼吸抑制、意識模糊、眩暈。

diazepam (Valium®)

【用途】焦慮、失眠、戒酒、肌肉痙攣、癲癇連續發作之首選藥物。

【用法】口服或肌肉、靜脈注射、直腸給藥。

【副作用】鎮靜、低血壓、心跳變慢、呼吸抑制，大量服用可能有突發性的自殺衝動。

【注意事項】狹角性青光眼患者禁用。

oxazepam (Praxitin®; Alepam®)

【用途】焦慮、失眠、戒酒之治療。

【用法】口服。

【副作用】鎮靜、眩暈、依賴性、頭痛。

【注意事項】精神病患者禁用。

lorazepam (Ativan®)

【用途】焦慮、失眠、癲癇的治療及止吐劑。

【用法】口服或肌肉、靜脈注射。

【副作用】錯失方向感、呼吸抑制。

【注意事項】憂鬱精神病、狹角性青光眼患者禁用。

halazepam (Paxipam®)

【用途】焦慮。

【用法】口服。

【副作用】嗜睡、意識不清、呼吸抑制、低血壓。

alprazolam (Xanax®)

【用途】焦慮、戒酒。

【用法】口服。

【副作用】鎮靜、意識不清、眩暈、失眠。

【注意事項】狹角性青光眼患者禁用。

clorazepate potassium (Tranxene®)

【用途】焦慮、癲癇之治療、戒酒。

【用法】口服。

【副作用】意識不清、眩暈、嗜睡、行為改變。

【注意事項】狹角性青光眼、哺乳者禁用。

nordazepam (Calmday®)

【藥理作用】長效型。

【用途】焦慮、失眠之治療。

【用法】口服。

【副作用】鎮靜、嗜睡、意識不清。

【注意事項】狹角性青光眼、孕婦、哺乳者禁用。

fludiazepam (Erispan®)

【用途】焦慮之治療。

【用法】口服。

【副作用】鎮靜、嗜睡、意識不清。

【注意事項】狹角性青光眼患者禁用。

medazepam (Nobrium®)

【用途】焦慮之治療。

【用法】口服。

【副作用】嗜睡、意識不清、鎮靜、倦怠。

【注意事項】狹角性青光眼患者禁用。

oxzolam（Sernal®）

【藥理作用】長效型。

【用途】焦慮之治療。

【用法】口服。

【副作用】意識不清、鎮靜、低血壓。

bromazepam（Lexoten®）

【用途】焦慮之治療。

【用法】口服、靜脈注射、直腸給藥。

【副作用】嗜睡、低血壓、鎮靜、眩暈、噁心嘔吐。

【注意事項】狹角性青光眼患者禁用。

cloxazolam（Sepazon®）

【用途】焦慮、失眠、戒酒、肌肉痙攣、癲癇的治療。

【用法】口服、靜脈注射、直腸給藥。

【副作用】嗜睡、噁心、鎮靜、眩暈。

【注意事項】狹角性青光眼患者禁用。

clonazepam（Rivotril®）

【用途】焦慮、驚懼症、癲癇的治療。

【用法】口服。

【副作用】嗜睡、行動失調、呼吸抑制。

【注意事項】狹角性青光眼患者禁用。

clobazam (Frisium®)

【用途】焦慮、戒酒、癲癇的治療。

【用法】口服。

【副作用】嗜睡、低血壓、宿醉、意識不清。

非苯二氮平類藥物

meprobamate (Miltown®)

【用途】焦慮治療、骨骼肌鬆弛劑之用。

【用法】口服。

【副作用】嗜睡、低血壓、眩暈、宿醉、抽搐。

【注意事項】哺乳者不宜。

buspirone (Buspar®)

【藥理作用】新的專一性焦慮解除劑，對中樞幾無抑制作用。為$5HT_{1A}$的部分作用劑，需要服藥兩個星期後，才產生解除焦慮的作用，它也不會引起依賴性。

【用途】焦慮治療。

【用法】口服。

【副作用】鎮靜、眩暈。

【注意事項】哺乳者不宜。

第八節　抗憂鬱藥

憂鬱症

　　憂鬱症（depression）是指過度的憂鬱伴隨有失望、嗜睡、罪惡感、冷漠、無衝勁的感受，常有失眠、便秘、食慾不振、失去性慾及陽萎等症狀，有時病人常有輕生念頭。憂鬱症可能由於外在因素刺激所引發。

　　躁狂（mania）和憂鬱的狀態可在同一病人身上交替出現，為主要的精神病之一，另外一種為精神分裂症。躁狂和憂鬱交替的形式有很多種，但通常憂鬱的時間要比躁狂的時間長。

　　憂鬱症係大腦正腎上腺素（NE）或血清素（5-HT）神經傳遞物質減少所致，故抗憂鬱劑均具有增加腦中興奮性傳遞物質的功用進而產生療效。

抗憂鬱藥物

　　抗憂鬱藥物之藥效產生十分緩慢，初次服藥後的十至十四天才會開始發生藥效，要六至八週時才能達到完全之療效。

　　本類藥物不可與燕麥、麥片或向日葵子等高纖維食物共服，會妨礙胃腸對藥物的吸收而導致血中濃度下降失效。避免與單胺氧化酶抑制劑併用，以防發生嚴重之高血壓。

　　抗憂鬱藥物可分為以下幾類：(1)三環抗憂鬱藥（tricyclic antidepressants）。(2)單胺氧化酶抑制劑。(3)血清素再吸收抑制劑。

三環抗憂鬱藥

imipramine（Tofranil®）

　　【用途】憂鬱症、兒童尿床、貪食之治療。

【用法】口服。

【副作用】口乾、抽搐、體重增加、意識不清、心血管異常反應。

【注意事項】心肌梗塞恢復期間禁用。另本藥不可與單胺氧化酶抑制劑併用。

desipramine (Norpramin®)

【藥理作用】爲imipramine之活性代謝物。

【用途】怯場、憂鬱症之治療。

【用法】口服。

【副作用】口乾、抽搐、心血管異常反應、噁心嘔吐。

【注意事項】心肌梗塞恢復期間禁用。另本藥不可與單胺氧化酶抑制劑併用。

amitriptyline (Tryptanol®)

【用途】恐懼症、憂鬱症之治療。

【用法】口服。

【副作用】口乾、抽搐、心血管異常反應、嗜睡、低血壓。

【注意事項】心肌梗塞恢復期間禁用。另本藥不可與單胺氧化酶抑制劑併用。

nortriptyline (Aventyl®)

【藥理作用】爲amitriptylin之活性代謝物。

【用途】遺尿、憂鬱症之治療。

【用法】口服。

【副作用】口乾、抽搐、體重增加、心血管異常反應。

【注意事項】心肌梗塞恢復期間禁用。另本藥不可與單胺氧化酶抑制劑併用。

clomipramine (Anafranil®)

【用途】憂鬱症之治療。

【用法】口服。

【副作用】口乾、顫抖、體重增加、嗜睡。

【注意事項】心肌梗塞恢復期間禁用。另本藥不可與單胺氧化酶抑制劑併用。

lofepramine (Lopramide®)

【用途】憂鬱症之治療。

【用法】口服。

【副作用】口乾、顫抖、鎮靜、眩暈。

doxepin (Sinequan®)

【用途】憂鬱症、搔癢症之治療。

【用法】口服、外用。

【副作用】口乾、抽搐、嗜睡、心血管異常反應、外用時有刺熱感。

【注意事項】青光眼、排尿困難者禁用。本藥不可與單胺氧化酶抑制劑併用。

maprotiline (Ludiomil®)

【用途】憂鬱症之治療。

【用法】口服。

【副作用】嗜睡、排尿困難、抽搐、眩暈。

【注意事項】心肌梗塞恢復期間禁用。另本藥不可與單胺氧化酶抑制劑併用。

mianserin (Bolvidon; Tolvon®; Tetramide®)

【用途】憂鬱症之治療。

【用法】口服。

【副作用】鎮靜、體重增加、血液惡質、充血性心臟衰竭。

【注意事項】本藥不可與單胺氧化酶抑制劑併用。

單胺氧化酶抑制劑

作用機制為抑制單胺氧化酶（monoamine oxidase, MAO），最嚴重的副作用為單胺氧化酶抑制劑和一些食物的交互作用，請參閱第八章圖8-2。

乾酪（cheese）、酒、醃肉、蔬菜和其他的食品中含酪胺（tyramine），可增加血壓。酪胺通常被肝臟的單胺氧化酶分解，但若病人接受單胺氧化酶抑制劑，同時食用含酪胺的食物，則血壓會上升得很厲害，可能導致腦出血。單胺氧化酶抑制劑也可與其他擬交感神經作用劑引起前述的高血壓危機、體溫過高和癲癇（中樞神經興奮）。

isocarboxazid (Marplan®)

【用途】憂鬱症之治療。

【用法】口服。

【副作用】姿勢性低血壓、眩暈、顫抖、激動。

【注意事項】患有嗜鉻細胞癌者禁用。服藥時不可與含過量乾酪胺和咖啡因的食物、飲料一起食用。

phenelzine（Nardil®）

【用途】憂鬱症之治療。

【用法】口服。

【副作用】姿勢性低血壓、眩暈、激動、嗜睡、狂躁。

【注意事項】患有嗜鉻細胞癌、充血性心臟衰竭、肝病者禁用。服藥時不可與含過量乾酪胺和咖啡因的食物、飲料一起食用。

moclobemide（Aurorix®）

【藥理作用】選擇性的MAO之抑制劑，副作用較少。

【用途】憂鬱症之治療。

【用法】口服。

【副作用】眩暈、顫抖、視力不清、口乾、頭痛。

tranylcypromine（Parnate®）

【用途】憂鬱症之治療。

【用法】口服。

【副作用】頭痛、激動、嗜睡、心悸、高血壓。

【注意事項】患有嗜鉻細胞癌、高血壓、心血管及腦血管病變者禁用本藥。服藥時不可與含過量乾酪胺和咖啡因的食物、飲料一起食用。

血清素再吸收抑制劑

第一個藥為fluoxetine（Prozac®，百憂解），它們選擇性地抑制血清素（serotonin）的再回收，對正腎上腺素的再回收並無作用。此類藥物的最大優點為副作用較少。本類藥物避免與單胺氧化酶抑制劑併用，以防發生嚴重之高血壓。請參閱第八章圖8-2。

fluoxetine 百憂解（Prozac®）

【藥理作用】與在中樞神經抑制血清素回收有關。

【用途】憂鬱症、強迫症及貪食之治療。

【用法】口服。

【副作用】腸胃不適、顫抖、失眠、無力。

sertraline（Zoloft®）

【用途】憂鬱症、強迫症及恐懼症之治療。

【用法】口服。

【副作用】腸胃不適、顫抖、眩暈、失眠、男性性功能失常。

paroxetine（Paxil®）

【用途】憂鬱症、強迫症及恐懼症之治療。

【用法】口服。

【副作用】眩暈、失眠、口乾、頭痛。

fluvoxamine（Luvox®）

【用途】憂鬱症、強迫症之治療。

【用法】口服。

【副作用】嗜睡、噁心、失眠、頭痛、激動。

【注意事項】哺乳者不宜用。

trazodone (Mesyrel®; Dresyrel®)

【藥理作用】選擇性地抑制腦中serotonin的回收，並促進serotonin前驅物5-hydroxytryptophan所引起的行為改變作用。

【用途】憂鬱症、焦慮症之治療。

【用法】口服。

【副作用】眩暈、低血壓、口乾、嗜睡、嘔吐。

【注意事項】心肌梗塞恢復期、腫瘤患者禁用。

第九節　治療帕金森氏症的藥物

帕金森氏症（Parkinson's disease, Parkinsonism）又名震顫癱瘓，1817年由帕金森氏（James Parkinson）首先提出而以其名命名。

主要病因是基底核中的黑質，其所含的多巴胺（dopamine）神經元產生退化，而當超過80%的神經元退化後，症狀就會開始明顯出現。帕金森氏症是一種運動的疾病，其特徵為僵直、震顫和運動不良，症狀會持續進行，若無適當治療，可能導致無法行動或殘障。

大部分的患者都是在中年以後才開始發生症狀，慢慢覺得行動愈來愈困難。此種疾病有四個主要症狀，即僵硬、運動徐緩、震顫及姿態異常。

隨著黑質神經元的逐漸退化，紋狀體多巴胺的分泌日趨減少，但紋狀體內膽鹼性神經元的活性相對增加，因此帕金森氏症的治療不是增加紋狀內多巴胺的活性就是降低乙醯膽鹼的活性。

　　抗帕金森氏症藥物可增加帕金森氏症病患者中樞神經之多巴胺（dopamine）含量，進而恢復多巴胺神經的活性，改善其症狀達到治療效果。帕金森氏症不能以多巴胺做替補治療，因爲它無法穿過血腦障壁。多巴胺的前驅物左旋多巴（levodopa）可以穿過血腦障壁，在腦部代謝成多巴胺，因此可以用來治療帕金森氏症。

　　帕金森氏症的治療爲緩解療法，目的爲解除症狀並維持病人的自主性與活動力。藥物治療是藉抑制acetylcholine或增強dopamine的作用而矯正中樞神經傳遞素的不平衡。

　　抗帕金森氏症藥物有多巴胺受體作用劑、單胺氧化酶抑制劑及膽鹼素拮抗劑。

多巴胺受體作用劑

　　多巴胺受體作用劑可直接活化多巴胺受體而達到增加多巴胺性傳導的目的。

levodopa (Dopar®)

　　【藥理作用】levodopa是dopamine的前驅物，吸收進入腦中轉變成爲多巴胺而發生藥效。

　　【用途】帕金森氏症之治療。

　　【用法】口服。

　　【副作用】噁心嘔吐、厭食、姿勢性低血壓。

　　【注意事項】避免服用含有vitamin B_6的維生素製劑。

carbidopa 與 levodopa 合劑 (Sinemet®)

　　【藥理作用】carbidopa本身無抗帕金森氏症作用，但能增加levodopa於

腦部轉變成爲多巴胺，可降低levodopa的劑量並減少其副作用。

【用途】帕金森氏症之治療。

【用法】口服。

benserazide 與 levodopa 合劑 (Mado-par®)

【藥理作用】benserazide本身無抗帕金森氏症作用，但能增加levodopa於腦部轉變成爲多巴胺，可降低levodopa的劑量並減少其副作用。

【用途】帕金森氏症之治療。

【用法】口服。

promocriptine (Parlodel®)

【藥理作用】多巴胺受體致效劑。

【用途】帕金森氏症、肢端肥大症、漏乳、泌乳素亢進及腦下垂體腫瘤的治療。

【用法】口服。

【副作用】低血壓、末梢血管收縮、行動困難、倦怠及噁心嘔吐。

【注意事項】精神病患禁用。

pergolide (Permax®)

【藥理作用】多巴胺受體致效劑。

【用途】帕金森氏症、肢端肥大症、泌乳素亢進的治療。

【用法】口服。

【副作用】行動困難、嗜睡、意識不清、幻覺、姿勢性低血壓。

lisuride（Dopergin®）

【藥理作用】半合成之麥角鹼。

【用途】帕金森氏症、停經症、偏頭痛、泌乳素亢進的治療。

【用法】口服。

【副作用】嗜睡、末梢缺血、眩暈、下痢、姿勢性低血壓。

amantadine（Symmetral®）

【藥理作用】能增加多巴胺的合成，或促進釋放，或抑制回收。

【用途】治療帕金森氏症及藥物引起之外錐體症狀、流行感冒A型之預防及治療。

【用法】口服。

【副作用】眩暈、噁心、失眠、腸胃不適、尿滯留、姿勢性低血壓。

單胺氧化酶抑制劑

selegiline（Jumexal®）

【藥理作用】可降低腦內多巴胺的代謝，增加腦內多巴胺的濃度。

【用途】初期帕金森氏症的治療。

【用法】口服。

【副作用】睡眠異常、精神病症、激動、意識模糊、行動困難。

膽鹼素拮抗劑

蕈毒鹼性拮抗劑（muscarinic blocking agents）阻斷蕈毒鹼性受體而降低紋狀體內膽鹼性神經元的活性。此類藥物如benztropine或trihexyphenidyl可改善帕金森氏症病患的震顫和僵直，但對運動不良沒有效果。它們主要作

爲輔藥，也可減少抗精神病藥導致的可逆性外錐體症狀。

trihexyphenidyl (Artane®)

【藥理作用】與benztropine藥效相似。

【用途】帕金森氏症及藥物引起外錐體副作用之治療。

【用法】口服。

【副作用】視力模糊、不安、眩暈、錯失方向感。

【注意事項】青光眼、遲發性運動困難。三歲以下兒童禁用。

biperiden (Akineton®)

【用途】帕金森氏症之治療。

【用法】口服或肌肉、靜脈注射。

【副作用】口乾、排尿困難、便秘、視力模糊、心跳過速。

【注意事項】狹角性青光眼、前列腺肥大、重症肌無力患者禁用。

benztropine (Cogentin®)

【用途】帕金森氏症及藥物引起外錐體副作用之治療。

【用法】口服或肌肉、靜脈注射。

【副作用】口乾、排尿困難、便秘、視力模糊、心跳過速。

【注意事項】狹角性青光眼、遲發性運動困難。三歲以下兒童禁用。

第十節　抗癲癇藥

癲癇

發作（seizure）是因腦神經元異常、過度的放電，可明顯地在腦電波

（EEG）圖看到，此外發作常常伴隨著知覺的喪失或擾亂。此外，它可能牽涉到身體的運動，以及自主神經、感覺或精神方面的現象。

痙攣（convulsion）為發作時身體所產生的運動。癲癇（epilepsies）為慢性中樞神經疾病，神經元呈現自發性的放電現象。癲癇持續狀態（status epilepticus）為連續或快速重複發作的現象，且知覺沒有完全恢復。

發作的分類

全身性發作（generalized seizures）：又分為大發作（grand mal），為最常見的發作，症狀包括強直性僵直，跟隨著有大量的軀體反射；小發作（petit mal）特徵為短暫注意力的喪失，但知覺的改變通常不超過十秒鐘，因此正在進行的有意識性活動會突然停止，但肌肉抽搐和姿勢的控制能力並未消失。主要發生在小孩，有極少病例會持續到成年期，其中大約50%的小孩病患以後會發展成大發作。

部分（局部）性發作（partial或focal seizure）：只造成一個肢體的陣攣反射。病變可以是產傷、產後外傷、腫瘤、梗塞等。

抗癲癇藥物

癲癇藥物的劑量依個人症狀而定，劑量過多易影響大腦功能而有記憶力降低、分心及嗜睡副作用，劑量不足時容易發作。一般係由低劑量開始給藥，視其效果及副作用再漸進加量，通常需耗時數週。

本類藥物常有促進肝臟代謝的作用，如有併用其他藥物，會發生藥物的交互作用。

長期使用巴比妥鹽會引起耐藥性（tolerance），其機制為藥物動力學的改變，也就是長期使用可增加微粒體細胞色素P450的活性，而增加巴比妥鹽的代謝。

巴比妥鹽類和其他的鎮靜－安眠藥對中樞的抑制有相加的作用，它也

與含酒精的飲料、抗組織胺類、抗精神病藥物、類鴉片鎮痛劑，以及三環抗憂鬱藥對中樞的抑制有相加的作用。

phenobarbital (Luminal®)

【藥理作用】增強GABA的抑制作用。

【用途】大發作及短暫發作癲癇的治療。

【用法】口服、靜脈、肌肉注射。

【副作用】較強的鎮靜作用，過量可導致呼吸和心血管的抑制。

【注意事項】長期使用會產生耐藥性，如果突然停藥可能會激發癲癇持續狀態的發生。

phenytoin (Dilantin®)

【藥理作用】鈉管道的阻斷劑。

【用途】大發作、短暫發作癲癇的治療，另可治心律不整。

【用法】口服、靜脈注射。

【副作用】嗜睡、行動失調、血液惡質、心血管毒性。

【注意事項】哺乳者不宜用。可誘導增加其他藥物代謝的酵素。

Trimethadione (Mino-Aleviatin®)

【用途】小發作癲癇的治療。

【用法】口服。

【副作用】嗜睡、肝炎、血液惡質、腎毒性、噁心嘔吐。

phensuximide (Milontin®)

【用途】小發作癲癇的治療。

【用法】口服。

【副作用】嗜睡、肝毒性、血液惡質、噁心嘔吐。

ethosuximide (Zarontin®)

【藥理作用】抑制視丘神經元的鈣管道，而降低大腦皮質的興奮。

【用途】小發作癲癇的治療。

【用法】口服。

【副作用】嗜睡、頭痛、行動困難、血液惡質、噁心嘔吐。

【注意事項】如果突然停藥易復發。

carbamazepine (Tegretol®)

【藥理作用】鈉管道的阻斷劑。

【用途】大發作、短暫發作癲癇、恐懼症、三叉神經痛以及躁鬱症之治療。

【用法】口服。

【副作用】嗜睡、噁心、行動困難、血液惡質、眩暈。

【注意事項】有骨髓抑制時禁用。如果突然停藥易復發。

primidone (Mysoline®)

【用途】大發作癲癇之治療。

【用法】口服。

【副作用】嗜睡、眩暈、肌肉骨骼失常、噁心嘔吐。

valproic acid (Depakine®)

【藥理作用】抑制電位控制的鈉管道，可導致神經元的過度去極化，因而降低神經元的興奮性。在高濃度它可抑制GABA的代謝，增加腦內GABA的濃度。

【用途】小發作癲癇、狂燥症、偏頭痛、躁鬱症、三叉神經痛、兒童痙攣的治療。

【用法】口服。

【副作用】鎮靜、顫抖、血小板缺乏症、紅血球減少、體重增加。

【注意事項】懷孕、肝病患者禁用。

gabapentin (Neurotin®)

【用途】癲癇之治療。

【用法】口服。

【副作用】體重增加、嗜睡、眩暈、行動失調。

【注意事項】不可突然停藥。

vigabatrin

【用途】癲癇、小孩痙攣之治療。

【用法】口服。

【副作用】體重增加、嗜睡、眩暈、焦慮。

【注意事項】服藥期間應做肝腎功能檢驗。

lamotrigine (Lamictal®)

【用途】癲癇之治療。

【用法】口服。

【副作用】皮疹、倦怠、行動失調及複視。

【注意事項】十六歲以下患者禁用。

clonazepam (Rivotril®)

【藥理作用】苯二氮平類藥物。

【用途】小發作癲癇之治療。

【用法】口服。

【副作用】鎮靜、耐藥性和依賴性。

diazepam (Valium®)

【藥理作用】苯二氮平類藥物。

【用途】連續癲癇發作之治療。

clorazepate (Tranxene®)

【藥理作用】苯二氮平類藥物。

【用途】癲癇治療之輔助劑。

第十一節　抗痛風藥物

痛風

　　痛風（goat）是一種因嘌呤（purine，俗稱普林）代謝障礙，體內尿酸生成過多，或尿酸排泄受阻，使尿酸累積而引起的疾病，屬於關節炎的一種，又稱代謝性關節炎。女性一般在五十歲之前不會發生痛風，因為雌激素對尿酸的形成有抑制作用。由於尿酸在人體血液中的濃度過高，在軟組

織如關節膜或肌腱裡形成針狀結晶，導致身體免疫系統過度反應因而造成炎症。

　　一般發作部位爲大拇趾關節、踝關節、膝關節等，長期痛風患者有發作於手指關節，急性痛風發作部位出現紅、腫、熱、劇烈疼痛，一般多在子夜發作，可使人從睡眠中驚醒。痛風初期，發作多見於下肢。

　　血液尿酸標準值在男性爲3.5～8.2mg/dl，女性爲3.0～7.0mg/dl。尿酸主要由嘌呤代謝分解而來，而嘌呤的來源又可分爲兩部分，一是來自食物，一是來自體內的自行合成，在蛋白質攝取過多時，合成也會增加。痛風患者主要是靠藥物來幫助尿酸的排泄或抑制尿酸的生成，低嘌呤飲食爲輔助療法。

　　造成高尿酸血症的原因：(1)攝取富含嘌呤或導致嘌呤合成增加的食物。(2)尿酸的合成增加。(3)腎臟排除尿酸受阻。(4)腸道排除尿酸受阻。

痛風治療

　　飲食控制：一般飲食控制在痛風治療中所扮演的角色並不是非常重要，飲食控制大約能使血中尿酸值降低約1～2mg/dl，若要降低血中尿酸值應該服用藥物。飲食控制對於痛風常合併的疾病（高血壓、糖尿病、高血脂、肥胖）則很重要，避免攝食內臟、海產類、肉湯、魚類、豆類、香菇、發酵乳、胚芽類，以減少尿酸的形成。

　　藥物治療：在痛風的不同階段，其治療方式不同，無症狀高尿酸血症是不須藥物治療的，若只有血中尿酸值上升而無痛風症狀時，也不須服用藥物，應先找出原因並從改變飲食習慣做起。急性痛風則常使用秋水仙素（colchicine）和非類固醇消炎藥物，必要時才用口服或注射皮質類固醇。慢性痛風時除使用非類固醇消炎藥物外，常合併使用降尿酸藥物。

　　生活習慣：劇烈運動會使出汗量增加，使尿酸由尿液之排出量減少，而

運動後所產生的乳酸也會阻礙尿酸的排泄。每天喝三至四公升的水，能幫助尿酸的排泄。避免喝酒，因為酒精在體內代謝後會影響尿酸排泄。

allopurinol (Zyloric®)

【藥理作用】Xanthine oxidase是將hypoxanthine轉變為xanthine再轉變為尿酸的酵素，allopurinol與它的代謝物oxipurinol（alloxanthine）兩者都會抑制xanthine oxidase，而減少體內尿酸的合成。

【用途】原發或繼發性痛風的症狀治療。

【用法】口服。

【副作用】過敏、肝毒性（尤其是肝病患者）、腸胃症狀（噁心、嘔吐、腹瀉、間歇性腹痛、胃炎與消化不良）。

【注意事項】不可用於無症狀的高尿酸血症。

colchicine

【藥理作用】可抑制白血球移行，減少白血球製造乳酸而使尿酸沉積減少，干擾kinin之形成，減少沉積結晶引起的發炎反應，並進而減少吞噬作用。

【用途】解除急性發作的疼痛。

【用法】口服。在發作最初即開始治療，延遲幾小時會使藥效減弱。疼痛一般在十二小時內減輕，並在二十四至四十八小時內消失。開始第二次治療前應間隔三天，以降低毒性。

【副作用】長期使用可能會造成骨髓抑制伴隨再生不良性貧血、顆粒性白血球缺乏症或血小板過低症。高劑量使用可能出現噁心、嘔吐、腹瀉以及腹痛。

【注意事項】嚴重腸胃、肝、腎或心臟疾病與惡血質（dyscrasias）者禁用。

probenecid（Benemid®）

【藥理作用】促進尿酸排泄及阻斷腎小管再吸收的藥品，它抑制尿酸鹽自腎小管再吸收，增加尿酸的排泄及降低血中尿酸值。

【用途】治療與痛風及痛風性關節炎有關的高尿酸血症。

【用法】急性痛風發作消退前不可開始probenecid治療。在治療期間若有急性發作，可以繼續使用probenecid，並給與足量的colchicine或其他療法來控制急性發作。胃部不適可能表示過量，可藉降低劑量改善。

【副作用】頭痛、厭食、噁心、嘔吐、頻尿、過敏反應。

【注意事項】對probenecid過敏、兩歲以下幼兒、惡血質或腎臟有尿酸結石者不適用。急性痛風發作消退前不可開始probenecid治療。避免服用aspirin或其他水楊酸類藥品，以免拮抗probenecid的作用。

Sulfinpyrazone（Anturan®）

【藥理作用】抑制腎小管對尿酸的再吸收，而促進尿酸的排除。

【用途】慢性痛風。

【用法】口服。

【副作用】腸胃道方面的不適及潰瘍的惡化或復發。

【注意事項】腎臟結石症或高度腎障礙、消化性潰瘍、高度肝障礙患者禁用。要注意其抑制血小板凝集的作用。

benzbromarone（Benzbromarone®）

【藥理作用】促進尿酸排除。

【用途】痛風、高尿酸血症、高血壓所引起之高尿酸血症之改善。

【用法】口服。為長效劑型，一天一次。

【副作用】噁心、腹瀉、胃口不佳、胃痛、疲倦、結晶尿、肝臟檢驗數值上升。

【注意事項】開始投與本藥品前應先進行肝功能檢查，以確認病人沒有肝功能異常。長期投與應做肝功能檢查。高度腎機能障礙及伴隨腎結石之患者禁用。

第十二節　抗偏頭痛藥物

偏頭痛（migraine）是一種極易復發的頭痛病症，通常於頭部單邊發作，由於腦血管收縮及擴張的改變，除頭疼症狀外，會有噁心嘔吐，對嗅覺、味覺、聽覺及視覺的過敏，故有閃光、麻木的感覺，情緒上有激動、緊張或失眠發生。

預防偏頭痛的藥物

methysergide (Sansert®)

【藥理作用】為麥角鹼的半合成衍生物，具有對腦部組織血清素有強力的阻斷作用。參閱第八章圖8-2。

【用途】偏頭痛的預防。

【用法】飯後口服給藥，服藥六個月後應停藥三至四週，停藥時劑量宜由二至三週內遞減。

【副作用】後腹膜纖維症、心肌纖維症、心肌梗塞、噁心嘔吐。

【注意事項】高血壓、呼吸病變、關節病變、肝腎疾病、懷孕、末梢血管病變、蜂窩組織炎患者禁用。

pizotifen (Pizotyline®)

【藥理作用】具抗組織胺作用，有強力血清素阻斷藥效。

【用途】偏頭痛的預防。

【用法】口服。

【副作用】鎮靜、體重增加、心跳過速、視力模糊、口乾。

【注意事項】須避光保存。

治療偏頭痛的藥物

ergotamine (Ergomar®)

【藥理作用】麥角鹼的主要成分，具有腦血管平滑收縮的作用。

【用途】治療偏頭痛。

【用法】可口服或舌下投藥。

【副作用】感覺異常、噁心嘔吐、末梢動脈血流不足。

【注意事項】高血壓、心臟缺血、營養不良、肝腎疾病、哺乳、末梢血管病變、敗血症、胃潰瘍、狹心症患者禁用。

dihydroergotamine (Seglor®)

【藥理作用】為麥角鹼的半合成衍生物，一般來說偏頭痛之治療作用比ergotamine為弱。

【用途】治療偏頭痛。

【用法】靜脈或肌肉注射投藥。

【副作用】感覺異常、噁心、腿部抽筋及血管痙攣。

【注意事項】患有末梢血管病變、高血壓、心肌梗塞症、哺乳、肝腎病患者禁用。

sumatriptan (Imitrex®; Imigran®)

【藥理作用】對腦部組織有類似血清素的作用,可收縮腦血管。

【用途】治療偏頭痛。

【用法】口服或皮下注射投藥。

【副作用】臉潮紅、心悸、胸部不適。

【注意事項】高血壓、心臟缺血、狹心症患者禁用。不可與麥角鹼或單胺氧化酶抑制劑併用。

zolmitriptan (Zomig®)

【藥理作用】與sumatriptan類似之藥物,有類似血清素的作用。

【用途】治療偏頭痛。

【用法】口服或皮下注射投藥。

【副作用】無力、感覺異常、噁心、眩暈。

【注意事項】高血壓、心臟缺血、狹心症患者禁用。不可與麥角鹼或單胺氧化酶抑制劑併用。

歷屆試題

（　）1. 下列何者不是鴉片受體？　(A) μ (mu)　(B) κ (kappa)　(C) α (alpha)　(D) δ (delta)。

（　）2. 下列何者能用於治療偏頭痛？1.ephedrine 2.ergotamine 3.cisapride 4.sumatriptan。　(A) 1　(B) 1、2　(C) 2、4　(D) 3、4。

（　）3. 就barbital, secobarbital及thiopental三種藥物而言，下列何者正確？　(A) thiopental之電解常數較大　(B) thiopental之脂溶性較大　(C) thiopental之吸收較慢　(D) thiopental之藥效較長。

（　）4. 下列哪一項為theophylline, nitroglycerin及isoproterenol的共同副作用？　(A)偏頭痛　(B)心跳過快　(C)增加心臟收縮力　(D)增加胃酸分泌。

（　）5. 下列何者不是巴比妥酸鹽的藥理作用？　(A)具有誘導肝臟微粒體活性的能力　(B)具有解熱鎮痛作用　(C)會產生耐藥性　(D)會抑制呼吸作用。

（　）6. 誤服甲醇中毒時，可用何種藥物來競爭其代謝，以防止甲醇有毒的代謝產物繼續產生？　(A) acetone　(B) ethanol　(C) acetic acid　(D) ethyleneglycol。

（　）7. 下列哪一種藥物是屬於三環類抗憂鬱（tricyclic antidepressants）藥物？　(A) diazepam　(B) phenelzine　(C) amitriptyline　(D) bromocriptine。

（　）8. 鋰鹽（$LiCO_3$）可用在下列何種症狀的治療？　(A)失眠症（insomnia）　(B)狂躁症（mania）　(C)暈車、暈船症（motion sickness）　(D)高血壓（hypertension）。

（　）9. 下列何種藥物用於患有流行性感冒或長水痘的孩童，易造成雷諾

氏症候群（Reye's syndrome）？　(A) acetaminophen　(B) aspirin

(C) ibuprofen　(D) naproxen。

(　) 10. 下列疾病何者不以aspirin治療？　(A)類風濕性關節炎　(B)頭痛

(C)胃潰瘍　(D)肌肉痠痛。

(　) 11. 何藥可抑制cyclooxygenase，而減少前列腺素（prostaglandins）的

合成？　(A) aspirin　(B) estradiol　(C) propranolol　(D) cimetidine。

(　) 12. 安眠藥如苯巴比妥（phenobarbital）中毒急救時，除給與洗胃及

人工呼吸等方法外，尚可給與下列何藥以增加排泄率？　(A)抗

組織胺（antihistamine）　(B)碳酸氫鈉（$NaHCO_3$）　(C)腎上腺

素（epinephrine）　(D)氯化銨（NH_4Cl）。

(　) 13. 下列哪一種藥物，最適合用來治療癲癇之小發作（petit mal）？

(A) dantrolene　(B) ethosuximide　(C) triazolam　(D) apomorphine。

(　) 14. 用disulfiram來幫助酗酒的病人戒酒，若病人同時服用含酒精成

分的止咳糖漿製劑會引起噁心、嘔吐、頭痛等症狀，這是由於

(A) disulfiram本身的毒性　(B)血中alcohol濃度增加　(C)血中

acetaldehyde濃度增加　(D)血中acetate濃度增加。

(　) 15. 下列抗痛風藥中，何者是抑制xanthine oxidase且是治療慢性痛風

的首選藥？　(A) sulfinpyrazone　(B) colchicine　(C) indomethacin

(D) allopurinol。

(　) 16. 下列何者不是嗎啡的藥理作用？　(A)瞳孔散大　(B)抑制呼吸

(C)促進抗利尿激素分泌　(D)抑制腸道蠕動。

(　) 17. 下列何者是嗎啡急性中毒時的最佳解毒劑？　(A) epinephrine

(B) dopamine　(C) naloxone　(D) methadone。

(　) 18. 下列哪一種藥物，最有可能產生牙齦增生（gingival hyperplasia）

之副作用？　(A) fluoxetine　(B) phenytoin　(C) dextromethorphan

(D) chlorpromazine。

(　) 19. 何者不是嗎啡（morphine）的藥理作用？　(A)止痛　(B)呼吸抑制　(C)腹瀉　(D)縮瞳。

(　) 20. 下列有關碳酸鋰（lithium carbonate）的敘述，何者正確？　(A)憂鬱症的治療劑　(B)會影響病人的情緒和意識狀態　(C)其副作用包括頭暈、口渴和尿液滯留　(D)可用於治療精神分裂症。

第五章　影響心臟血管系統的藥物

第一節　抗心律不整劑

　　正常人心跳的律動，是由右心房的竇房結（SA node）來負責節律，傳導經由房室結（AV node）、希氏束（His bundle），把電刺激經由心房傳到心室，最後引發心臟肌肉一致性收縮，以維持正常的血壓，供給身體所須之血液。當心臟電氣傳導系統出現問題，會引起各種不正常或不規則的心跳出現，而引起心悸、心律不整等問題。

　　心律不整可分為快速心律、慢性心律及不規則早期收縮三大類。心律不整的症狀，病人可以是全無症狀，或是感覺心悸、心跳加快，或是感覺不規則的心跳、心悸。正常人是不會感覺到心臟之跳動，會感覺到心臟跳動，稱為心悸；嚴重之心律不整時，可引發病人休克、暈厥昏倒、甚至猝死。心律不整的診斷，最簡單例行檢查即是心電圖檢查。

　　心律不整病患的心電圖與正常人不同，觀察P、Q、R、S、T波的變化可以區分不同的心律不整症狀，一般心律不整的心電圖有P-R波段延長、QRS波段變寬及Q-T波段延長的現象。正常心肌傳導和收縮順序與心電圖的關係如表5-1及圖5-1所示。

　　抗心律不整藥物（antiarrhythmic agents）主要有四大類：一、鈉離子通道阻斷劑。二、腎上腺素性乙型交感神經抑制劑。三、鉀離子拮抗劑。四、鈣離子拮抗劑。一般而言，抗心律不整藥物本身也可能誘發新的心律不整，因此須依照抗心律不整藥物之類型及病患合併之心臟病，選擇最適當之抗心律不整藥物，同時考慮藥物之副作用。

表5-1　正常心肌傳導和收縮順序與心電圖的關係

心電圖	正常心肌傳導和收縮順序
P波	由竇房結（SA node）傳至心房，引起心房收縮
P-R間段	由房室結（AV node），經希氏束及蒲金氏纖維（Purkinje fibers）傳至心室
QRS波	心室收縮
T波	心室處於恢復期

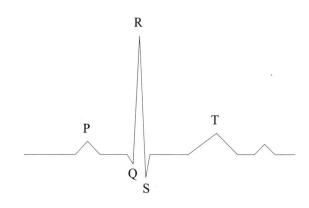

圖5-1　正常人的心電圖

鈉離子通道阻斷劑

lidocaine（Xylocaine®）

【藥理作用】抑制鈉離子流入心臟組織而降低其作用電位（action potential）升高速度，同時也會降低蒲金氏纖維（Purkinje fibers）的有效不反應期，在治療濃度下會降低心肌自發性，而心肌興奮性與細胞膜反應稍降低或不改變。lidocaine提高心室纖維顫動的閾值，對自主神

經的作用極微。

【用途】急性心室性心律不整與致命性心律不整，特別是急性心肌梗塞引起的心室性心律不整。

【用法】靜脈注射、點滴輸注。

【副作用】抽搐、嗜睡、顫抖、低血壓。

【注意事項】凡有肝病者應調降劑量，若病患心房撲動、纖維顫動不宜使用。為避免過量，服藥時應量血壓及觀察心電圖。

disopyramide（Norpace®）

【藥理作用】降低心臟興奮性、自律性以及傳導速度，也具有抗膽素性作用。

【用途】抑制與防止心律不整的復發。

【用法】口服。

【副作用】口乾、視力模糊、尿滯留，抑制中樞神經系統，產生思睡、感覺倒錯、呼吸抑制、神智不清、痙攣、低血壓及加重肝毒性。

flecainide（Tambocor®）

【藥理作用】強效的鈉離子通道阻斷劑，抑制心臟動作電位去極化速率，同時降低心臟興奮性、傳導速度及自律性。

【用途】治療頑固性心室性心律不整。

【用法】口服。

【副作用】視覺模糊、眩暈、胸痛、不規律心跳、頭痛、噁心嘔吐。

mexiletine (Mexitil®)

【藥理作用】其藥物產生的電生理學特徵與lidocaine相似，但口服有效。

【用途】心室性心律不整的治療或預防，異位性搏動，毛地黃引起的心律不整及其他心律不整。

【用法】口服。

【副作用】噁心嘔吐、頭暈、視力模糊、低血壓。

procainamide (Pronestyl®)

【藥理作用】抑制心肌興奮並減慢心房、心室的傳導速率。除非有心肌損傷，否則一般不會影響心臟收縮力與心輸出量。

【用途】心室早期收縮、心室搏動過速、心房纖維顫動和陣發性心房心律過快。

【用法】口服。

【副作用】顆粒性白血球過低症、噁心嘔吐、腹瀉。

【注意事項】哺乳時禁用。

quinidine sulfate (Quinidex®)

【藥理作用】直接作用有抑制心肌的興奮性、傳導速度和收縮力，延長有效不反應期，而使傳導時間增長並抑制迴旋路徑現象。

【用途】心房心室早期收縮，陣發性心房跳動過速，心房顫動，心房纖維顫動。

【用法】口服。

【副作用】噁心、下痢。高劑量易發生金雞鈉中毒現象，如視覺模糊、頭痛、耳鳴、低血壓、失去方向感。

tocainide (Tonocard®)

【用途】心室心律不整之治療，限於生命危急時使用。

【用法】口服。

【副作用】心律不整、顫抖、眩暈、多形紅斑、血液惡質。

porpafenone (Rytmonorm®)

【用途】心室心律不整之治療。

【用法】口服。

【副作用】心律不整、心悸、眩暈、頭疼、噁心嘔吐。

【注意事項】凡患有心臟衰竭、心休克、心跳徐緩、低血壓、氣管痙攣、電解質不平衡時禁用。

腎上腺素性乙型交感神經抑制劑

如propranolol、atenolol、acebutolol、metoprolol、esmolol。參閱第三章第五節及第五章第三節。

鈣離子拮抗劑

如verapamil。

延長動作電位期及不反應期之藥物

amiodarone (Cordarone®)

【藥理作用】延長心房及心室動作電位間期，降低竇房結速率及房室傳導；延長心房、房室結及心室的不反應期。

【用途】治療心室上方或心室性心律不整。

【用法】口服。

【副作用】腸胃不適、頭痛、心搏過慢。

【注意事項】服藥後皮膚色素沉澱呈淺藍或暗灰色，眼角膜變爲黃棕色但不影響視覺，停藥後症狀會消失。

第二節　強心配醣體

充血性心衰竭

充血性心衰竭（congestive heart failure, CHF）是一種病理生理狀態，因爲心臟幫浦搏出血液的速度無法達到身體進行代謝的需求量，導致病患容易疲倦、呼吸短促、漸漸活動力受限。

要改善充血性心衰竭病患的臨床症狀，必須提高心輸出量或是減輕心臟工作的負擔。對於CHF病患應建議其臥床休息，盡量不做超過體能負荷的活動，平時可使用彈性襪，幫助下肢血液回流，減輕水腫症狀。因CHF會引起體內代償性的鈉、水滯留，所以必須限制病人飲食中對鈉的攝取，避免食用含鹽分過多的食物，烹調時減低食鹽用量。

強心劑的分類

強心劑的分類有以下幾種：(1)強心配醣體（digitalis glycosides）。(2)腎上腺素性作用劑（β-adrenergic agonist）。(3)磷酸二酯酶抑制劑（phosphodiesterase inhibitors）。

毛地黃強心劑

強心配醣體主要由毛地黃、海蔥、夾竹桃、毒毛旋花或蟾蜍等抽取，紫花毛地黃之葉經乾燥研磨成粉末，至今仍在使用。

毛地黃類強心配醣體，如長葉毛地黃苷（digoxin）、毛地黃毒苷（digitoxin）都是臨床常用的藥物，其作用機轉是抑制心肌細胞膜上的Na^+/

K$^+$-ATPase，阻斷Na$^+$-幫浦（sodium pump）將Na$^+$送出細胞，同時向細胞內運送K$^+$的動作，因此逐漸提高心肌細胞內Na$^+$的濃度，如圖5-2所示。

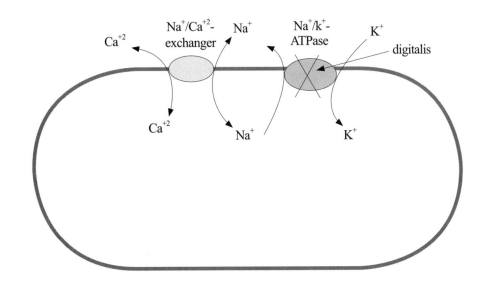

圖5-2　毛地黃類強心配醣體（digitalis）之作用機轉

　　此類強心配醣體的另一藥理作用為降低心跳速率，其作用經由直接降低心肌細胞的靜止電位與延長動作電位，並間接作用在自主神經，增加迷走神經對心臟的刺激與減少交感神經活性，降低竇性節律，臨床用於心房纖維顫動（atrial fibrillation）、心房撲動（atrial flutter）與陣發性心搏過速（paroxysmal tachycardia）等心律不整的問題。

　　digoxin副作用的發生十分常見，因為治療血中濃度狹窄，中毒反應也時常發生。使用本類藥物的病患本身心臟功能即有問題，也可能同時服用利尿劑而有低血鉀，所以一般發生的副作用中，最重要的是心臟方面的毒性，過量的digoxin會引起與其使用適應症相似的心律不整，使得中毒與

疾病的變化難以分辨。其次常見的有胃腸方面的毒性，病人可能嘔吐、腹瀉、食慾不振、腹部不適或是疼痛；神經方面可能出現疲倦、虛弱、感覺異常，甚至出現幻覺，多數中毒病患會有視覺模糊、黃色與綠色的視色異常。因為強心配醣體結構與荷爾蒙相似，在男性病患身上可能發生男性女乳症。

經過正確地診斷，發現digoxin中毒時應立即停藥，使用ECG嚴密監視病人心律，同時檢驗病人血鉀濃度，並予以矯正。因為個人劑量的差異，抽血測量digoxin血中濃度將十分有助於中毒的處理與劑量的調整。若病人因中毒發生心律不整，可使用phenytoin, lidocaine或K$^+$治療，若病人本身血鉀過低或在正常範圍，口服或注射的K$^+$製劑都可減弱digoxin在心臟組織的結合，並拮抗digoxin對心肌的作用。quinidine, procainamide與propranolol 有時也可用於治療digoxin中毒的心律不整。

digoxin

【用途】心臟衰竭、心房撲動、心房纖維顫動，以及陣發性上心室心博過速。

【用法】緊急情況下無法靜脈注射時，可口服。

【副作用】中樞神經系統及胃腸障礙。

digitoxin 毛地黃毒苷 (Crystodigin®)

【用途】充血性心臟衰竭、心律不整。

【用法】口服。

【副作用】噁心嘔吐、虛弱、神智不清、視力模糊。

【注意事項】血中濃度如超過40ng/ml時，有過量中毒的危險。

medigoxin (Lanitop®)

【藥理作用】為半合成digoxin衍生物，體內代謝成活性之digoxin，口服吸收較佳。

【用途】心臟衰竭、心房纖維顫動。

【用法】口服或靜脈注射。

【副作用】噁心嘔吐、虛弱、神智不清、視力模糊。

【注意事項】有肝腎病者須減量。

lanatoside (Cedianid®)

【藥理作用】由毛地黃葉分離之強心配醣體。

【用途】心臟衰竭、心律不整。

【用法】口服或注射。

【副作用】噁心嘔吐、下痢、皮膚過敏、視力模糊。

【注意事項】有腎病者須減量，心室頻脈者禁用。

ouabain (Uabanin®)

【藥理作用】毒毛旋花種子之強心配醣體，作用迅速，緊急時適用。藥效期短，藥物不易蓄積體內。digoxin, digitoxin及ouabain三種藥物的比較如表5-2。

【用途】心臟衰竭。

【用法】靜脈輸注。

【副作用】注射處腫痛、發燒、寒顫、血尿。

【注意事項】有心房室阻斷者禁用。

表5-2　digoxin, digitoxin及ouabain三種藥物的比較

藥物	口服吸收率	半衰期（小時）	排除器官
digoxin	75%	40	腎臟
digitoxin	＞90%	160	肝臟
ouabain	0%	20	腎臟

其他強心劑

　　強心作用經由刺激心肌β-受體或抑制磷酸二酯酶（phosphodiesterase）來增加心肌cAMP，加強心收縮力並增進心輸出量，cAMP（cyclic AMP）除了加強心收縮力還具有其他作用，如圖5-3所示。

　　一、**腎上腺素性作用劑**：主要的用藥爲dopamine與dobutamine，只有注射劑型，因爲長期給藥會出現耐藥性，通常短期使用，因其半衰期十分短暫，一般加在點滴中持續滴注，速率約維持在2.5~10μg/kg/min，依臨床反應做調整。劑量過高時，臨床上可能出現血壓、心跳上升，甚至引發心律不整，因此應同時監測病患的血壓、心跳與心室功能。

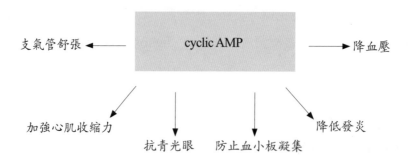

圖5-3　cAMP（cyclic AMP）的作用

dopamine（Intropin®）

【用途】低血壓休克、充血性心臟衰竭、腎衰竭之治療。

【用法】靜脈點滴。

【副作用】噁心嘔吐、心律不整、注射部位壞死。

dobutamin（Dobutrex®）

【用途】充血性心臟衰竭、心臟輸出無力之治療。

【用法】靜脈點滴。

【副作用】高血壓、心律不整、心絞痛。

【注意事項】藉心電圖及血壓測定來調整藥物的輸注速度及劑量。

　　二、**磷酸二酯酶抑制劑**：本類藥物如amrinone, milrinone與enoximone等，多半短期使用在對於digitalis, diuretic或vasodilator無效的病患，口服劑型的副作用較多，有注射劑型可供使用。其作用機轉與前幾類都不相同，amrinone使用後可增加心肌收縮力，減少全身血管阻力，造成心跳少許增快，血壓上升也不明顯，且與digoxin併用有加乘效果，主要的不良反應包括腸胃不適、肝毒性、發燒與可逆性血小板減少。milrinone的作用與amrinone相似，但藥效較強，副作用較少。

amrinone（Inocor®）

【用途】心臟開刀及充血性心臟衰竭、心臟輸出無力之治療。

【用法】靜脈徐緩注射投藥。

【副作用】低血壓、心律不整、發燒、血小板減少。

milrinone（Primacor®）

【用途】心臟開刀及充血性心臟衰竭、心臟輸出無力之治療。

【用法】靜脈徐緩注射投藥。

【副作用】低血壓、心律不整、頭痛。

第三節 抗心絞痛的藥物

心絞痛（angina pectoria）是因心肌缺血或缺氧所引起之前胸陣發性疼痛，因而得名，常發生於冠狀動脈硬化狹窄之病人，故又稱狹心症。

冠狀血管擴張能有效地解除心絞痛，所以抗心絞痛藥又稱冠狀血管擴張藥（coronary vasodilators）。主要是因為供給心肌的血管冠狀動脈發生了粥狀硬化的現象，也就是脂肪附著在血管壁上，使得管腔變小，以至於血流不足以供給心肌所需，最後導致心肌缺氧的現象。

心絞痛的症狀是一開始會呈現胸口絞痛及灼熱感，且持續擴散至口、頸、手臂，少部分呈現胃部不適、嘔吐、盜汗、呼吸困難，甚至感到頭昏眼花。

治療心絞痛的藥物有三類：(1)腎上腺素性乙型阻斷劑（β-adrenergic blockers）。(2)鈣離子拮抗劑（calcium channel blockers）。(3)硝酸鹽類（nitrates）。

腎上腺素性乙型阻斷劑

腎上腺素性乙型阻斷劑和鈣離子通道阻斷劑併用時，可能會使腎上腺素性乙型阻斷劑的副作用出現的機率增加。腎上腺素性乙型阻斷劑可能會使血糖值下降，並且掩蓋住一些低血糖時的症狀，因此要留意病人是否是糖尿病患者且正在服用降血糖藥物。

propranolol (Inderal®)

【藥理作用】阻斷β_1受體可降低心肌收縮力及速率，減少心臟工作量及耗氧量，常與硝酸鹽類併用，抗心絞痛效果良好，且可減少硝酸鹽的副作用，如抑制NTG造成之反射性心跳過速。

【用途】治療典型心絞痛，特別是情緒激動、壓力及運動所誘發之心絞痛。以propranolol最常使用，但有氣喘、眼內壓增加、糖尿病患者則用選擇性β_1受體阻斷劑atenolol, metoprolol，或具ISA之β受體阻斷劑pindolol。

鈣離子拮抗劑

鈣離子拮抗劑如果和乙型受體阻斷劑、carbamazepine, cyclosporine, digoxin或theophylline等藥物併用時，可能會使鈣離子拮抗劑的副作用出現的機率增加。

nifedipine (Adalat®)

【用途】高血壓、心絞痛之治療。

【用法】急性心絞痛發作時可用舌下投與，須先咬破膠囊，tid，一次10mg。

【副作用】頭痛、眩暈、末梢水腫。

【注意事項】有低血壓、皮膚病或充血性心臟衰竭者禁用。

nicardipine (Cardene®)

【藥理作用】nifedipine類似藥物。

【用途】狹心症及高血壓之治療。

【用法】口服或靜脈注射。

【副作用】末梢水腫、頭疼、眩暈、齒齦增生、心跳過速。

【注意事項】患低血壓或末梢血管病變時禁用。

felodipine (Plendil®)

【藥理作用】nifedipine類似藥物，本藥為長效劑型，每日只須服藥一次即可。

【用途】高血壓之治療。

【用法】口服。

【副作用】末梢水腫、頭疼、眩暈、齒齦增生、心跳過速。

【注意事項】避免與葡萄柚汁併服，口服不可嚼碎。患低血壓、冠狀動脈疾病、充血性心臟衰竭或末梢血管病變時禁用。

amlodipine (Norvasc®)

【藥理作用】nifedipine類似藥物。

【用途】狹心症及高血壓之治療。

【用法】口服。

【副作用】頭疼、眩暈、齒齦增生、心跳過速、末梢水腫。

【注意事項】患有低血壓、皮膚病或充血性心臟衰竭者禁用。

diltiazem (Herbesser®)

【用途】長期預防與治療心絞痛及高血壓。

【用法】口服。

【副作用】頭痛、眩暈、末梢水腫、齒齦增生。

【注意事項】哺乳時不宜用。有低血壓、心臟阻斷或充血性心臟衰竭者禁用。

硝酸鹽類

　　長效的硝酸鹽類（long-acting nitrates），可以每天使用以預防和治療心絞痛。目前，長效的硝酸鹽類有錠劑、經由皮膚吸收的貼片，或藥膏等劑型。其他的nitrates類，被稱爲速效的硝酸鹽類（fast-acting nitrates）藥物，可以用來紓解急性心絞痛發作時所引發的疼痛。目前，速效的硝酸鹽類有舌下錠劑或噴霧劑等劑型。

　　硝酸鹽類鬆弛血管平滑肌，例如冠狀血管及周邊血管（包含動脈及靜脈），與下列因素有關：

1. 擴張冠狀動脈血管，血流增加，使血液分布至缺血區域的心肌，增加心肌的供氧量。
2. 周邊血管擴張，減少靜脈回流到心臟的血量，舒緩心室舒張容積及壓力，減輕心臟前負荷。
3. 擴張小動脈，使全身血壓降低，減少心臟收縮時的阻力，故降低心臟後負荷。

nitroglycerin 三硝基甘油 (glyceryl trinitrate; NTG; Nitrostat®)

【用途】舌下錠藥效迅速，爲治療心絞痛最常用之第一線用藥。

【用法】當心絞痛發作時，立即含在舌下不可口服，因具有首渡效應，可每隔五分鐘含一錠，但以不超過三錠爲宜。

【副作用】眩暈、虛弱、暫時性頭痛。

【注意事項】NTG舌下錠應以避光方式儲存，不可分包，開瓶三個月後會失效。

amyl nitrite (Nitrocontin®)

【用途】吸入劑，起效快（少於一分鐘），用於急救，亦可作爲氰化

物（CN）中毒之解毒劑。藥效維持五至七分鐘，使用劑量爲0.1～0.3ml，一日吸入極量爲0.6ml。

【用法】打開膠囊，置於鼻孔下搖勻由鼻腔吸入。

【副作用】眩暈、變性血紅素、溶血性貧血、心跳過速。

isosorbide dinitrate (Isordil®)

【藥理作用】發作時使用舌下錠。

【用途】狹心症的預防與治療，充血性心臟衰竭之治療。

【用法】口服。

【副作用】頭痛、低血壓、心跳過速。

【注意事項】低血壓、貧血者禁用。

pentaerythritol mononitrate (Ismo 20®)

【藥理作用】本藥爲isosorbide dinitrate之代謝物，舌下吸收較差。

【用途】狹心症的治療。

【用法】口服，應於飯前半小時或飯後一小時服用。

【副作用】頭痛、低血壓、心跳過速。

第四節　抗高血壓的藥物

高血壓

　　血壓是血流衝擊血管壁引起的一種壓力，心臟收縮時，所測得血管壁所承受的壓力稱爲收縮壓，心臟舒張時，所測得血管壁所承受的壓力稱爲舒張壓。高血壓是血壓超過正常範圍，也就是收縮壓超過140毫米水銀柱，或舒張壓超過90毫米水銀柱。

正常血壓的範圍是收縮壓在130毫米水銀柱以下，舒張壓在85毫米水銀柱以下。收縮壓在130～139毫米水銀柱，舒張壓在85～89毫米水銀柱之間者稱為正常但偏高之血壓。高於90%的病患是原發性（本態性）高血壓，影響其血壓調控機轉的原因不明，可能與遺傳很有關係。

治療高血壓（hypertension）的目的，是經由將患者的血壓持續性地維持在目標值之內，以求降低患者日後心血管疾病及腎臟疾病的罹病率及死亡率。臨床上在評估治療的起始及療效方面，主要還是以觀察收縮壓的變化為主。

高血壓治療

輕度非藥物治療

減輕體重、適量的運動、減少飲酒量和適量的禁鹽會有幫助。

藥物治療

1. 第一線降壓藥：

    (1)利尿劑：chlorothiazide, acetazolamide, furosemide。

    (2)腎上腺素性乙型（β-受體）阻斷劑：propranolol, atenolol。

    (3)鈣離子拮抗劑：verapamil, diltiazem, nifedipine。

    (4)血管收縮素轉化酶抑制劑（angiotensin converting enzyme inhibitor, ACEI）：captopril, enalapril, lisinopril。

    (5)血管收縮素受體阻斷劑（angiotensin receptor blocker）：losartan, candesartan。

2. 第二線降壓藥：

(1)血管擴張劑：hydralazine, papaverine。

(2)中樞交感神經抑制劑：clonidine, methyldopa。

(3)鉀離子通道阻斷劑：diazoxide, minoxidil。

(4)選擇性腎上腺素性甲型（α_1）阻斷劑：doxazosin, prazosin, terazosin。

影響血壓之因素及各類降壓藥如圖5-4所示。

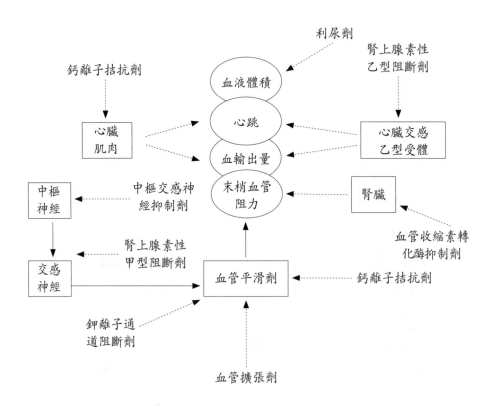

圖5-4　影響血壓之因素及各類降壓藥

　　輕度到中度高血壓以單一藥劑來控制（一種利尿劑或β-受體阻斷劑）；若失敗，結合兩種（例如，利尿劑＋β-受體阻斷劑；利尿劑＋ACE抑制劑）；需要的話，可再加上第三種藥物，例如α-受體阻斷劑、血管擴張劑。高血壓危象（舒張壓大於150mmHg或有併發症者其舒張壓大於130mmHg）則靜脈輸注給sodium nitroprusside, diazoxide或labetalol。

利尿劑

　　起初，減少體液，使靜脈回流及心輸出量降低，而使血壓下降。但逐漸地，心輸出量回復正常，但降血壓作用仍然維持，這是由於周邊血管阻力降低的結果（參閱第五章第五節）。

中樞交感神經抑制劑

methyldopa (Aldomet®)

【藥理作用】唯一前驅藥物（pro-drug），必須轉變為α-methyl NE，才能活化腦部的α-受體，降低交感神經活性。

【用途】高血壓之治療。

【用法】口服、靜脈注射。

【副作用】鎮靜（最常見）、眩暈、姿勢性低血壓。

clonidine (Catapres®)

【藥理作用】選擇性α_2部分作用劑、活化血管運動中樞的α_2受體，進而減少交感神經活性。

【用途】高血壓之治療。

【用法】口服、皮膚貼劑。

【副作用】口乾、鎮靜。突然停藥會造成反彈性高血壓，病人會有神經緊張、心跳過快、頭痛、流汗等症狀。

腎上腺素性乙型阻斷劑

首先減少心輸出量而產生降血壓的效果。如果繼續服用，心輸出量會回復正常，但周邊血管阻力會降低而使血壓下降（參閱第三章第四節）。

血管收縮素轉化酶（angiotensin converting enzyme, ACE）抑制劑

血管收縮素轉化酶抑制劑（ACEIs）抑制血管收縮素轉化酶，使第一血管收縮素（angiotensin I）不能轉換成第二血管收縮素（angiotensin II），後者是很強的血管收縮物質，並且會刺激腎上腺皮質分泌aldosterone，引起鈉和水分滯留。此外，ACEIs還能降低患者的周邊血管阻力、肺部血管阻力與前負荷（preload），並改善心輸出量和運動耐受力。

ACEIs會明顯降低患者的周邊動脈阻力、血壓、肺部微血管末梢血壓、肺部血管阻力和心臟體積，心輸出量不變或稍有增加，腎血流量增加但腎絲球過濾速率不改變。降壓作用是逐漸產生的，可能需要數週才能達到最大治療效果。

血管收縮素轉化酶抑制劑的副作用為咳嗽（因增加bradykinin的量所致）、低血壓（尤其當病人的體液含量較低時）、高血鉀（尤其是病人腎功能不全時）、血管性水腫。血管收縮素對血壓的影響及降壓藥則如圖5-5所示。

captopril（Capoten®）

【用途】高血壓、充血性心臟衰竭、急性心肌梗塞之治療。

【用法】空腹服用。

【副作用】口乾、噁心、味覺障礙。

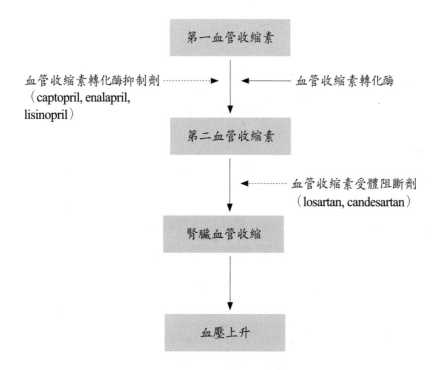

圖5-5　血管收縮素對血壓的影響及降壓藥

enalapril (Renitec®)

【用途】高血壓、充血性心臟衰竭。

【用法】口服、靜脈注射或點滴。

【副作用】暫時性的眩暈、頭痛、咳嗽、高血鉀、急性腎衰竭。

lisinopril (Zestril®)

【用途】高血壓、充血性心臟衰竭。

【用法】口服。

【副作用】頭暈、頭痛、腹瀉、倦怠、咳嗽。

benazepril（Cibacen®）

【藥理作用】經體內代謝成爲活性之血管張力素轉化酶抑制劑。長效型每日服藥一次。

【用途】高血壓及充血性心臟衰竭之治療。

【用法】口服。

【副作用】咳嗽、皮疹、高血鈣、急性腎衰竭及血管神經性水腫。

【注意事項】有懷孕、血管神經性水腫、腎臟動脈狹窄，以及免疫改變時禁用。

quinapril（Accupril®）

【藥理作用】經體內代謝成爲活性之血管張力素轉化酶抑制劑，每日服藥一次。

【用途】高血壓及充血性心臟衰竭之治療。

【用法】口服。

【副作用】咳嗽、皮疹、高血鈣、急性腎衰竭及血管神經性水腫。

【注意事項】有懷孕、血管神經性水腫、腎臟動脈狹窄，以及免疫改變時禁用。

血管收縮素受體阻斷劑

losartan（Cozaar®）

【藥理作用】並非抑制血管收縮素轉化酶，而是直接阻斷第二血管收縮素（angiotensin II）受體，抑制第二血管收縮素與其受體的結合，故有

血管擴張降壓作用。

【用途】高血壓治療及充血性心臟衰竭之治療。

【用法】與食物共服。若併用利尿劑或肝功能異常者劑量應減少。

【副作用】血管性水腫、頭疼、眩暈及咳嗽。

【注意事項】懷孕者禁用。

candesartan（Blopress®）

【藥理作用】直接阻斷第二血管收縮素受體。

【用途】高血壓治療。

【用法】與食物共服。一天一次。

【副作用】末梢水腫、上呼吸道感染、眩暈及咳嗽。

【注意事項】有懷孕、哺乳、嚴重肝功能不全者禁用。

irbesarian（Aprovel®）

【藥理作用】阻斷第二血管收縮素受體。

【用途】高血壓治療。

【用法】與食物共服。一天一次。

【副作用】頭疼、肌肉骨骼疼痛、潮紅。

【注意事項】有懷孕、哺乳、嚴重肝功能不全者禁用。

telmisartan（Micardis®）

【藥理作用】阻斷第二血管收縮素受體。

【用途】高血壓治療。

【用法】與食物共服。一天一次。

【副作用】血管性水腫、皮疹、搔癢。

【注意事項】有懷孕、哺乳、嚴重肝功能不全者禁用。

valsartan (Diovan®)

【藥理作用】直接阻斷第二血管收縮素受體。

【用途】高血壓治療。

【用法】與食物共服。一天一次。

【副作用】頭疼、眩暈、腹瀉、咳嗽。

【注意事項】有懷孕、哺乳、嚴重肝功能不全者禁用。

鈣離子拮抗劑

鈣離子拮抗劑阻止鈣離子向細胞內移動而抑制了心肌與血管平滑肌的收縮，也抑制了心肌的自主性與傳導速度。臨床的作用有舒張冠狀動脈和周邊動脈及小動脈，減弱心肌收縮力及延緩房室竇傳導。鈣離子拮抗劑並不會改變血中鈣離子濃度。

nifedipine (Adalat®)

【藥理作用】血管擴張作用較強。

【用途】心絞痛、高血壓。

【用法】口服。急性發作時可將軟膠囊一粒置於口中咬碎，可達緩解。

【副作用】潮紅、頭痛、噁心、眩暈。

【注意事項】低血壓、皮膚病、充血性心臟衰竭者禁用。

verapamil（Isoptin®）

【藥理作用】對心臟傳導的抑制較強。降低鈣離子的內流，增加房室結不反應期。

【用途】心絞痛、心律不整、高血壓。

【用法】口服。

【副作用】便秘、頭痛、房室結阻斷。

【注意事項】低血壓、充血性心臟衰竭者禁用。

diltiazem（Herbesser®）

【用途】輕至中度高血壓、狹心症。

【用法】口服。

【副作用】頭暈、徐脈、無力感。

【注意事項】低血壓、充血性心臟衰竭者禁用。

amlodipine（Norvasc®）

【用途】高血壓、心絞痛。

【用法】口服。

【副作用】頭痛、水腫、噁心、眩暈。

【注意事項】低血壓、皮膚病、充血性心臟衰竭者禁用。

felodipine（Plendil®）

【用途】高血壓。

【用法】口服。

【副作用】潮紅、頭痛、心悸、疲倦。

【注意事項】低血壓、冠狀動脈疾病、充血性心臟衰竭者禁用。

nicardipine (Perdipine®; Nicarpine®)

【用途】高血壓、改善腦血流障礙。

【用法】口服。

【副作用】偶有噁心、食慾不振、胃灼熱、顏面潮紅。

【注意事項】低血壓、末梢血管疾病、充血性心臟衰竭者禁用。

血管擴張劑

　　直接作用在血管平滑肌上，使血管擴張而降低血壓，但會造成心臟的反射性刺激，因而增加心收縮力、心跳速率及耗氧量，也會增加腎素的濃度，引起鈉水滯留。可藉著與β阻斷劑（平衡反射性心跳加速）及利尿劑（降低鈉滯留）之併用，來改善這些不良作用。

minoxidil (Loniten®)

【藥理作用】小動脈擴張劑。代謝物minoxidil sulphate具活性。minoxidil sulphate打開位於平滑肌上對ATP具敏感性的鉀離子管道，引起過極化現象而使平滑肌舒張。

【用途】高血壓、禿頭之治療。

【用法】口服。

【副作用】會產生多毛症。現以局部給藥方式治療男性禿頭。

sodium nitroprusside (Nipride®)

【藥理作用】轉變成NO而作用，對動脈及靜脈平滑肌皆有作用。

【用途】充血性心臟衰竭、高血壓之治療。

【用法】靜脈點滴輸注於嚴重高血壓之危機的急救。代謝非常迅速，需要持續以靜脈注射給與。

【副作用】頭痛、低血壓、心跳過速、變性血紅素、氰化物中毒。

【注意事項】在水溶液中，尤其暴露於光線中，會水解產生氰離子（cyanide），因此靜脈注射溶液必須新鮮配製，並且避免光線照射。貧血、頭部外傷、低血壓及腦血管病變者禁用。

diazoxide (Hyperstat®)

【藥理作用】微動脈血管擴張劑，作用與hydralazine類似。

【用途】靜脈注射：住院高血壓或高血壓危象患者，緊急降低血壓。口服：治療各種血糖過少症。

【用法】靜脈注射、口服。

【副作用】血糖增高、鈉水滯留（重複注射時發生）、血壓過低。

cinnarizine

【藥理作用】為piperazine衍生物，屬抗組織胺，能抑制鈣離子通過細胞膜，鬆弛平滑肌而抑制血管收縮。可用來治療各種血管疾病。

【用途】治療梅尼爾氏症的噁心、眩暈等症狀；動暈的預防與治療；末梢血管循環障礙。

【用法】口服。

【副作用】偶有嗜睡及腸胃不適。老年人可能在長期治療後，出現錐體外反應或使之惡化，此時應停藥或減低劑量。

cyclandelate (Capilan®)

【藥理作用】直接作用於血管平滑肌使之鬆弛，對交感神經無明顯的興奮或阻斷作用。

【用途】末梢血管循環障礙。

【用法】口服。

【副作用】胃灼熱（heart burn）、胃痛及呃氣。

【注意事項】有嚴重阻塞性冠狀動脈疾病，或腦血管疾病者要非常謹慎使用。

isoxsuprine (Isoprin®)

【藥理作用】為對β-交感神經有興奮作用的α-交感神經拮抗劑。主要作用為擴張骨骼肌內的血管，會使心臟興奮（心收縮力加強，心跳、心輸出量增加）及子宮鬆弛。

【用途】末梢血管循環障礙、阻塞性動脈硬化的末梢血管疾病、阻塞性血栓血管炎。

【用法】口服。

【副作用】低血壓、心搏過速、胸痛、噁心嘔吐、眩暈、虛弱、腹痛與嚴重的皮疹。

nicametate citrate

【藥理作用】擴張末梢血管，增加血液流量。

【用途】末梢血管循環障礙引起的眩暈耳鳴症狀、間歇性跛行與糖尿病性神經障礙。

【用法】口服。

【副作用】噁心、腹痛、腹瀉、心悸、潮紅、倦怠感、眩暈、頭痛與過敏反應。

pentoxifylline（Pentoxin®）

【藥理作用】可促進末梢血液循環。

【用途】末梢血管循環障礙。

【用法】隨餐服用。

【副作用】消化不良、噁心嘔吐。

hydralazine（Apresoline®）

【藥理作用】直接作用於周邊血管平滑肌，使之放鬆而產生血管擴張的作用，造成動脈壓下降、周邊血管阻力降低、心跳加快以及心輸出量增加。

【用途】口服：本態性高血壓，可單獨使用或與其他藥品併用。注射：口服劑型無法控制的嚴重高血壓或必須立即降低血壓的情況。

【用法】口服。

【副作用】頭痛、厭食、噁心嘔吐、腹瀉、心悸、心搏過速與心絞痛。

papaverine（Paverolan®；K-Pava®）

【藥理作用】屬鴉片之非鎮痛生物鹼，直接作用於血管平滑肌之血管擴張劑。

【用途】冠狀動脈及腦血管病變，末梢血管病變及男性陽萎之治療。

【用法】口服。治療陽萎，則於陰莖海綿體注射。

【副作用】腸胃不適、勃起持久、肝炎、嗜睡。

【注意事項】患有肝病、青光眼、房室結阻斷及帕金森氏症者禁用。

sildenafil citrate (Viagra®)

【用途】男性勃起困難之治療。

【用法】性交前一小時口服。

【副作用】頭痛、臉潮紅、消化不良、鼻腔充血、骨骼肌肉疼痛。

【注意事項】不可與硝酸脂（例如：硝化甘油）或血管擴張劑共服，否則會有致命的危險。

alprostadil (Muse®)

【藥理作用】為天然之前列腺素（PGE_1），有血管擴張作用。

【用途】男性勃起困難之治療。

【用法】性交前以栓劑由尿道塞入或由陰莖海綿體內注射。

【副作用】陰莖疼痛、發燒、窒息、心跳變慢。

選擇性腎上腺素性甲型（β_1）阻斷劑

都可同時擴張動脈與靜脈，減輕心臟的前負荷與後負荷，增加心輸出量與改善肺部充血。長期使用會產生對藥效的耐受性，如doxazosin, prazosin, terazosin（參閱第三章第四節）。

第五節 利尿劑

腎臟是由腎小體（絲球體）組成，一個腎約由一百萬個腎小體組成。每一顆腎臟含有一百萬個相似的次級單位，稱之為腎元（nephron），每一個腎元由腎小球（renal corpuscle）和腎小管（renal tubule）所組成。腎小球用血液做原料，過濾出不含血球也不含蛋白質的濾過液。濾過液進入腎小管，再經分泌和重吸收作用處理後而成為尿液。

　　腎小管是爲鮑氏囊的延伸構造，爲一由單層上皮細胞所形成的中空細管。腎小管可分成數個不同的區段，各區段的結構和功能各異。例如近端腎小管（proximal tubule）、亨利氏環（loop of Henle）、遠端腎小管（distal convoluted tubule）、集尿管。

　　利尿劑的作用主要是在腎臟上，抑制電解質的再吸收，因電解質的排泄增加能促進水分的排泄，進而增加排尿量。利尿劑在臨床應用上，主要是治療水腫、水滯留、高血壓和心臟衰竭等。利尿劑的分類列示如下，而各類利尿劑作用於腎元部位如圖5-6所示。

1. 滲透性利尿劑（osmotic diuretics）：mannitol、urea、isosorbide。
2. 碳酸酐酶抑制劑（carbonic anhydrase inhibitors）：acetazolamide、methazolamide。
3. thiazide 利尿劑：chlorothiazide、hydrochlorothiazide、chlorthalidone。
4. 高效能利尿劑（high-ceiling diuretis）：furosemide、ethacrynic acid、bumetanide。
5. 保鉀利尿劑（potassium-sparing diuretics）：spironolactone、amiloride、triamterene。
6. 其他：mercurial diuretics、xanthine diuretics、acidifying salts、ADH antagonists。

滲透性利尿劑

　　本類藥品不易被代謝，經由腎小球濾過後，不易被腎小管再吸收，故存在腎小管內而增加管內滲透壓，爲維持等壓性引起水分滯留而達利尿效果。用於大腦水腫、急性腎衰竭的尿少現象，但副作用爲低血鈉、心臟衰竭。

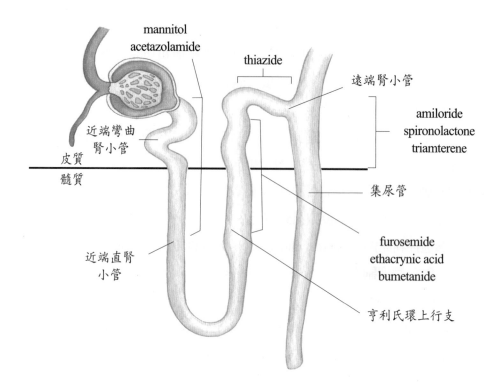

圖5-6　利尿劑作用於腎元部位圖

mannitol (Mannitol®)

【藥理作用】提高腎絲球過濾液的滲透壓，而阻礙腎小管的水分再吸收。鈉離子與氯離子的排泄也會增加。

【用途】利尿（預防或治療急性腎衰竭的少尿狀態，避免變成不可逆的腎衰竭）、降低腦壓及治療腦水腫、降低眼壓（在其他方法無效的情況下）與促進毒物自尿液排出。

【用法】靜脈輸注濃度與速度因人而異。

【副作用】高血鈣症、腎衰竭、下痢。

Urea (Urea®; Ureaphil®)

【用途】急性腎衰竭的預防、眼內壓、腦壓的降壓劑。

【用法】靜脈輸注。

【副作用】噁心、頭痛、昏厥、頻脈、低血壓。

【注意事項】嚴重腎病、肝病、腦內出血者禁用。

碳酸酐酶抑制劑

在近端腎小管處抑制碳酸酐酶，導致H^+與HCO_3^-的產生減少，使H^+與Na^+交換降低，因此減少鈉離子的再吸收，而增加水分的排除，但促進HCO_3^-的排出會引起代謝性酸中毒。用於青光眼、癲癇、鹼化尿液，副作用為代謝性酸中毒、嗜睡、疲倦。

acetazolamide (Diamox®)

【用途】青光眼、高山症及癲癇之治療。

【用法】口服或靜脈注射。

【副作用】味覺改變、感覺異常、代謝性酸中毒及耳鳴。

【注意事項】低鈉及低血鉀症、嚴重肝病或高氯酸中毒時禁用。

methazolamide (Neptazane®)

【用途】廣角性青光眼、高山症及自發性顫抖的治療。

【用法】口服。

【副作用】頭疼、多尿、代謝性酸中毒、噁心嘔吐。

【注意事項】副腎功能衰竭、高氯酸中毒、低鈉及低血鉀症者禁用。

dichlorphenamide

【用途】青光眼的治療。

【用法】口服。

【副作用】噁心嘔吐、骨髓抑制、電解質失調、代謝性酸中毒以及味覺異常。

【注意事項】副腎功能衰竭、高氯酸中毒、低鈉及低血鉀症時禁用。

thiazide 利尿劑

本類藥品為臨床廣泛使用之利尿劑，用於治療輕、中度心臟衰竭及高血壓。在遠端腎小管的前段，thiazide阻斷Na^+/Cl^-共同運輸（cotransport），而抑制NaCl的再吸收作用，因此增加水分的排除。用於治療高血壓、水腫、高血鈣症，副作用為低血鉀症、高尿酸血症、高血脂、高血糖症。

hydrochlorothiazide (Dichlotride®)

【藥理作用】作用較chlorothiazide強。

【用途】高血壓及水腫的治療。

【用法】口服。

【副作用】低血鉀症、高尿酸血症及誘發紅斑性狼瘡。

【注意事項】無尿症者禁用。

chlorthalidone (Hygroton®)

【用途】高血壓及水腫的治療。

【用法】口服。

【副作用】低血鉀症、高尿酸血症。

chlorothiazide (Chlotride®)

【用途】高血壓及水腫的治療。

【用法】口服。

【副作用】低血鉀症、高尿酸血症、高血糖及肝毒性。

【注意事項】無尿症者禁用。

benzthiazide (Aquastat®)

【用途】高血壓及水腫的治療。

【用法】口服。

【副作用】低血鉀症、高尿酸血症、眩暈、頭痛。

benzylhydrochlorothiazide (Behyd®)

【用途】高血壓及水腫的治療。

【用法】口服。

【副作用】低血鉀症、高尿酸血症、眩暈、頭痛。

hydorflumethiazide (Rontyl®)

【用途】高血壓及水腫的治療。

【用法】口服。

【副作用】低血鉀症、高尿酸血症、眩暈、頭痛、骨髓抑制。

polythiazide (Renese®)

【藥理作用】作用強且效期長，可每次投藥一次。

【用途】高血壓及水腫的治療。

【用法】口服。

【副作用】低血鉀症、高尿酸血症、眩暈、高血糖、骨髓抑制。

chlorthalidone (Hygroton®)

【藥理作用】效期長，可每日投藥一次。

【用途】高血壓及水腫的治療。

【用法】口服。

cyclothiazide (Anhydron®)

【藥理作用】作用強且效期長，可每日投藥一次。

【用途】高血壓及水腫的治療。

【用法】口服。

【副作用】低血鉀症、高尿酸血症、眩暈、頭痛。

trichlormethiazide (Fluitran®)

【藥理作用】作用強且效期長，可每日投藥一次。

【用途】高血壓及水腫的治療。

【用法】口服。

【副作用】低血鉀症、高尿酸血症、眩暈、頭痛。

bendroflumethiazide (Naturetin®)

【用途】高血壓及水腫的治療。

【用法】口服。

【副作用】低血鉀症、高尿酸血症、噁心嘔吐、皮疹。

cyclopenthiazide（Navidex®）

【用途】高血壓及水腫的治療。

【用法】口服。

【副作用】低血鉀症、高尿酸血症。

高效能利尿劑

抑制亨利氏環上行支Na^+/K^+/$2Cl^-$的共同運輸，引起大量的尿液排除，為高效能利尿劑。另可增加腎血流。用於治療心臟衰竭引起之急性肺水腫，對腎衰竭之病人亦可有效降低腦內壓。副作用為低電解質症，特別是低血鉀、高尿酸血症、耳聾。

furosemide（Lasix®）

【藥理作用】屬強效的亨利氏環利尿劑，主要作用為抑制鈉離子與氯離子的再吸收。亨利氏環為主要作用位置，但也會作用於腎小管的近端與遠端，因此有很強的利尿效果。

【用途】口服：高血壓、充血性心衰竭、肝硬化及腎臟疾病（包括腎病性症候群）所引起的水腫。注射：用於須快速達到利尿效果的情況（如急性肺水腫）及腸胃吸收不良或無法口服的情況。

【用法】口服、注射。

【副作用】厭食、噁心嘔吐、腹瀉、急性胰臟炎、黃疸、疼痛、便秘、口腔與胃部刺激。

ethacrynic acid（Edecrin®）

【用途】腎衰竭、水腫、腹水之治療。

【用法】口服或靜脈注射。

【副作用】血液惡質、耳毒性。

【注意事項】無尿症、小孩、孕婦禁用

bumetanide（Burinex®）

【用途】水腫之治療。

【用法】口服及靜脈或肌肉注射。

【副作用】低血鉀症、高尿酸血症、痛風。

【注意事項】無尿症、嚴重電解質失衡及肝病昏迷時禁用。

torsemide（Demadex®）

【藥理作用】效期長，可每日投藥一次。

【用途】高血壓、水腫之治療。

【用法】口服或靜脈注射。

【副作用】低血鉀症、高尿酸血症、眩暈、頭痛。

【注意事項】無尿症者禁用。

azosemide（Diart®）

【用途】高血壓、水腫、腹水之治療。

【用法】口服或靜脈注射。

【副作用】低血鉀症、高尿酸血症、頭痛。

保鉀利尿劑

　　一般利尿劑常引起鉀離子流失之低血鉀症，而產生其他併發症，所以服用利尿劑時，可併用保鉀利尿劑以增加療效及減輕副作用，但須注意血鉀量。本類藥品作用在遠端腎小管。spironolactone的作用是拮抗醛固酮

（aldosterone）受體，則鈉離子再吸收減少，鉀離子排出亦減少，而達到保鉀效果。amiloride和triamterene則是阻斷鈉離子通道，降低鈉離子再吸收，達到保鉀效果，但同時抑制氫離子排除，造成尿液鹼化。

用於校正低血鉀，常和其他利尿劑併用，如thiazide和high-ceiling diuretis。治療肝硬化或腎衰竭引起之水腫、代謝性鹼中毒，副作用為高血鉀症、低血鈉症、性激素失調。

spironolactone（Aldactone®）

【藥理作用】作用於腎小管遠端，為aldosterone拮抗劑。抑制鈉－鉀離子的交換而減少鉀離子的排出。單獨使用時，利尿、降血壓效果弱，主要是用來加強其他利尿劑的作用及改善鉀流失現象。

【用途】原發性高皮質醛酮症（primary hyperaldosteronism）的診斷與治療。本態性高血壓：通常與其他降血壓藥物併用。

【用法】口服。

【副作用】高血鉀症，男性服用可能產生男性女乳症，女性服用產生月經不調與男性徵狀。

triamterene（Dytac®）

【藥理作用】屬於保鉀利尿劑，但不是aldosterone的拮抗劑，作用在遠端腎小管，直接抑制鈉鉀的交換，使得Na^+再吸收減少，K^+的分泌亦減少，促使Na^+、Cl^-排出。

【用途】高血壓、水腫之治療。

【用法】飯後口服。

【副作用】腎毒性、噁心嘔吐、下痢及高血鉀症。

【注意事項】有嚴重肝腎病變及高血鉀症者禁用。

amiloride（Midamor®）

【藥理作用】屬於保鉀利尿劑，但不是aldosterone的拮抗劑，作用在遠端腎小管，直接抑制鈉鉀的交換，使得Na^+再吸收減少，K^+的分泌亦減少，促使Na^+，Cl^-排出。

【用途】高血壓、水腫之治療。

【用法】口服與食物共用。

【副作用】高血鉀症、噁心嘔吐、厭食、下痢及頭疼。

【注意事項】有嚴重腎病變、無尿症及高血鉀症者禁用。

第六節　抗凝血劑

凝血的機轉

當血管受傷出血時，血管立刻產生止血反應以停止出血現象。止血反應的步驟為(1)血管痙攣收縮、以減少血液流失，(2)血小板吸附、形成暫時性栓塞，(3)凝血作用、纖維蛋白（fibrin）之形成。凝血作用之過程需要一系列的酵素及凝血因子（factors I至XIII）。vitamin K為脂溶性維生素，是一些凝血因子（II、VII、IX、X）活化時的必要輔助因子，因此缺乏vitamin K凝血功能將會有異常現象。然而當血管出現不正常凝血作用而造成栓塞時，則需要以抗凝血劑、血栓溶解劑和抗血小板凝集來延長凝血時間，以預防血栓形成及溶解已形成之血栓。

抗凝血劑

抗凝血劑（anticoagulants）可分為下列幾種：

1. 抗凝血藥物（anticoagulant drugs）：可分為靜脈及口服抗凝血劑等兩類。

2. 抗血小板藥物（antiplatelet）。

3. 血栓溶解藥物（thrombolytic drugs）。

抗凝血藥物

　　本類藥物係可維持正常血液的流動而預防凝血的發生，不但防止靜脈血栓的形成，而且對已生成的血栓可避免分裂成為流動性的栓塞，可用於預防及治療不預期的凝血現象。可以注射及口服之方式給藥。

靜脈抗凝血劑

heparin 肝素

　　【藥理作用】是一種巨大分子（分子量：4,000～15,000）的葡萄糖胺基醣，呈酸性。肝素先與抗凝血酶第三因子（antithrombin III）結合，進而加速凝血酶（thrombin）之去活性作用，而達成抗凝血作用。肝素也可與多種凝血因子（IIa、Xa、XIa、XIIa）結合，使之失去活性。

　　【用途】預防及治療靜脈栓塞、肺栓塞，也可作為血液檢查之抗凝血劑。用於動脈與心臟手術、輸血、體外循環、透析與抽血檢查時，可預防血塊形成，中風時預防腦血栓形成。

　　【用法】為短效性藥物（半衰期一小時），可於靜脈或皮下注射給藥。肝素在體內或體外均有凝血作用。

　　【副作用】出血、過敏反應及血小板缺乏症。若因使用肝素所造成的大量出血，可用protamine來拮抗之。protamine是鹼性帶正電之蛋白質，可與酸性帶負電之肝素中和，作為肝素中毒之解毒劑。另一方面，protamine亦可干擾血小板及纖維蛋白原，劑量過高時，也會產生抗凝血作用。

heparin calcium (Calciparin®)

【用途】抗凝血。

【用法】皮下或靜脈注射。

【注意事項】須檢測病人的凝血時間，口服給藥無效。

paritol

【藥理作用】效力只有肝素的五分之一，但作用時間爲肝素的四倍，副作用較多。

【用途】抗凝血。

【副作用】周邊水腫、噁心嘔吐、頭痛，具有血管擴張作用，嚴重時會發生休克。

dextran sulfate

【藥理作用】作用與肝素相似，作用期間稍長。

【用途】治療急性腦栓塞症。

【用法】點滴輸注。

口服抗凝血劑（維生素K拮抗劑）

本類藥品爲coumarins如warfarin, dicoumarol，其化學結構與維生素K相似。可口服，但起效時間較慢須八至十二小時，而有效期可達二至三天。作用機轉爲拮抗維生素K依賴性凝血因子（II、VII、IX、X）之活性反應。臨床使用預防及治療靜脈栓塞、肺栓塞、冠狀動脈阻塞之輔助劑。孕婦禁用。早期曾作爲滅鼠藥。

Warfarin

【藥理作用】抑制肝臟內仰賴vitamin K的凝血因子的合成作用，即第II、VII、IX及X凝血因子。這些因子被漸漸耗盡後而出現抗凝血作用。

【用途】靜脈血栓的預防與治療、治療併有血栓栓塞的心房纖維顫動、肺栓塞的預防與治療、冠狀動脈阻塞的輔助治療。

【用法】口服。

【副作用】出血。

【注意事項】下列狀況使用抗凝血劑會增加危險性：創傷、感染（抗生素治療可能會改變腸內菌叢）、腎功能不全、長期飲食攝取不足（熱帶口瘡、惡病質、vitamin K缺乏）、月經過多、高血壓、眞性紅血球增多症、血管炎、過敏疾病、過敏性休克狀態、導管插入、嚴重糖尿病與大手術。

bishydroxycoumarin (Dicumarol®)

【藥理作用】給藥後二十四小時才開始有抗凝血作用，要二至三天才能見到治療效果，停藥後療效可維持數日。

【用法】口服。

diphenadione

【藥理作用】爲indandion之衍生物，特點是藥效最強，爲dicumarol的十倍，且作用時間最長，可持續二十天。

血栓溶解劑

凝血塊係由纖維蛋白（fibrin）組成，可經胞漿素作用而溶解。因爲胞

漿素原活化素（plasminogen activator）可催化胞漿素原（plasminogen）變爲胞漿素。凡具有胞漿素原活化作用的藥物，均可溶解血栓或凝血的效果，如圖5-7所示。

本類藥品包括urokinase, streptokinase, anistreplase。作用機轉爲活化胞漿素（plasmin），促進纖維蛋白（fibrin）溶解。

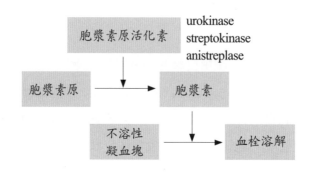

圖5-7　血栓溶解劑之作用

streptokinase (Streptase®)

【藥理作用】由某些鏈球菌所產生的酶，是最早使用的血栓溶解劑，先和血漿素原形成複合物之後，以藉此複合物改變血漿素原分子的構造，促使血漿素原活化爲血漿素。

【用途】治療深部靜脈栓塞、肺栓塞、急性心肌梗塞、急性動脈栓塞。

【用法】靜脈注射。

【副作用】具抗原性，易產生抗體而對此藥產生過敏反應，出現發燒、出血、過敏，甚至無防禦性休克現象。

【注意事項】懷孕、惡性腫瘤、嚴重高血壓者禁用。

urokinase（Urokinase®；Abbokinase®）

【藥理作用】由人的尿液（腎臟分泌）分離出來，對人體不具抗原性，透過酶的機轉直接將血漿素原（plasminogen）活化成plasmin。臨床使用urokinase優於streptokinase，因為其效力非常高，且副作用較少，但價錢昂貴。

【用途】治療深部靜脈栓塞、肺栓塞、急性心肌梗塞、急性動脈栓塞。

【用法】靜脈注射。

【副作用】出血、過敏反應。

alteplase（tissue plasminogen activator, TPA；Actilyse®）

【藥理作用】為蛋白質製劑，利用基因工程的方法製造。可活化已和血栓結合之胞漿素原，使之成為胞漿素，進而溶解纖維蛋白。對纖維蛋白具有高度選擇性，所以不易引起全身性出血現象。

【用途】用於治療心肌梗塞、深部靜脈栓塞、肺栓塞。

【用法】靜脈注射。

【副作用】出血、過敏反應、發燒、低血壓。

抗血小板藥物

　　當血管受傷時會刺激血小板之活化與凝集，進而形成血栓，所以抗血小板劑可作為治療血栓栓塞之藥品。本類藥物由於抑制環氧酶而阻止前列凝素（thromboxane A_2）的形成，可對硬化之血管有防止血小板凝集並具血管擴張的作用，故可預防血栓的發生。

acetylsalicylic acid (Aspirin®)

【藥理作用】抑制環氧化酶之活性，進而抑制血栓素（TXA$_2$）之形成，所以抑制了血小板凝集及血栓之形成。

【用途】心肌梗塞、腦中風、不穩定型心絞痛。

【用法】口服。

【副作用】腸胃道刺激、引發小孩雷諾氏症。

dipyridamol (Persantin®)

【藥理作用】爲磷酸二酯酶（phosphodiesterase）抑制劑而減少cAMP被代謝，進而抑制ADP、5-HT的釋放。直接擴張冠狀動脈而增加心肌血流量，降低末梢血管阻力，而且不會降低心臟的工作量。

【用途】常與aspirin一起用於預防腦血管病變及心絞痛、血栓併發症等等。

【用法】心臟瓣膜置換後預防血栓栓塞的輔助治療，口服。

【副作用】頭痛、皮疹。

【注意事項】用於長期治療慢性心絞痛，減少心絞痛發生率及改善病人對運動的耐受性，但不能用於急性發作之治療。

ticlopidine (Panaldine®)

【藥理作用】選擇性地抑制ADP引起之血小板凝集反應。可用於治療再發性之中風，且對Aspirin產生耐受性之病患。

【用途】血栓、栓塞、腦中風、血流障礙的治療及預防。

【用法】隨餐服用可增加吸收並減少腸胃不適。每日200～300mg，分二至三次服用。口服與食物併用。

【副作用】噁心嘔吐、骨髓抑制、膽道閉鎖、腸胃不適、皮疹及嗜中性白血球過低或顆粒性白血球缺乏症。

pentoxifylline (Trental®)

【藥理作用】與咖啡因同屬甲基黃嘌呤類，具有降低血液黏性及增強紅血球彈性、抑制血小板凝集作用。用於改善身體末梢血液循環。

【用途】間歇性跛行及微血管循環障礙（例如：糖尿病、中風、潰瘍、血管炎）的治療。

【用法】口服與食物共用。

【副作用】噁心嘔吐、腸胃不適。

sulfinpyrazone (Anturan®)

【藥理作用】作用機轉同Aspirin，屬於環氧化酶的抑制劑，不同的是sulfinpyrazone對於正常人不會延長出血時間（bleeding time），也不會影響血小板的凝集，且不干擾循環中血小板的存活，故臨床使用較優於aspirin。

【用途】慢性痛風性關節炎、間歇性痛風性關節炎、預防腦血管和缺血性心臟病、減少心肌梗塞後的死亡率。

【用法】口服。

【副作用】噁心、胃痛、失血。

第七節 凝血劑

當外傷或開刀血管受傷、血液疾病、潰瘍、腫瘤、先天缺乏某種凝血因子之血友病（hemophilia）或使用抗凝血劑過量等均可造成全身性及局

部性過度出血，可用藥物促進血管收縮而加速血液凝固、阻止血液外流或強化血管壁，此藥物通稱爲凝血劑及止血劑（coagulants and hematostatic drugs）。

　　凝血劑及止血劑之分類爲：1.凝血因子。2.維生素K類藥物。3.其他止血劑。

凝血因子

thrombin 凝血酶

【藥理作用】自人血或牛血分離之凝血成分，有促進凝血作用。

【用途】微血管或小靜脈出血之止血劑。

【用法】可靜脈或肌肉注射。

【副作用】過敏反應及發燒。

antihemophilic factor (factor VIII；AHF)

【藥理作用】由人血分離精製之凝血因子。

【用途】血友病出血之預防及治療。

【用法】注射時以注射用水混合後限三小時內使用。

【副作用】溶血、過敏反應、頭疼、狹心症、高血壓。

【注意事項】本品爲凍晶製劑，須冷藏保存。

fibrinogen (factor I)

【藥理作用】由人血分離之凝血因子。

【用途】低纖維白蛋白血症引起出血之治療。

【用法】靜脈注射時以注射用水混合後限一小時內使用。

【副作用】肝炎，如過量恐造成血栓。

【注意事項】本品為凍晶製劑，須冷藏保存。

維生素K類藥物

menadione (Vitamin K$_3$)

【藥理作用】化學合成之維生素K。

【用途】低凝血酶血症及出血之治療。

【用法】口服或肌肉、靜脈注射使用。

【副作用】注射部位有結節或感覺疼痛。

phytonadione (Vitamin K$_1$)

【藥理作用】phytonadione是經由人工合成的vitamin K類似物，其作用和活性類似天然vitamin K，能促進肝臟合成具活性的第II（prothrombin）、VII、IX、X凝血因子。

【用途】因缺乏vitamin K或vitamin K作用受到干擾而引起的凝血疾病。

【用法】盡可能以皮下或肌肉注射。靜脈注射的速度應小於1mg/min。

【副作用】皮疹、蕁麻疹與類過敏反應。

其他止血劑

aminocaproic acid (Ipsilon®)

【藥理作用】經由抑制胞漿素原（plasminogen）的活化物質而抑制纖維蛋白分解，此外也有一些抗胞漿素（plasmin）活性。

【用途】治療全身性纖維蛋白過度分解與尿道纖維蛋白分解而引起的大

量出血狀況。在危急情況，還需輸注新鮮全血、纖維蛋白原和給與其他急救處置。

【用法】注射、口服。

【副作用】腸胃不適、噁心、腸胃絞痛與腹瀉。

tranexamic acid (Transamin®)

【藥理作用】作用與aminocaproic acid類似，能競爭性地抑制胞漿素原的活化，在較高劑量下又能非競爭性地抑制胞漿素的作用。

【用途】短期使用（二至八天）於血友病患者，可預防或減少出血，並減少拔牙時所需的血液補充量。其他用途：預防手術或創傷。

【用法】口服。

【副作用】噁心嘔吐與腹瀉（減量可改善）、眩暈、低血壓（注射速度大於1ml/min時）。

aprotinin (Trasylol®)

【藥理作用】屬多肽類之蛋白酶物質，具有抗胞漿素之止血劑。

【用途】防止冠狀動脈分流繞道手術病患失血。

【用法】靜脈輸注。

【副作用】過敏休克、心肌梗塞、腎小管壞死。

cyclonamine (Dicynone®)

【藥理作用】增加血小板凝集及微血管收縮強度，縮短出血時間。

【用途】手術、外傷小血管出血之預防及治療。

【用法】口服或靜脈、肌肉注射。

【副作用】噁心嘔吐、皮疹、頭痛、低血壓。

【注意事項】有血栓症者禁用。

protamine

【藥理作用】由鮭魚精子分離製之蛋白質，對heparin產生拮抗作用。因本藥能與heparin結合而使其抗凝血作用失效，故可作為heparin過量之解毒劑。

【用途】heparin過量造成之出血治療。

【用法】靜脈注射或點滴輸注，口服無效。

【副作用】低血壓、心跳過慢、過敏反應。

第八節　抗貧血藥物

貧血

貧血（anemia）是指血液中血紅素（hemoglobin, Hb）含量不足的現象，而血紅素是紅血球細胞中負責攜帶氧氣的分子。依世界衛生組織頒布的標準，每百毫升血液中，男性的血紅素濃度應超過十四公克（14g/dl），女性則應超過十二公克（12g/dl），如果低於此標準就是有貧血現象，病人會有臉色蒼白、頭昏眼花、疲倦頭痛、視力模糊、呼吸困難等症狀。

引起貧血異常現象常見為缺乏紅血球生成要素，如缺乏鐵會造成低色素貧血，缺乏葉酸及vitamin B$_{12}$會造成巨紅血球母細胞性貧血。另外，骨髓造血系統受抑制或紅血球被過度破壞，皆會造成貧血。

貧血種類

缺鐵性貧血：是最常見的貧血種類，血紅素的核心元素就是鐵，而鐵質的攝取量減少或慢性的出血，就會引起缺鐵性貧血，缺鐵性貧血除了要

注意鐵質的補充，如非月經量太大，則應即檢查是否有潛在性出血的可能性（尤其是消化道、痔瘡出血），另外也要多攝取蛋白質、維生素B_{12}和葉酸。

巨胚紅血球性貧血：是因攝取的食物中缺乏製造血紅素的葉酸和維生素B_{12}，動物肝臟及綠色蔬菜都含豐富的這兩種元素，可有效改善症狀。

自體免疫性貧血：常發生在有自體免疫性疾病之病人（如全身性紅斑性狼瘡），因在血液中產生的抗體會破壞紅血球，紅血球破裂，數目減少，血紅素量降低即造成貧血。病患可考慮接受類固醇治療或輸血。

地中海型貧血：是先天性貧血症的一種，主因生產血紅素的基因異常，導致紅血球變小，血紅素量降低而造成貧血。

惡性貧血：是因胃黏膜之內在因子分泌不足，致使腸胃道吸收維生素B_{12}之機能減弱所引起。惡性貧血患者應接受醫師注射維生素B_{12}來治療。

再生不良性貧血：是因患者的骨髓無法製造足夠的血球，引起的原因不明，像苯、放射線、抗生性化學物質等都有可能。其治療方式可採輸血、注射雄性荷爾蒙或骨髓移植等。

貧血藥物

鐵製劑（如iron preparations）

本類藥品包含ferrous sulfate, ferrous gluconate, ferrous fumarate, Iron dextran。用於口服治療時，爲含亞鐵鹽之製劑才能由腸胃道吸收。鐵製劑不可與制酸劑、四環素、茶等併用，因容易形成沉澱而失效。服用鐵製劑易誘發便秘及腸胃道刺激等副作用。急性鐵中毒常發生在小孩身上，可口服或注射deferrioxaminex來解毒。

ferrous sulfate (Rrous®)

【藥理作用】為無機鐵鹽，是最常用之口服鐵劑。

【用途】缺鐵性貧血的治療。

【用法】口服。

ferrous fumarate (Feostat®)

【藥理作用】為有機鐵鹽，對胃腸刺激較小。

【用途】缺鐵性貧血的治療。

【用法】口服，必須與食物共服或飯後服用。

【副作用】噁心、胃脹、胃痛、便秘、黑便、下痢、牙齒染色。

ferric gluconate

【用途】貧血的治療。

【用法】靜脈慢速注射，可與葡萄糖溶液或林格氏液、維生素B_1、B_2混合注射。

iron dextran (Desman®)

【藥理作用】為ferric oxyhydroxide和dextran的衍生物。

【用途】貧血的治療。

【用法】肌肉注射。

iron polymaltose

【用途】貧血的治療。

【用法】徐緩靜脈或肌肉注射，亦可口服。

葉酸（folic acid）及 vitamin B_{12}

葉酸及vitamin B_{12}是合成DNA所必要之成分，缺乏時會造成巨紅血球母細胞性貧血。葉酸缺乏症通常是因攝食不足造成，而一些藥劑如phenytoin也可減少葉酸之吸收。造成vitamin B_{12}缺乏症除了飲食不足外，缺乏內在因子（intrinsic factor）將導致vitamin B_{12}吸收不良而造成惡性貧血。葉酸常與vitamin B_{12}併用，因單獨服用葉酸雖能改善貧血症狀，但神經性病變會繼續，因vitamin B_{12}缺乏引起之症狀被遮蔽了。

紅血球生成素（erythropoietin）

為一種醣蛋白，與骨髓中之紅血球前驅細胞之受體結合，調節紅血球之增生分化及骨髓之分化。用於治療慢性腎衰竭病患及早產兒缺乏紅血球生成素所造成之貧血。

---

erythropoietin (EPO)

【藥理作用】促進骨髓製造紅血球。

【用途】貧血的治療。

【用法】本品為凍晶製劑，與生理食鹽水混合，慢速靜脈注射投藥。

【副作用】高血壓、缺鐵症、盜汗、噁心、倦怠。

【注意事項】須冷藏保存。

第九節　抗高血脂藥物

高血脂（hyperlipidemia）與冠狀動脈心臟疾病及血管粥狀硬化（atherosclerosis）之形成有密切關係。血脂中脂質之成分主要為三酸甘油酯（triglyceride）及膽固醇（cholesterol），而血脂之來源可經由內生性及外生性途徑。

　　控制體內血脂過高之方法首先可從飲食方面來著手，多攝取低油脂及膽固醇食物。另一方面可用藥劑來抑制血脂之合成和促進血脂之代謝作用以加速將油脂及膽固醇排出體外。血中脂蛋白之分類如下所示：

1. 乳糜滴：食物脂肪由小腸吸收經淋巴系統吸收進入血液，形成乳糜滴，是脂蛋白中密度最小的。85～95%的重量為三酸甘油酯，3～6%為膽固醇。乳糜滴經血中脂蛋白酶的分解，釋出部分游離脂肪酸後進入肝臟，與膽固醇結合形成極低密度脂蛋白（VLDL），再次進入血液後，釋出部分脂肪酸，依序轉成中密度脂蛋白（IDL）、低密度脂蛋白（LDL）及高密度脂蛋白（DHL）。

2. 極低密度脂蛋白（VLDL: very low-density lipoprotein）：含50～60%之三酸甘油脂以及20～30%之膽固醇。

3. 低密度脂蛋白（LDL: low-density lipoprotein）：含10%之三酸甘油脂及50～60%之膽固醇。

4. 高密度脂蛋白（DHL: high-density lipoprotein）：約含50%之蛋白質、25%磷脂質及20%膽固醇。

　　控制血中總膽固醇之含量低於200mg/dl，其中低密度脂蛋白的膽固醇應低於130mg/dl，而高密度脂蛋白的膽固醇應高於35mg/dl。高血脂蛋白症分類如下所示：第 II、IV 類常見，第 III、V 類較不常見，第 I 類則很少見。

1. I 型：主要是乳糜小滴增加，即血中三酸甘油脂升高。

2. II 型：第 IIa 以低密度脂蛋白濃度上升為其特徵，即血中膽固醇升高，與動脈粥樣硬化之關係最密切；第 IIb 型以極低密度脂蛋白濃度上升為其特徵，LDL 亦上升，故血中TG及膽固醇上升。

3. III 型：不正常的中等密度脂蛋白增高，亦是TG及膽固醇的濃度升高。

4. IV 型：以極低密度脂蛋白濃度上升為多，即TG升高。

5. V 型：極低密度脂蛋白（VLDL）及乳糜小滴濃度均會上升，造成
TG的上升。

降低脂肪之藥物

脂蛋白依組成及密度之不同可分為乳糜微粒（chylomicron）、VLDL、
LDL、HDL四類。所以降血脂藥品之目標是：減少油脂及膽固醇之製造、
加速油脂及膽固醇之排除、加速血中脂蛋白之分解、抑制脂蛋白之合成。
降血脂藥物則分以下幾種：1.膽固醇排除促進劑。2.膽固醇生成抑制劑。
3.低密度脂蛋白降低劑。4.其他降血脂藥物。

膽固醇排除促進劑

膽汁中的膽酸可促進油脂食物及膽固醇的吸收，如口服難吸收的樹脂
類藥物，可與膽酸結合而排出體外，藉此抑制食物膽固醇及脂肪的吸收，
同時加速體內膽固醇分解為膽酸而排除，結果血中膽固醇及低密度脂蛋白
可因而降低，有造成降血脂的藥效。

colestipol（Colestid®）

【藥理作用】與cholestyramine相似，為高分子聚合體，具有陽離子交換
樹脂作用。

【用途】高膽固醇及動脈硬化症的治療。

【用法】粉劑與多量開水或飲料混合後口服。

【副作用】便秘、脂溶性維生素缺乏、腹部不適及脹氣、噁心嘔吐。

cholestyramine（Questran®）

【藥理作用】為陰離子交換樹脂，能與膽酸結合而增加膽酸的排泄，所
以可降低體內膽固醇之濃度，並且代償性地增加LDL受體之數目。

【用途】治療IIa型之高血脂症。對家族性高膽固醇血症之病人無效，因其缺乏LDL受體。

【用法】口服。

【副作用】腸道不舒服、腹脹及便秘。

【注意事項】長期服用宜補充脂溶性維生素。

膽固醇生成抑制劑

體內膽固醇形成於肝臟，靠HMG CoA還原酶的催化而成。如能抑制HMG CoA還原酶時，則可以降低膽固醇的生成。

lovastatin (Mevacor®)

【藥理作用】由天然眞菌分離之降血脂成分，於體內代謝而具HMG CoA還原酶抑制的效能。

【用途】高膽固醇及動脈硬化症的治療。

【用法】口服與晚餐共服。

【副作用】頭疼、橫紋肌溶解、下痢、肝毒性。

【注意事項】懷孕、肝病患者禁用。

pravastatin (Mevalotin®)

【用途】高膽固醇的治療及動脈硬化症的預防。

【用法】口服。

【副作用】腸胃不適、肝酶上升、頭疼、無力及感冒症狀。

【注意事項】患肝病、懷孕及哺乳時禁用。

simvastatin (Zocor®)

【藥理作用】經體內代謝而具HMG CoA還原酶抑制的效能。

【用途】冠狀動脈疾病，高膽固醇及高三酸甘油脂的治療。

【用法】口服。

【副作用】頭疼、腸胃不適、橫紋肌溶解、暫時性低血壓及肝病。

【注意事項】患肝病及哺乳者禁用。

fluvastatin (Lescol®)

【用途】高膽固醇的治療及預防。

【用法】口服。

【副作用】下痢、消化不良、頭疼、腹痛及噁心嘔吐。

【注意事項】患肝病、懷孕及哺乳時禁用。

atorvastatin (Lipitor®)

【用途】高膽固醇及高三酸甘油脂的治療。

【用法】口服。

【副作用】腸胃不適、肝酶上升、頭疼、無力及感冒症狀。

【注意事項】凡懷孕及哺乳時禁用本藥。如患腎肝病則調降劑量。

rosuvastatin (Crestor®)

【藥理作用】HMG CoA還原酶的選擇性競爭抑制劑。

【用途】高膽固醇及高三酸甘油脂的治療。

【用法】口服。

【副作用】腸胃不適、頭疼、無力。

【注意事項】凡懷孕及哺乳時禁用。

低密度脂蛋白降低劑

gemfibrozil (Lopid®)

【藥理作用】clofibrate類似物。

【用途】腦血管病變及高血脂治療。

【用法】於早餐及晚餐進食前口服。

【副作用】胃痛、下痢、口乾、骨骼肌肉病變、肝毒性。

【注意事項】患有膽囊疾病、膽管硬化、肝腎病者禁用。

dextrothyroxine (Choloxin®)

【藥理作用】為甲狀腺激素，由於促進肝中膽固醇的分解成為膽酸，故有降低血中膽固醇及低密度脂蛋白之效。

【用途】高膽固醇治療。

【用法】口服。

【副作用】狹心症、心律不整、腸胃不適、失眠。

【注意事項】患心肝腎病、高血壓或曾有碘中毒者禁用。

probucol (Lurselle®)

【藥理作用】增加周邊組織apoprotein E（ApoE）之合成，以促進膽固醇和LDL從周邊移向肝臟，而增加膽固醇在肝臟之代謝及排泄。

【用途】治療高膽固醇血症、IIa型高血脂症。

【用法】口服。

【副作用】腸胃不適、下痢、眩暈。

【注意事項】有心肌病變、心律不整者禁用。

alufibrate (Alubrate®)

【藥理作用】減少肝臟合成三酸甘油脂和膽固醇。

【用途】治療高血脂症。

【用法】口服。

【副作用】腹脹、腹瀉、類似肌炎的症候群、膽結石（但較clofibrate少見）。

【注意事項】患肝腎病、懷孕時禁用。

clofibrate (Astromid-S®)

【藥理作用】為fibric acid衍生物，增強組織脂蛋白脂解酶（lipoprotein lipase）之活性，促進乳糜微粒及VLDL中的三酸甘油脂之水解，降低肝臟合成VLDL。亦增加HDL之合成及LDL受體之活性。

【用途】治療三酸甘油脂之高血脂症，IIb、III、IV、V型之高血脂症。

【用法】口服。

【副作用】腹脹、腹瀉、類似肌炎的症候群、膽結石。

【注意事項】患肝腎病、膽管硬化、懷孕、哺乳時禁用。

fenofibrate (Lipanthyl®)

【藥理作用】促使VLDL加速分解，增加HDL之合成。

【用途】IIa、IIb、III、IV、V型之高血脂症。

【用法】口服。

【副作用】腹脹、腹瀉、肌肉痛、禿頭。

【注意事項】患肝腎病、懷孕時禁用。

bezafibrate（Bezalip®）

【藥理作用】增加游離脂肪酸在肝中分解，抑制VLDL之釋放。

【用途】高血脂症。

【用法】口服。

【副作用】暫時性腸胃不適、肌肉痛、肌無力。

【注意事項】患肝腎病、懷孕時禁用。

nicotinic acid 菸鹼酸（Niacin®）

【藥理作用】抑制VLDL之釋放，另藉由刺激周邊組織之lipoprotein lipase，而產生脂肪分解作用，降低血中及肝臟脂肪酸之濃度；亦可降低HDL之代謝作用，增加血中HDL的濃度。

【用途】治療IIb型及IV型之高血脂症、嚴重之高膽固醇血症。

【用法】口服。

【副作用】頭暈、皮膚潮紅。

【注意事項】通常與陰離子交換樹脂，並用於治療家族性高膽固醇血症之病人。

niceritrol（Perycit®）

【藥理作用】抑制LDL之活化，抑制外因性脂質之吸收，促進膽固醇之排泄。

【用途】高血脂症、末梢血管循環障礙。

【用法】口服。

【副作用】腸胃不適、頭暈、皮膚潮紅、提高SGOT、SGPT值。

其他降血脂藥物

sitosterol 麥胚脂醇（β-sitosterol）

【藥理作用】取自麥胚，為植物性之類固醇，可抑制腸道對膽固醇之吸收。

【用途】高膽固醇及初期男性前列腺肥大的治療。

【用法】須與食物共服。

【副作用】消化不良、下痢、便秘。

【注意事項】生育年齡之婦女、麥胚脂醇過高症者禁用。

orlistat（Xenical®）

【藥理作用】為腸胃道之脂酶（lipase）抑制劑，可阻止脂質的消化分解而減少食物中油脂的吸收。

【用途】高血脂及肥胖症之治療。

【用法】口服，每日投藥。

【副作用】下痢、腹痛、噁心嘔吐。

【注意事項】最近上市的新藥作為減肥劑使用。

歷屆試題

（　）1. 下列何者不是毛地黃中毒之症狀？　(A)腹瀉、噁心及嘔吐　(B)黃視　(C)心跳過快　(D)幻覺。

（　）2. 下列有關quinidine之敘述，何者不正確？　(A)爲常用的抗瘧疾藥物　(B)是鈉管道阻斷劑　(C)是常用的口服抗心律不整藥物　(D)約有三分之一至二分之一病人於使用後出現腸胃不適之副作用。

（　）3. 下列何者是治療心絞痛最主要的原則？　(A)增加血管阻力　(B)增加心收縮力　(C)減少心臟作功　(D)降低冠狀血流。

（　）4. 下列何者是有機硝酸鹽類（organic nitrates）引起血管擴張之作用機轉？　(A)增加cAMP　(B)增加cGMP　(C)減少cAMP　(D)減少cGMP。

（　）5. 下列何者不是propranolol之臨床用途？　(A)抗高血壓　(B)抗心律不整　(C)氣喘　(D)甲狀腺機能亢進。

（　）6. 下列何者不用於治療心絞痛？　(A) dipyridamole　(B) isoproterenol　(C) nifedipine　(D) amyl nitrite。

（　）7. 毛地黃是一種強心配醣體，其主要的作用機轉爲抑制下列何種酵素？　(A) Ca^{2+} ATPase　(B) Mg^{2+} ATPase　(C) Na^{+}-K^{+} ATPase　(D) H^{+} ATPase。

（　）8. quinidine 在用爲抗心律異常藥物的劑量下，其主要之作用機轉在於　(A)抑制鈉通道　(B)打開鉀通道　(C)抑制鈣通道　(D)抑制水通道。

（　）9. 下列何者臨床上不用於治療心律異常？　(A) lidocaine　(B) procaine　(C) procainamide　(D) propranolol。

（　）10. 下列藥物何者可用於治療心律不整？　(A) dipyridamole　(B) digoxin　(C) lidocaine　(D) ergotamine。

（　）11. 以下各種毛地黃藥物中，何者的口服吸收效果最佳？　(A) digoxin　(B) digitoxin　(C) ouabain　(D) deslanoside。

（　）12. 下列何種降血壓藥物，不直接作用在血管平滑肌上？　(A) minoxidil　(B) sodium nitroprusside　(C) hydralazine　(D) captopril。

（　）13. 下列有關prazosin的敘述，何者正確？　(A)選擇性抑制交感神經 α_2 受體　(B)作用於動脈而不影響靜脈　(C)會引起姿勢性低血壓 (D)抑制心肌之β受體。

（　）14. 下列何種降血壓藥物有咳嗽之副作用？　(A) enalapril　(B) hydralazine　(C) hydrochlorothiazide　(D) methyldopa。

（　）15. 下列有關mannitol之敘述，何者不正確？　(A)是屬於高滲性利尿劑　(B)減低眼內壓　(C)作用於亨利氏環上行支　(D)直接被過濾，不被腎小管再吸收。

（　）16. 下列何種利尿劑是aldosterone拮抗劑？　(A) ethacrynic acid　(B) acetazolamide　(C) spironolactone　(D) mannitol。

（　）17. 下列哪一種利尿劑是作用在腎皮質區遠曲小管，且具抑制「鈉再吸收和鉀分泌」的作用特性？　(A) acetazolamide　(B) furosemide　(C) chlorothiazide　(D) amiloride。

（　）18. 下列何者主要藉著直接抑制鈉通道（sodium channel）而致效？　(A) amiloride　(B) acetazolamide　(C) furosemide　(D) spironolactone。

（　）19. 下列何者不是thiazides類藥物的副作用？　(A)高尿酸血症（hyperuricemia）　(B)高血脂（hyperlipidemia）　(C)過敏反應

(D)血鉀增加。

（　）20. 下列何者不是spironolactone之副作用？　(A)低血鉀症　(B)男性女乳症　(C)陽萎　(D)女性月經失調。

（　）21. 下列有關葉酸（folic acid）之敘述，何者正確？　(A)治療惡性貧血之藥物　(B)合成DNA不可缺少之物質　(C)存在蔬菜中，對熱安定之抗貧血成分　(D)不易吸收，所以常以肌肉注射給藥。

（　）22. 肝素（heparin）是屬於下列何種物質？　(A)酸性醣類　(B)酸性蛋白　(C)鹼性醣類　(D)鹼性蛋白。

（　）23. 下列有關lovastatin之敘述，何者不正確？　(A)降低血漿中之LDL和VLDL　(B)刺激脂蛋白分解之lipase的酵素活性　(C)抑制HMG CoA還原之活性　(D)抑制肝臟膽固醇合成。

（　）24. 下列何者是heparin抑制凝血的作用機轉？　(A)抑制phospho-diesterase活性　(B)活化adenylyl cyclase　(C)抑制維生素K的活性　(D)活化antithrombin III。

（　）25. streptokinase是屬於下列何種藥物？　(A)降血脂藥物　(B)抗心律不整藥物　(C)抗凝血劑　(D)抗癲癇藥物。

（　）26. 下列何者爲肝素（heparin）中毒時之解毒劑？　(A) vitamin K　(B) thrombin　(C) protamine　(D) aspirin。

（　）27. cholestyramine具何項藥理作用？　(A)降血脂　(B)降血壓　(C)降血糖　(D)凝血。

（　）28. 下列可以防止血塊形成的藥物中，何者的機制是抑制血小板的凝集？　(A) tissue plasminogen activator　(B) aspirin　(C) heparin　(D) coumadin。

（　）29. 可能造成再生不全性貧血（aplastic anemia）的抗生素是　(A) erythromycin　(B) chloramphenicol　(C) gentamicin　(D) tetracycline。

（　）30. 下列何者可治療惡性貧血（pernicious anemia）？　(A) iron dextran (B) vitamin B_{12}　(C) folic acid　(D) vitamin K_1。

第六章　化學治療劑

　　十九世紀末Ehrlich研究染料在血液和動物體內的分布，發現不同的染料對不同的器官和細胞有不同的染色作用，Ehrlich發現甲烯藍除了可以染瘧疾（malaria）寄生蟲外，還具有微弱的抑制瘧疾寄生蟲的作用。

　　二十世紀初葉，Ehrlich開始尋找對非洲錐蟲病（tryanosomiasis或sleeping sickness，昏睡病）寄生蟲，比對宿主有較高親和力的合成化合物，他把此種選擇性的作用稱為「化學療法」，且定義為「藥物傷害侵入的有機體（organisms），但不影響宿主」的治療方法。他強調化療法為低分子量物質對侵入有機體的直接作用，與免疫療法中宿主對侵入之有機體產生大分子量蛋白質抗體有別。

　　化學治療藥物的種類繁多，對抗的病原種類也不同，如表6-1所示。

表6-1　感染病原與其化學治療藥物種類

感染病原	化學治療藥物種類
細菌感染	• 抗生素 • 磺胺藥物 • 消毒劑及防腐劑 • 抗結核病藥物
黴菌	抗黴菌藥物
病毒	抗病毒藥物
原蟲	抗原蟲藥物
寄生蟲	驅蟲劑
腫瘤或癌症	抗腫瘤藥物

影響化學療法成效的因素有如下幾項：

1. 宿主的免疫力：人體處於正常健康狀態時，身體免疫系統可以防止病原感染，因為侵入病原早於繁殖前就被免疫系統殺死而免於發病。感染時會使身體降低或破壞免疫力。

2. 重複感染：長期服用廣效抗生素時，破壞體內腸道、陰道或呼吸道內正常菌株生態平衡，如白色念珠菌（*Candida albicans*）、葡萄球菌（*Staphylococcus*）、變形菌（*Proteus*）、假單胞菌（*Pseudomonas*）的過度增生造成另類感染（即重複感染）。

3. 抗藥性：長期使用化學治療藥物後，其藥效隨之降低，唯有劑量增加才有效，否則最後變成無效，此種現象稱為抗藥性。

4. 抗菌強度：高濃度為殺菌劑而低濃度為制菌劑。

抗細菌治療最理想的情形是使用的藥物能把細菌殺死，具有這種作用的藥物稱為殺菌劑；如青黴素（penicillins）可抑制細胞壁的合成而產生殺菌作用。然而Ehrlich早就知道，抗細菌藥物只要能抑制細菌的生長與繁殖，宿主（人體）的免疫系統就可以把細菌消滅而達到治病的目的；例如四環素的制菌作用為抑制細菌的蛋白質合成。

抗感染藥物包含抗生素和磺胺類等藥物，其對病原的作用點不同，如表6-2及圖6-1所示。

表6-2　抗感染藥物的作用點

作用點	抗感染藥物的例子
細胞壁（cell wall）	• 青黴素（penicillins） • 頭孢菌素（cepharosporins） • carbapenems（imipenem + cilastatin; meropenem） • monobactams（aztreonam） • 萬古黴素（vancomycin）

（續）

作用點	抗感染藥物的例子
細胞膜（cell membrane）	nystatin
蛋白質合成（protein synthesis）	• 巨環內酯抗生素（macrolide antibiotics） • clindamycin • 四環黴素（tetracyclines） • 氯黴素（chloramphenicol） • 胺基配醣體類（aminoglycosides）
核糖核酸合成（RNA synthesis）	rifampin
去氧核糖核酸合成（DNA synthesis）	• 磺胺類（sulfonamides） • trimethoprim • quinolones

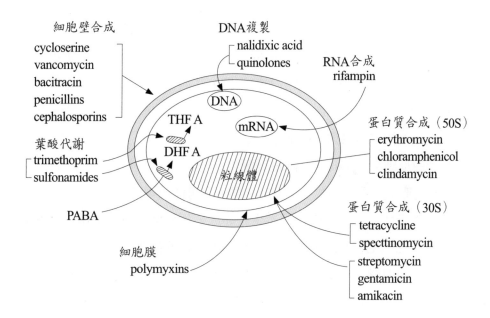

圖6-1　抗感染藥物的作用點

第一節　磺胺藥

　　細菌利用對胺基苯酸（p-aminobenzoic acid），經過兩個磷的反應步驟，合成製造DNA所需的葉酸和四氫葉酸。磺胺類的藥物分子中含對胺基苯酸的結構，因此磺胺類藥物和對胺基苯酸競爭第一步驟的合成酶（dihydropteroate synthetase）而抑制細菌葉酸的合成，達到抑制細菌生長的作用。相對地，人體細胞可直接攝取食物中的葉酸，因此磺胺類藥物的作用是相當有專一性的。

　　trimethoprim的結構不像磺胺類藥物，但卻類似葉酸中pteridine的部分，而抑制細菌二氫葉酸還原酶（dihydrofolate reductase）。人體細胞二氫葉酸還原酶對trimethoprim的敏感度只有細菌的幾十萬分之一。

　　主要對革蘭氏陽性之葡萄球菌、肺炎或鏈球菌產生抑制作用，目前口服主要作為泌尿、呼吸道感染的治療。局部治療作為燒傷治療，防止敗血症之發作。磺胺藥與抗生素有很大的差異，其與抗生素如青黴素作用之比較如表6-3所示。

　　磺胺類藥物副作用列述如下：

1. 過敏反應：Stevens-Johnson症候群。

2. 消化系統：常發生噁心、嘔吐、腹痛，可能出現黃疸。

3. 腎臟毒性：低溶解度，易產生結晶尿。須給與大量水或服用碳酸氫鈉（NaHCO$_3$）鹼化尿液，增加溶解度，加速排泄。

4. 干擾造血機能：新生兒會產生核黃疸。磺胺類藥物為高氧化物，其他如缺乏G-6-PD的病人則易產生溶血性貧血。

表6-3 磺胺藥與青黴素作用之比較

性質	磺胺藥	青黴素
來源	化學合成品	由活菌分泌之物質
作用機轉	與PABA之結構類似，干擾細菌合成葉酸之過程	阻礙細菌細胞壁的合成
給藥途徑	口服有效，可由腸胃道吸收	除耐酸性青黴素外其他不宜口服
毒性	毒性高，易引起泌尿道結石	毒性低，但易引起過敏性反應

　　磺胺藥的分類則可分成以下幾項，(1)短效性磺胺藥：為水溶性，吸收快，排泄也快。在尿中溶解度高，很少發生結晶沉澱或尿道結石，臨床上常用於治療尿道感染。如sulfisoxazole, sulfadiazine。(2)中等效性磺胺藥：如sulfadiazine, sulfamethoxazole, cotrimoxazole。(3)長效性磺胺藥：吸收快、排泄慢、毒性較大。如sulfamethoxypyridazine, sulfadimethoxine, sulfamethoxydiazine。(4)眼用磺胺藥：sulfacetamide。(5)腸道感染用磺胺藥：如succinylsulfathiazole, phthalylsulfathiazole。(6)治療燒傷用磺胺藥：如mefenide, silver sulfadiazine。

全身性感染之磺胺類藥物

sulfisoxazole (Gantrisin®)

　　【用途】尿道感染、中耳炎之治療。

　　【用法】以口服或靜脈、肌肉注射。

　　【副作用】噁心嘔吐、下痢、血液惡質。在尿液中溶解度高，較少發生結石。

　　【注意事項】兩歲以下孩童、孕婦及哺乳者禁用。

sulfamethoxazole (Sinomin®)

【用途】尿道感染、膀胱炎之治療。

【用法】可口服或靜脈注射，眼藥水可用於眼睛感染。

【副作用】尿結石、血液惡質。

【注意事項】兩歲以下孩童、孕婦及哺乳者禁用。

cotrimoxazole (Baktar®)

【藥理作用】由sulfamethoxazole與trimethoprim以5：1比例之合劑。

【用途】尿道、中耳炎、肺囊蟲肺炎、支氣管炎感染之治療。

【用法】空腹口服（至少飯前一小時或飯後兩小時）。

【副作用】噁心嘔吐、蕁麻疹、皮疹。

【注意事項】兩歲以下孩童、孕婦及哺乳者禁用。

sulfasalazine

【藥理作用】小腸不易吸收，於大腸的細菌分解成sulfapyridine和 m-aminosalicylic acid，後者為抗炎的活性成分。

【用途】腸內感染引起之潰瘍結腸炎的治療及預防。

【用法】口服。

【副作用】頭疼、噁心嘔吐、腸胃不適、精子減少。

【注意事項】哺乳時不宜用。病患尿液呈橙黃色。

局部性感染之磺胺類藥物

sulfacetamide

【用途】眼部結膜炎之治療。

【用法】眼藥水局部使用。

【副作用】流淚、刺痛、灼燒感。

【注意事項】兩歲以下孩童禁用。

mafenide（Sulfamylon®）

【用途】燒傷治療藥物，預防綠膿桿菌感染引起的敗血症。

【用法】霜劑外用。

【副作用】局部有燒灼感及皮疹。

silver sulfadiazine（Silvadene®）

【用途】燒傷治療藥物，預防綠膿桿菌感染引起的敗血症。

【用法】外用霜劑，但須覆蓋傷口重複施藥，燒傷之壞死組織應於使用前先清除。

【副作用】皮膚過敏、起疹、發癢。

【注意事項】兩歲以下孩童、孕婦及哺乳者禁用。

phthalylsulfathiazole

【藥理作用】不溶性之磺胺藥。

【用途】主要口服，用於腸道殺菌劑，與其他抗菌劑併用治療腸道感染及預防腹部開刀發生感染。

其他葉酸還原抑制劑

trimethoprim (Syraprim®)

【藥理作用】抑制dihydrofolate還原，本藥之抗菌範圍與磺胺藥相似。

【副作用】噁心嘔吐、皮疹。可能因葉酸缺乏導致巨母血球性貧血（megaloblastic anemia），可投與folinic acid來預防。

pyrimethamine

【藥理作用】常與磺胺藥合併用於治療寄生蟲感染。

methotrexate

【藥理作用】為癌症化學療劑。

第二節　泌尿系統防腐劑

泌尿系統防腐劑係用於腎臟、膀胱、尿道等細菌感染之治療及預防復發，通常以革蘭氏陰性菌感染居多，如大腸桿菌、變形桿菌、綠膿桿菌。女性因尿道較男性短，容易引起膀胱炎及尿道炎，造成局部發炎及疼痛，如不治療易引發腎臟炎。臨床常用的泌尿系統防腐劑有下列幾種：

1. 抗生素：四環黴素用於急性膀胱炎之治療；青黴菌素、頭孢菌素及胺基配醣體抗生素用於腎臟感染之治療。

2. 磺胺藥：如cotrimoxazole, ulfisoxazole。

3. quinolones抗菌劑。

第一代quinolones抗菌劑

　　quinolones爲一類強的、廣效的抗菌藥物，早期的藥只限用於某些革蘭氏陰性菌感染如尿道感染，新一代的quinolones則增強了抗菌的範圍。早期的藥如nalidixic acid和cinoxacin，新一代的藥如norfloxacin, ciprofloxacin和ofloxacin等。quinolones抑制細菌的DNA gyrase而達到制菌的作用。

nalidixic acid（Negacide®）

　　【用途】急性或慢性尿道感染之治療。

　　【用法】口服。

　　【副作用】頭痛、噁心嘔吐、眩暈、下痢。

　　【注意事項】三歲以下、癲癇患者禁用。

cinoxacin（Cinobac®）

　　【用途】急性或慢性泌尿系統感染之治療。

　　【用法】口服。

　　【副作用】頭痛、噁心嘔吐、眩暈、下痢。

　　【注意事項】哺乳婦女及小孩禁用。

oxolinic acid

　　【藥理作用】易產生抗藥性。

　　【用途】急性或慢性泌尿系統感染之治療。

　　【用法】口服。

　　【副作用】嗜睡、噁心嘔吐、失眠、溶血性貧血。

　　【注意事項】哺乳婦女及孕婦禁用。

piromidic acid（Panacid®）

【用途】泌尿及內臟器官感染之治療。

【用法】口服。

【副作用】發疹、噁心嘔吐、肝腎功能異常、下痢。

pipemidic acid（Dolcol®）

【用途】泌尿系統感染之治療。

【用法】口服。

【副作用】胃痛、噁心嘔吐、下痢。

【注意事項】孕婦、哺乳婦女及小孩禁用。

第二代quinolones抗菌劑

norfloxacin（Baccidal®）

【用途】泌尿系統、呼吸道、皮膚、鼻咽耳感染之治療。

【用法】口服。

【副作用】頭痛、噁心嘔吐、腹部絞痛。

ciprofloxacin（Ciproxin®）

【用途】泌尿系統、呼吸道、皮膚、鼻咽耳、膽管、結膜感染之治療。

【用法】口服、點眼液。

【副作用】頭痛、眩暈、下痢。

【注意事項】十八歲以下禁用。口服避免與制酸劑一起服用（制酸劑含鈣、鎂、鋅、鉍和鋁可降低quinolones吸收）。

ofloxacin（Tarivid®）

【藥理作用】革蘭氏陰性菌及陽性菌均有效。

【用途】泌尿系統、呼吸道、皮膚、中耳感染之治療。

【用法】口服、靜脈注射。

【副作用】頭痛、眩暈、下痢、噁心。

【注意事項】口服，避免與制酸劑或食物一起服用。

lomefloxacin（Lomebact®）

【藥理作用】長效，每日服藥一次。

【用途】泌尿系統、呼吸道感染之治療及預防。

【用法】口服，夜晚給藥。

【副作用】頭痛、眩暈、光毒性（遇光引發毒性，病人應避免直接或間接暴露陽光）、過敏。

【注意事項】口服，避免與制酸劑一起服用。

第三節　抗生素

抗生素（antibiotics）是細菌、黴菌及放線菌等微生物所分泌之化學物質，對其他微生物的成長繁殖有抑制或殺死的作用。

現今使用之化學治療藥物多數來自天然抗生素經化學修飾之半合成品，統稱抗微生物製劑（antimicrobialagents），廣泛稱此類藥物為抗菌素。抗生素之使用原則如下列所述：

1. 抗生素之作用具有選擇性，故應先診斷清楚係何種微生物的感染後，才可在臨床上使用對抗此菌繁殖較適宜的抗生素。

2. 選擇正確的抗生素，應考慮抗菌範圍、抗藥性、藥物動力學上之因

素、副作用或藥物交互作用。

3. 若初劑量不足或血中的抗生素有效濃度過低,皆容易產生抗藥性的菌種。

4. 合併使用兩種或多種抗生素時,應注意其劑量及藥物之間的關係。

5. 注意抗生素的毒性及排泄情形。

抗生素的分類,可依其化學構造、抗菌範圍及抗菌機轉而分類,下列抗生素依作用機轉及作用部位分為五大類:1.抑制細菌細胞壁合成。2.改變細菌細胞膜功能。3.干擾細菌蛋白質合成。4.阻斷細菌核酸合成。5.影響細菌細胞新陳代謝。

青黴素（penicillins）

青黴素是由*Penicillium notatum*及*Penicillium chrysogenum*等菌種分離出來。最早由弗萊明（Fleming）於1929年發現,而於1941年開始臨床應用,包括天然青黴素（如penicillin G及penicillin V）及半合成衍生物。

細菌的細胞壁是由多醣類及胜肽聚醣（peptidoglycan）所構成的黏胜肽複合體,而青黴素競爭性抑制合成細胞壁所需之轉胜肽酶阻止黏胜肽的合成,而使細菌之細胞壁合成受阻。

青黴素對某些人會引起過敏反應（如低血壓休克）,因此使用青黴素前應先詢問病人是否有青黴素過敏的病史,並先做青黴素皮膚試驗。青黴素並不能通過正常之腦膜而到達腦脊髓液內,但在急性腦膜炎或發燒時,青黴素則較易通過血液腦屏障（BBB）而進入中樞系統。

probenecid（為促尿酸排泄劑,治療痛風）因抑制青黴素經由腎小管分泌之排泄,有時被用來提高並延長青黴素的血漿濃度。

所有的青黴素都含有一個β-lactam環、連結到環的二級胺與其側鏈,後者的取代基決定個別青黴素主要的抗菌和藥理性質。青黴素可被β-1actamases（penicillinases）和amidases分解而失去活性。所有含β-lactam環

的抗生素，皆可透過抑制細胞壁的合成而達到殺菌的效果。青黴素類的種類有下列幾種：

1. 天然青黴素：penicillin G（Pen G）與其他penicillins比較，後者的優點如後文表6-4。

2. 半合成青黴素：針對天然青黴素的缺點，修飾部分構造，並以天然青黴素爲原料經化學合成所得。

    (1)耐酶青黴素：不受青黴素酶（penicillinases）破壞分解之青黴素，故對具抗藥性的細菌有效，如dicloxacillin。

    (2)耐酸青黴素：酸性安定之青黴素，可口服，不受胃酸破壞，且腸道吸收較易，如ampicillin, amoxicillin。

    (3)廣效青黴素：抗菌範圍比天然青黴素廣泛，如carbenicillin, piperacillin。

3. 乙內醯胺酶抑制劑：由鏈黴菌屬中分離出一種物質叫克拉維酸（clavulanic acid），可抑制葡萄球菌及革蘭氏陰性菌分泌之乙內醯胺酶的活性，保護青黴素分子免受分解破壞。但其本身抗菌很弱，故必須與青黴素製劑合用。

青黴素類與頭孢菌素類抗生素同屬乙內醯胺之構造，其較爲嚴重副作用爲過敏反應，發生機率雖低，但嚴重時會有急性過敏休克，稱爲「青黴素休克」，造成氣管急促收縮而呼吸困難，如不施救易喪命。

青黴素若與streptomycin等併用，會產生協同作用；但與tetracycline類合用，會產生拮抗作用。青黴素於溶液中不安定，易水解失效，故注射劑係製成乾粉或凍晶狀態出售，注射給藥時加注射用水溶解使用。

> **病患衛教資訊**
>
> - 應完成全程治療，不宜任意停藥。
> - 宜空腹服用（飯前一小時或飯後兩小時），penicillin V及amoxicillin之吸收較不受食物影響。
> - 服藥時同時喝一整杯水，果汁或汽水均不宜。
> - 最好以固定相等間隔時間服藥。
> - 若需同時服用其他藥品（如制酸劑、瀉劑與維生素等）應詢問醫師或藥師。
> - 若出現紅疹、癢、蕁麻疹或嚴重腹瀉應告知醫師。

天然青黴素

penicillin G (Benzylpenicillin®)

【用途】主治腦膜炎、淋病、梅毒等性病及金黃色葡萄球菌引起之肺炎性心內膜炎的第一線用藥。

【用法】一般可靜脈或肌肉注射。

【副作用】噁心嘔吐、下痢及皮疹。

penicillin procaine

【藥理作用】吸收慢而效期較長。

【用途】淋病、梅毒之治療。

【用法】僅供肌肉注射。

【副作用】皮疹、腎炎及抽搐。

半合成青黴素

penicillin V

【用途】肺炎雙球菌、上呼吸道、中耳炎感染之治療及風濕熱的預防。

【用法】空腹時口服投藥。

【副作用】噁心嘔吐、下痢及皮疹。

dicloxacillin（Dacocilin®）

【藥理作用】耐酸及耐酶性之青黴素。

【用途】對於葡萄球菌引起呼吸道感染及骨髓炎之治療。

【用法】口服或肌肉靜脈注射。

【副作用】噁心嘔吐、下痢。

ampicillin（Pentrexyl®）

【藥理作用】廣效青黴素。

【用途】革蘭氏陽性及陰性菌引起感染之治療。

【用法】口服或肌肉靜脈注射。

【副作用】噁心嘔吐、下痢、腹部痙攣及皮疹。

amoxicillin（Amoxil®）

【藥理作用】廣效青黴素，對革蘭氏陽性及陰性菌引起之感染有效，是常用青黴素製劑之一。

【用途】尿道炎、耳炎、流行性感冒，變形桿菌、葡萄球菌及腸內球菌之感染及幽門螺旋桿菌引起胃潰瘍之治療。

【用法】口服或肌肉靜脈注射。

【副作用】噁心嘔吐、下痢、抽搐及皮疹。

ampicillin 與 dicloxacillin 合劑

【藥理作用】兩者併用可防止抗藥性的發生而增強抗生素的藥效。

【用法】口服或肌肉注射。

carbenicillin (Geopen®)

【用途】革蘭氏陰性菌引起之尿道感染。

【用法】靜脈注射使用。

【副作用】凝血異常,引起皮膚、黏膜的出血。

ticarcillin (Ticarpen®)

【用途】對綠膿桿菌等革蘭氏陰性桿菌引起尿道及呼吸道之感染治療。

【用法】靜脈注射使用。

【副作用】皮疹、貧血、過敏。

piperacillin (Pipril®)

【用途】呼吸道感染,對綠膿桿菌、變形桿菌、大腸菌、腸內桿菌等引起感染。

【用法】靜脈注射。

【副作用】皮疹、發燒、頭痛。

imipenem 與 cilastatin 合劑 (Tienam®)

【藥理作用】以1:1之劑量併用,cilastatin可防止imipenem於腎臟受代謝分解而增加藥效。imipenem為類似青黴素但為廣效抗生素,尤其對多種抗藥性細菌之感染效果佳。

【用途】皮膚、組織、下呼吸道、骨骼、關節、心內膜及尿道之感染。

【用法】靜脈注射。

【副作用】抽搐、肝腎功能降低。

乙內醯胺酶抑制劑

amoxicillin 與 potassium clavulanate 合劑 (Augmentin®)

【用途】適用於葡萄球菌、鏈球菌、腦膜炎球菌引起之呼吸道、皮膚、耳鼻感染之治療。

【用法】口服。

【副作用】噁心嘔吐、皮疹、下痢。

ticarcillin (Timetin®)

【用途】對革蘭氏陰性菌及陽性菌引起之敗血病，呼吸道、皮膚、尿路感染之治療。

【用法】靜脈或點滴注射。

【副作用】噁心嘔吐、皮疹、下痢。

ampicillin 與 sulbactam 合劑 (Unasyn®)

【藥理作用】sulbactam有增強ampicillin之抗菌藥效。

【用途】呼吸道、皮膚、尿道感染之治療。

【用法】靜脈或肌肉注射。

【副作用】噁心嘔吐、皮疹、假膜性結腸炎。

表6-4　與penicillin G（Pen G）比較，其他penicillins的優點

藥　　物	優　　點
• procaine penicillin（肌肉注射） • benzathine penicillin G（肌肉注射）	• 從注射處慢慢釋放Pen G • 維持血中較長但較低的Pen G濃度（用於非常敏感但非致命的細菌感染，如咽炎和淋病）
phenoxymethylpenecillin（Pen V）口服	對胃酸較穩定
• methicillin（注射） • oxacillin • cloxacillin（口服） • dicloxacillin（口服） • nafcillin	可抵抗產生β-lactamase的葡萄球菌的分解（即對這些球菌有療效）
• ampicillin • amoxicillin（注射）	比Pen G較廣效，包括一些G（－）細菌，如大腸桿菌（*E. coli*）、奇異變形菌（*Pr. Mirabilis*）、沙門氏桿菌屬（Salmonellae）和流行感冒桿菌（*H. influenzae*）（這些藥物可被產生β-1actamase的細菌破壞）
• carbenicillin indanylester（口服） • ticarcillin（注射）	與上一類相同＋綠膿桿菌（*Ps. aeruginosa*）（這些藥物可被產生β-1actamase的細菌破壞）
• mezlocillin（注射） • piperacillin（注射）	比Pen G廣效，爲ampicillin衍生物，對綠膿桿菌有效（這些藥物可被產生β-1actamase的細菌破壞）

頭孢菌素（cepharosporins）

在青黴素研究的初期，另外一類相似的β-1actam抗生素也被研發出來。1945年分離出含β-1actam但與青黴素不同的物質，稱爲cepharosporin C。就如同青黴素，有成千的半合成頭孢菌素被研發出來。頭孢菌素的作用機制與青黴素一樣。

　　頭孢菌素類抗生素可視為廣效抗生素，依抗菌的範圍而分類，其抗菌範圍與青黴素類中的ampicillin相仿。

　　頭孢菌素分為第一至四代等四類，其特性及抗菌範圍如表6-5所示。

表6-5　頭孢菌素的分類

分　類	特　性	抗菌範圍
第一代的頭孢菌素	為最早研發的化合物	• 對革蘭氏陽性菌（葡萄球菌、肺炎球菌和鏈球菌）有很強的活性，但對常見的革蘭氏陰性菌（大腸桿菌、克雷白氏桿菌和變形桿菌）只有中度的活性；這些物質對綠膿桿菌無效。此類藥的抗菌範圍與許多簡單的青黴素相似，因此可作為青黴素化療時的另類藥物。 • 如cephalexin（類似ampicillin）和cefadroxil（類似amoxicillin）對一些革蘭氏陰性菌有效，而且可以口服；注射藥包括cephalothin, cephapirin和cefazolin。
第二代的頭孢菌素	比第一代的抗菌範圍廣	• 對革蘭氏陰性菌如大腸桿菌、克雷白氏桿菌屬以及變形桿菌屬的效果比第一代好，它們還對流行感冒桿菌有效。有些藥物對腦膜炎和淋病也有效。 • cefaclor和cefprozil口服有效，但大部分的第二代頭孢菌素為注射用藥。臨床使用的一些半合成藥物為cefoxitin, cefmtaxole, cefotetan。最近一個較成功的藥物為cefuroxime，它可以注射給藥，或以cefuroxime axetil口服，在血液內被酯酶分解為cefuroxime。
第三代頭孢菌素	抗菌範圍比第一、二代廣	包括第一代和第二代無效的革蘭氏陰性菌；但對革蘭氏陽性菌的效果則較差，對革蘭氏陰性菌的活性則較強，且對β-lactamase的抵抗性也較佳。第三代頭孢菌素包含cefotaxime, ceftizoxime和

（續）

分　　類	特　性	抗菌範圍
		ceftriaxone，這些藥對假單孢菌屬（*Pseudomonas*）無效。不過有一些第三代的頭孢菌素對假單孢菌屬有效，如ceftazidime, cefoperazone, cefepime和cefpirone等。cefixime也被歸類為第三代，口服有效。moxalactam也歸類為第三代頭孢菌素，它的抗菌範圍廣，包括綠膿桿菌（*Pseudomonas aeruginosa*）。
第四代頭孢菌素	抗菌範圍類似第三代，但對β-1actamase較具抵抗性	如cefepime。

病患衛教資訊（口服劑型）
- 完成全程治療，勿隨意停藥。
- 可能引起腸胃不適，可與食物或牛奶一起服用。
- 若曾經對此類藥品或penicilllins類過敏，請告知醫師或藥師。
- 服藥後若出現噁心、嘔吐或腹瀉等副作用，請告知醫師，尤其是嚴重腹瀉，或排出帶有血絲、黏膜或膿時。
- cephalosporins會分泌至乳汁，親自授乳之婦女請告知醫師。

第一代頭孢菌素

cephalexin (Keflex®)

【用途】呼吸道、尿道、皮膚、骨骼及關節感染之治療。

【用法】口服。

【副作用】下痢、噁心嘔吐、眩暈。

【注意事項】如為配製的懸劑，冷藏十四天後應丟棄。

cephaloridine (Keflodin®)

【用途】呼吸道、柔軟組織感染。

【用法】肌肉注射。

【副作用】腎毒性、腦病及過敏反應。

【注意事項】因副作用較強，原開發藥廠已停產。

cephradine (Velosef®)

【用途】呼吸道、皮膚、骨骼及關節感染之治療。

【用法】口服、靜脈注射。

【副作用】下痢、噁心嘔吐、皮疹。

cefadroxil (Duracef®)

【用途】尿路、扁桃腺炎、皮膚、柔軟組織感染。

【用法】口服。

【副作用】下痢、噁心嘔吐、皮疹。

【注意事項】如爲配製的懸劑，冷藏十四天後應丟棄。

cefazolin (Cefamezin®)

【用途】呼吸道、尿道炎、手術預防感染。

【用法】靜脈或肌肉注射。

【副作用】發燒、血栓靜脈炎、皮疹。

第二代頭孢菌素

cefprozil (Cefzil®)

【用途】皮膚、中耳及呼吸道感染。

【用法】口服。

【副作用】下痢、噁心嘔吐、皮疹、陰道炎。

cefamandole (Mandol®)

【用途】尿路、關節、骨髓、皮膚、呼吸道感染。

【用法】靜脈或肌肉注射。

【副作用】下痢、噁心嘔吐、假膜性結腸炎。

【注意事項】本藥會抑制酒精代謝，不要與酒精飲料一起服用。

cefuroxime (Zinnat®)

【用途】淋病、鼻竇炎、咽喉感染。

【用法】靜脈或肌肉注射、口服。

【副作用】下痢、噁心嘔吐。

cefaclor (Keflor®)

【用途】急性耳炎、骨髓、皮膚感染之治療。

【用法】口服。

【副作用】下痢、噁心嘔吐、假膜性結腸炎。

cefoxitin (Mefoxin®)

【用途】下呼吸道、腹腔感染之治療。

【用法】靜脈或肌肉注射。

【副作用】下痢、皮疹、噁心嘔吐。

cefotetan (Yamatetan®)

【用途】尿路、皮膚、下呼吸道、腹腔感染之治療。

【用法】靜脈或肌肉注射。

【副作用】發燒、注射處疼痛。

【注意事項】本藥會抑制酒精代謝，不要與酒精飲料一起服用。

第三代頭孢菌素

cefoperazone (Cefobid®)

【用途】大腸桿菌、克雷白氏桿菌、嗜血桿菌之感染，呼吸道及皮膚感染之治療。

【用法】靜脈或肌肉注射。

【副作用】下痢、注射處靜脈炎。

【注意事項】本藥會抑制酒精代謝，不要與酒精飲料一起服用。

cefotaxime (Claforan®)

【用途】泌尿生殖、呼吸道及腹腔感染之治療。

【用法】靜脈或肌肉注射。

【副作用】皮疹。

【注意事項】要加注射用水溶解立即使用，平時應放冰箱冷藏。

ceftriaxone (Rocephin®)

【藥理作用】長效性，每日一次，廣效抗菌。

【用途】呼吸道及腹腔感染、腦膜炎及中耳炎之治療。

【用法】靜脈或肌肉注射。

【副作用】下痢、皮疹、注射處疼痛。

【注意事項】要加注射用水溶解立即使用，平時應放冰箱冷藏。

moxalactam (Moxam®)

【用途】腦膜炎、尿路、肺炎感染。

【用法】靜脈或肌肉注射。

【副作用】皮疹、出血、發燒。

【注意事項】本藥會抑制酒精代謝，不要與酒精飲料一起服用。

第四代頭孢菌素

cefepime (Maxipime®)

【用途】限於嚴重感染之用。適用呼吸道、皮膚及柔軟組織與尿道的感染，尤其對革蘭氏陰性桿菌及綠膿桿菌感染，藥效更佳。

【用法】靜脈注射。

【副作用】靜脈炎、下痢、頭痛、視力模糊。

巨環內酯抗生素（macrolide antibiotics）

顧名思義，巨環內酯為分子結構，含有一個很大的內酯環巨大分子，包括erythromycin（紅黴素）、clarithromycin和azithromycin。

此類抗生素透過抑制細菌蛋白質的合成而達到制菌的作用。它們在對

抗葡萄球菌、鏈球菌（對methicillin敏感），以及砂眼披衣菌、肺炎黴漿菌、退伍軍人肺炎桿菌等有效，另外，對淋病球菌和腦膜炎球菌的感染也有效。

巨環內酯抗生素常用於治療呼吸道、皮膚和組織以及生殖尿道的感染。此類藥物的抗菌譜與青黴素相似，因此可作為對青黴素有過敏性病人的取代藥物，而紅黴素仍然是使用最多的巨環內酯抗生素。紅黴素等大多數為口服製劑。

巨環內酯抗生素副作用有：1.肝毒性：為最嚴重的副作用。2.胃腸作用：腹絞痛、噁心、嘔吐和腹瀉。3.暫時性聽覺喪失：除了暫時性聽覺喪失外，有時尚伴隨著耳鳴和眩暈。

erythromycin 紅黴素（Ilosone®）

【藥理作用】天然抗生素，不能通過血腦障壁，故藥效無法到達中樞神經系統。

【用途】革蘭氏陽性球菌及桿菌感染之治療，可作為penicillin G的代替藥來治療百日咳、梅毒等。

【用法】口服、外用、注射。

【副作用】痙攣、膽汁滯留性肝炎、黃疸。

【注意事項】有肝病者禁用本藥的estolate衍生物。

troleandomycin（TAO）

【藥理作用】為半合成抗生素。

【用途】上呼吸道感染之治療。

【用法】口服。

【副作用】過敏、腸胃不適。

clarithromycin (Klaricid®)

【藥理作用】安定性、口服吸收等均比erythromycin為佳，抗菌力亦較強。

【用途】革蘭氏陽性球菌及桿菌感染之治療。

【用法】口服。

【副作用】腸胃不適。

azithromycin (Zithromax®)

【用途】革蘭氏陽性球菌及桿菌感染之中耳炎，以及喉頭、扁桃腺炎之治療。

【用法】口服。

【副作用】噁心嘔吐、下痢。

【注意事項】不要與食物或制酸劑一起服用。

林絲菌素類抗生素

林絲菌素類抗生素可抑制革蘭氏陽性菌如金黃色葡萄球菌（不論是產生或不產生penicillinase）、溶血性鏈球菌、肺炎雙球菌。林絲菌素類抗生素能與細菌內細胞之核糖體50S結合，而抑制細菌蛋白質合成。

林絲菌素類抗生素的副作用有下列幾種：1.常見腹瀉、噁心和皮疹。2.肝毒性可能會發生。

lincomycin (Lincocin®)

【藥理作用】作用類似紅黴素，但因毒性大，已不再使用。

【用途】對肺炎球菌及葡萄球菌引起之感染治療。用於鼻咽耳感染、敗血症、心內膜炎、皮膚感染及尿道炎之治療。

【用法】靜脈注射或點滴、口服。

【副作用】假膜性結腸炎、腹瀉、噁心和皮疹。

clindamycin (Cleocin®)

【藥理作用】爲lincomycin的衍生物。

【用途】用於下呼吸道、婦科、腹內、關節骨骼感染之治療。

【用法】口服、靜脈注射或點滴、肌肉注射、外用。

【副作用】假膜性結腸炎、腹瀉、噁心和皮疹。

【注意事項】clindamycin在腸胃道的吸收比lincomycin 好，和它制菌作用所需要的濃度要比clindamycin低很多。

四環黴素（tetracycline antibiotics）

1948年一個令人興奮的抗菌物質chlortetracycline從*S. aureofaciens*分離出來。之後幾年內，陸續發現oxytetracycline, tetracycline和demeclocycline（1957年）。經過結構分析，發現四環黴素爲一類新的抗菌物質。

本類抗生素由於構造中具有共同之四個相連環狀結構組成，故統稱爲四環黴素。四環黴素有很好的口服活性和很廣的抗菌譜，而且四環黴素對β-lactam抗生素有抗藥性的細菌有效。除了從自然界發現的四環黴素外，半合成的化合物有methacycline, doxycycline和minocycline，它們的優點爲作用時間較長。

四環黴素抗菌機制爲藉著抑制蛋白質合成而產生制菌作用。四環黴素原爲廣效抗生素，對G（+）細菌如葡萄球菌和鏈球菌，以及G（-）細菌如大腸桿菌、變形桿菌屬、克雷白氏桿菌屬、腸菌屬、奈瑟氏球菌屬和鋸桿菌屬有效。四環黴素副作用：

1.四環黴素能與骨骼和牙齒的鈣結合，導致影響骨骼的成長和牙齒在

成長時（到六至八歲）的永久變色。

2. 四環黴素可通過胎盤，因此懷孕時使用為禁忌。

3. 高劑量有肝壞死和腎衰竭的報告。

4. 腹瀉。

5. minocycline（其他四環黴素不會）會引起可逆性的前庭反應，症狀包括眩暈、運動失調、衰弱、噁心和嘔吐。

6. 牛奶、制酸劑、鈣、鎂、鋁和鐵與四環黴素可在腸道形成不溶的複合物，導致治療失敗；例外為minocycline。

病患衛教資訊

- tetracycline應空腹服用，doxycycline及minocycline可與食物或奶製品共服。
- 應與一大杯開水一起服用。
- 避免同時服用制酸劑、緩瀉劑及含鐵製劑，若必須服用制酸劑，應錯開至少兩小時。
- 不宜長時間暴露在陽光下，以免產生光敏感反應。

天然四環黴素

chlorotetracycline 金黴素（Aureomycin®）

【用途】柔軟組織、皮膚黏膜感染之治療。

【用法】口服、舌下、眼用藥膏。

【副作用】牙齒變色、光過敏、噁心嘔吐、下痢。

【注意事項】服用過期產品會引起肝腎毒性。

oxytetracycline 土黴素（Terramycin®）

【用途】面皰，柔軟組織感染之治療。

【用法】口服、靜脈注射。

【副作用】光過敏、噁心嘔吐、引起念珠菌之感染。

tetracycline 鉑黴素 （Achromycin®）

【用途】面皰，柔軟組織感染之治療。

【用法】口服、靜脈或肌肉注射。

【副作用】光過敏、噁心嘔吐。

demeclocycline （Ledermycin®）

【用途】抗利尿激素亢進症及柔軟組織感染之治療。

【用法】口服。

【副作用】光過敏、胃部不適、引起念珠菌之感染。

【注意事項】八歲以下兒童禁用。

半合成四環黴素

rolitetracycline （Reverin®）

【用途】面皰、柔軟組織感染之治療。

【用法】限靜脈或肌肉注射。

【副作用】噁心嘔吐、過敏、牙齒變色。

doxycycline （Vibramycin®）

【用途】感受性細菌之感染及面皰之治療。

【用法】口服或肌肉注射。

【副作用】光過敏、胃壁刺激。

【注意事項】八歲以下兒童禁用。

minocycline (Minocin®)

【藥理作用】藥效最強，效期持久。

【用途】感受性細菌之感染及面皰之治療。

【用法】口服或肌肉注射。

【副作用】光過敏、噁心嘔吐、下痢、前庭障礙。

【注意事項】孕婦、八歲以下兒童禁用。

methacycline (Rondomycin®)

【用途】柔軟組織感染之治療。

【用法】口服。

【副作用】光過敏、噁心嘔吐。

【注意事項】八歲以下兒童禁用。

氯黴素（chloramphenicol）

　　氯黴素在1947年由*Streptomyces venezuelae*分離，1949年合成，成為第一個完全由合成製造的抗生素。其為廣效且效價很強的制菌劑，對G（＋）、G（－）和立克次體屬有效。

　　氯黴素可用於對青黴素有過敏，且對青黴素有明顯抗藥性的肺炎雙球菌或腦膜炎雙球菌引起的腦膜炎。氯黴素可抑制代謝數種藥物的肝臟微粒體酵素系統（即P450系統），因此與這些藥物併用時，可延長這些藥物的半衰期，如phenytoin, tolbutamide和warfarin。

　　氯黴素的副作用有以下數種：1.骨髓抑制：貧血、再生不良性貧血。2.新生兒的毒性。3.胃腸作用：噁心、嘔吐和腹瀉。

chloramphenicol 氯黴素（Chloromycetin®）

【藥理作用】能與細菌的50S ribosome結合而干擾其蛋白質合成。

【用途】傷寒、副傷寒、痢疾、腸炎等腸內感染，淋病等泌尿道感染及肺炎、百日咳、腦膜炎之治療。

【用法】口服、靜脈注射及外用眼藥膏和陰道錠。

【副作用】血液毒性，形成惡質血液及再生不良性貧血。

【注意事項】新生兒因肝功能尚未發育成熟，服用本藥易引發灰嬰症，應禁用。

胺基配醣體抗生素（aminoglycoside antibiotics）

胺基配醣體抗生素口服的吸收可忽略，也不容易進入腦脊髓液，它們只能以非腸道方式或局部投藥。

胺基配醣體抗生素為一組來自數種*Streptomyces*的抗生素，從1943到1950年代分離而得，包括streptomycin（鏈黴素），neomycin, kanamycin, gentamicin和tobramycin，以及半合成的amikacin和netilmicin。胺基配醣體抗生素的研發並不熱絡，因為它們具有嚴重的副作用。

胺基配醣體抗生素抗菌機制，能與細菌細胞內的核糖體30S部分結合，因而抑制細菌之蛋白質合成。

細菌易對此藥產生抗藥性，故常與青黴素類併用以增強藥效，但兩者不可事前先行混合一次注射，應單獨個別注射，否則易失效。另外，胺基配醣體抗生素有以下副作用：

1. 腎毒性：亨利氏環利尿劑如furosemide, bumetanide, ethacrynic acid以及一些頭孢菌素若和胺基配醣體抗生素併用，可加重後者的腎毒性，包括急性近曲小管的壞死。

2. 耳毒性：可能導致永久性耳聾或暫時性聽覺干擾。

3. 較高劑量的胺基配醣體抗生素可因神經肌肉的阻斷而抑制呼吸，因此若病人同時服用神經肌肉阻斷劑時要特別小心。

amikacin（Amikin®）

【藥理作用】副作用最低之半合成抗生素，是本類中最常用之藥物。

【用途】全身性感染及其他感受性病菌感染之治療。

【用法】注射使用。

【副作用】腎、耳毒性。

【注意事項】服藥期間病患應做腎功能測試，以防副作用。

gentamicin（Garamycin®）

【藥理作用】能與細菌30S ribosome結合，抑制蛋白質合成，並造成基因密碼判讀錯誤。ribosome隨後與mRNA分離，細菌細胞因而死亡。

【用途】全身性及局部性感染之治療。

【用法】靜脈或肌肉注射。

【副作用】腎、耳毒性、腹瀉。

【注意事項】服藥期間病患應做腎功能測試。

kanamycin

【用途】結核病、腹部手術前口服預防腸內細菌感染及腸道局部感染之治療。

【用法】靜脈或肌肉注射、口服。

【副作用】腎、耳毒性、神經肌肉阻斷作用。

【注意事項】腸道阻塞者禁用。

neomycin

【藥理作用】口服只有極微量吸收，因此可用於抑制腸胃道細菌的生長。

【用途】腸道手術前預防感染。

【用法】口服。

【副作用】耳毒性、下痢、噁心嘔吐。

【注意事項】嬰兒及兒童不宜。

streptomycin 鏈黴素

【用途】結核性疾患及其他感受性病菌感染之治療。

【用法】肌肉注射。

【副作用】腎臟、神經及耳毒性（以前庭傷害最常見）、過敏。

tobramycin (Nebcin®)

【用途】對綠膿桿菌感染之治療。

【用法】肌肉或靜脈注射。

【副作用】腎、耳毒性。

多胜肽類抗生素

多胜肽類抗生素屬於殺菌劑，包括有polymyxins及bacitracin。polymyxins為一群結構類似的抗生素（polymyxin A, B, C, D, E），目前只有polymyxin B及E被使用，其他因腎毒性太大，故臨床上不用。

Bacitracin (Batramycin®)

【藥理作用】抑制細菌細胞壁合成而達殺菌之作用。

【用途】只用於革蘭氏陽性菌引起的皮膚感染，作用於體表局部敷用。

【用法】外用或眼用藥膏用於皮膚及眼部感染，喉片用於口腔感染。

【副作用】腎毒性、神經肌肉無力及過敏反應等。

Polymyxins

【藥理作用】爲polymyxin B與E之合稱。此乃爲一界面活性劑，可分解細胞膜的脂蛋白結構，使細胞膜喪失屏障功能，造成細菌細胞內原生質流失。

【用途】polymyxin B主要對抗革蘭氏陰性菌，polymyxin E治療因大腸桿菌引起的腹瀉或志賀桿菌引起的腸胃炎，亦可治療耳、眼以及皮膚之感染。

【用法】肌肉或髓腔注射，點眼液用於眼耳感染。

【副作用】腎毒性、皮膚過敏、嗜睡、眩暈。

第四節　抗結核劑

結核病（tubereulosis）和痲瘋（1eprosy），分別由結核分枝桿菌和痲瘋分枝桿菌造成，是人類主要的分枝桿菌感染。結核病和痲瘋是典型的慢性感染，它們是所有的細菌感染之中最難治療的，用來殺死分枝桿菌的藥物稱爲抗分枝桿菌藥物（antimycobacterial agents）。在開發中國家，尤其是亞洲和非洲，肺結核仍然是一種普遍的感染疾病，最近愛滋病（AIDS）的流行，導致肺結核的病例增加。

結核病主要於肺部、泌尿、神經、胃腸及骨骼受感染。愛滋病患者較易受結核病感染。

抗結核藥物

肺結核的治療需要很長的時間，至少半年到數年，抗藥性的發展是主

要的問題，藥物副作用也變成很重要的考量。

　　活動性肺結核必須以兩種或以上的藥物合併治療以延緩抗藥性的發展，只有在高危險可能感染肺結核個人的預防時，才使用單一的藥物（如 isoniazid）。

　　第一線藥物：isoniazid, rifampin, pyrazinamide, ethambutol, streptomycln。主要副作用為肝毒性、神經病變、視神經炎。

　　第二線藥物：p-aminosalicylic acid, ethionamide, kanamycin, amikacin, cycloserine, viomycin, ciprofloxacin, ofloxacin。比第一線藥物差且較毒，用於對第一線藥物有過敏的病人，或用於治療非典型分枝桿菌引起的疾病，或對第一線藥物有抗性的分枝桿菌。

第一線藥物

isoniazid（INH；INAH）

　　【藥理作用】抑制耐酸菌細胞壁黴菌酸（mycolic acid）的形成，為治療結核病最有效的用藥。

　　【用途】肺結核的治療。

　　【用法】口服錠劑為主。

　　【副作用】神經炎、肝功能障礙。

　　【注意事項】常與維生素B_6併用以防神經炎。

ethambutol（Myambutol®）

　　【藥理作用】抑制耐酸菌細胞壁的形成。

　　【用途】肺結核的治療。

　　【用法】通常以口服為主。

　　【副作用】視神經炎、視力障礙。

【注意事項】不建議使用於十三歲以下兒童。

rifampin (Rifampicin; Rifadin®)

【藥理作用】廣效抗菌半合成之抗生素，抑制細菌RNA的形成，除對結核及痲瘋耐酸桿菌有效外，革蘭氏陽性菌、部分革蘭氏陰性及病毒均有效。

【用途】肺結核、痲瘋病、尿道感染及心內膜炎之治療；預防腦膜球菌之感染

【用法】口服。

【副作用】噁心嘔吐。

【注意事項】本藥物爲紅色，故病人尿液、淚水或痰液會變紅色。婦女服用本藥，會使口服避孕丸失效而意外受孕。

rifabutin (Mycobutin®)

【藥理作用】類似rifampin之藥物。

【用途】肺結核、痲瘋病。

【用法】口服。

【副作用】皮疹、腸胃不適。

【注意事項】本藥物爲紅色，故病人尿液、淚水或痰液會變紅色。

第二線藥物

streptomycin 鏈黴素

【用途】結核性疾患及其他感受性病菌感染之治療。

【用法】肌肉注射。

【副作用】腎臟、神經及耳毒性（以前庭傷害最常見）、過敏。

pyrazinamide (Pyramide®)

【藥理作用】抑制細菌蛋白質的合成。

【用途】結核病的治療。

【用法】口服。

【副作用】腸胃不適、高尿酸血症、肝障礙。

【注意事項】有肝病及痛風者禁用。

p-aminosalicylic acid (PAS)

【藥理作用】抑制細菌葉酸的合成，使核酸無法形成。

【用途】結核病的治療。

【用法】口服。

【副作用】噁心嘔吐、肝毒性。

【注意事項】與制酸劑共用可減輕副作用。

ethionamide (Ethimide®)

【藥理作用】抑制細菌細胞壁的形成。

【用途】結核病、癲癇的治療。

【用法】口服。

【副作用】噁心嘔吐、肝毒性。

【注意事項】嚴重肝病者禁用。

抗痳瘋藥物（anti1eprosy drugs）

痳瘋由痳瘋桿菌（或Hansena桿菌）所造成，全世界大約有一千萬病

例，主要發生在亞洲、非洲和南美。抗藥性很容易產生，因此必須以兩種藥物合併治療。

　　痲瘋病進行緩慢，開始侵犯末梢神經，使手足失去感覺而受傷結疤，接著臉部亦受感染。目前治療痲瘋病採用多種藥物同時投與方式，以降低抗藥性的發生而提高療效。

dapsone（DDS）

【藥理作用】結構類似磺胺類藥物，抑制葉酸的合成。

【用途】痲瘋病、疱疹性皮膚炎的治療。

【用法】口服或注射。

【副作用】很多病人會有溶血反應，特別是缺乏葡萄糖-6-磷酸脫氫酶；腸胃不適和皮疹。

【注意事項】與rifampin或clofazimine合併使用。

rifampin

【藥理作用】廣效抗菌半合成之抗生素，抑制細菌RNA的形成，除對結核及痲瘋耐酸桿菌有效外，革蘭氏陽性菌、部分革蘭氏陰性及病毒均有效。

【用途】肺結核、痲瘋病、尿道感染及心內膜炎之治療；預防腦膜球菌之感染

【用法】口服。

【副作用】噁心嘔吐。

【注意事項】本藥物為紅色，故病人尿液、淚水或痰液會變紅色。婦女服用本藥，會使口服避孕丸失效而意外受孕。

clofazimine

【藥理作用】可作爲dapsone的另類藥，其特點爲半衰期（$t_{1/2}$）可長達兩個月。

【用途】癩瘋病的治療，用於抗dapsone的癩瘋桿菌或不能忍受dapsone的病人。

【用法】口服。

【副作用】皮疹，最明顯的副作用爲使皮膚呈現紅褐到幾乎黑色。

【注意事項】患者尿液、唾液、大便及淚液會帶紅色。

第五節　抗黴菌劑

黴菌感染

　　經黴菌感染所造成的疾病，稱爲黴菌病（mycoses），可分爲表面性和全身性兩種，全身性黴菌感染主要發生在免疫力不全的病人（AIDS患者、使用corticosteroid藥物患者、使用抗癌藥物患者）上，一般常見的黴菌感染局限於皮膚表層。

　　一般說來，造成表面性或全身性感染的黴菌種類不同，但有些黴菌例如白色念珠菌，除感染表面外，亦可侵入組織。黴菌感染可概略分爲以下兩類：

1. 局部性感染：皮膚、指甲及口腔、陰道等黏膜受念珠菌、癬菌、黴菌感染引起之灰指甲、香港腳（足癬）、髮癬、股癬。
2. 全身性感染：麴菌、球黴菌、囊球菌、念珠菌等部分眞菌於身體內之組織造成嚴重全身性感染。

> **病患衛教資訊**
> ● 避免接觸眼睛。
> ● 若病情惡化或持續，或有皮膚刺激性（燒灼感、刺痛感、紅腫、搔癢），應停藥並告知醫師。
> ● 應完成全程治療，不宜因病情好轉而自行停藥。股圓癬及體癬經治療二至三星期、足癬四星期未見改善時，應告知醫師。

用於體表的抗黴菌藥物

局部感染之抗黴劑

salicylic acid 水楊酸

【藥理作用】能夠在不影響活性表皮的結構下，使皮膚角質層產生脫屑作用。水楊酸在3～6%的濃度下具有去角質化的作用，高濃度用於疣及雞眼。

【用途】皮膚癬感染之治療，作為面皰治療的角質溶解劑。

【用法】外用藥膏局部塗抹。

【副作用】皮膚刺激及皮疹。

【注意事項】三歲以下兒童禁用。

undecylenic acid 十二烯酸（U.U. External®）

【藥理作用】用於香港腳外用軟膏、溶液等製劑，常見於市售成藥中。

【用途】皮膚癬感染之治療。

【用法】外用藥膏局部塗抹。

【副作用】皮膚刺激及皮疹。

【注意事項】兩歲以下兒童禁用。

tolnaftate (Tinactin®)

【藥理作用】治療皮膚癬菌屬感染，對念珠菌無效。

【用途】灰指甲、癬之治療。

【用法】外用藥膏局部塗抹。

【副作用】刺激、接觸性皮膚炎。

clioquinol (Vioform®)

【用途】香港腳、陰道滴蟲感染之治療。

【用法】外用藥膏局部塗抹。

【副作用】皮膚刺激。

【注意事項】兩歲以下兒童禁用。

ciclopirox olamine (Batrafen®)

【藥理作用】廣效抗黴劑。

【用途】皮癬之治療。

【用法】外用藥膏局部塗抹。

【副作用】燒灼感、搔癢。

clotrimazole (Canesten®)

【藥理作用】廣效抗黴劑。

【用途】皮膚、口腔及陰道念珠菌感染、滴蟲感染及灰指甲之治療。

【用法】以陰道錠塞入陰道深部，軟膏可塗擦外陰部。

【副作用】噁心嘔吐、接觸性皮膚炎。

econazole (Ecostatin®)

【用途】皮膚黴菌及陰道念珠菌感染。

【用法】以陰道錠塞入陰道深部，軟膏可塗擦外陰部。

【副作用】灼燒、搔癢、刺痛、紅腫。

oxiconazole (Oxistat®)

【藥理作用】抑制黴菌麥角脂醇之生長合成。

【用途】皮膚癬菌及香港腳之治療。

【用法】表皮皮膚塗擦。

【副作用】灼燒、搔癢、刺痛、紅腫。

butoconazole (Femstat®)

【用途】陰道念珠菌感染。

【用法】軟膏注入陰道深部。

【副作用】陰道灼燒、搔癢、腫痛。

全身感染之抗黴劑

flucytosine (Ancogon®)

【藥理作用】抑制黴菌之DNA生長合成。

【用途】念珠菌及球黴菌引起之心內膜炎、腦膜炎及敗血症等全身性黴菌感染之治療。

【用法】口服。

【副作用】貧血、腸胃不適、光過敏。

terbinafine 利黴舒 (Lamisil®)

【藥理作用】廣效抗黴劑，能抑制黴菌麥角脂醇之生長、合成，進而破壞細胞膜。

【用途】皮膚、指甲之念珠菌感染及灰指甲之治療。

【用法】口服，須服藥二至六週。

【副作用】噁心嘔吐、皮膚疹及肝功能降低。

【注意事項】哺乳婦女禁用。

miconazole (Daktarin®)

【藥理作用】廣效抗黴劑，能抑制黴菌麥角脂醇之生長、合成，進而破壞細胞膜。

【用途】全身性黴菌之感染，灰指甲、念珠菌引起陰道炎之治療。

【用法】以靜脈點滴治療或外用製劑。

【副作用】注射時有靜脈炎、噁心嘔吐。

ketoconazole (Nizoral®)

【藥理作用】抑制黴菌麥角脂醇之生長、合成，進而破壞細胞膜。

【用途】全身性黴菌之感染，灰指甲、念珠菌引起陰道炎之治療。

【用法】口服或外用均可。

【副作用】噁心、皮膚疹及肝功能、男性性功能降低。

【注意事項】懷孕、哺乳婦女禁用。

itraconazole (Sporanox®)

【用途】全身性黴菌之感染。

【用法】口服。

【副作用】噁心嘔吐、皮疹、肝毒性。

fluconazole (Diflucan®)

【藥理作用】抑制黴菌麥角脂醇之生長合成而破壞細胞膜。

【用途】囊球菌及念珠菌等全身性黴菌之感染。

【用法】口服或靜脈點滴給藥。

【副作用】噁心嘔吐、皮疹、肝毒性。

抗黴抗生素

　　抗黴抗生素大多屬多烯類，為廣效抗黴劑。由於毒性甚強，大半僅作為局部黴菌感染之用。

amphotericin B (Fungizone®)

【藥理作用】改變黴菌細胞膜的通透性，而破壞其組織。

【用途】麴菌、球黴菌、囊球菌及念珠菌等全身性黴菌之感染。

【用法】口服吸收不好，可以靜脈點滴治療全身性感染；乳膏用於局部感染。

【副作用】噁心嘔吐、腎毒性、貧血、血小板減少症。

nystatin (Mycostatin®)

【藥理作用】與位於黴菌細胞膜上的ergosterol（麥角脂醇）結合，改變細胞膜的通透性。人類細胞中主要的sterol為cholesterol，因此此藥具有選擇性的毒性。

【用途】主要用於白色念珠菌所引起的皮膚感染及黏膜感染。

【用法】口服。

【副作用】高劑量偶爾會產生腹瀉、腹部不適、噁心與嘔吐。

【注意事項】對皮癬菌的感染無效。

griseofulvin (Fulvicin®)

【藥理作用】破壞細胞分裂期的紡錘體，中止細胞分裂。

【用途】用於治療皮癬菌的感染，治療黴菌引起的皮膚、頭髮、指甲部位的癬症。

【用法】必須口服給藥（局部無效）。

【副作用】過敏性反應如皮膚疹、蕁麻疹、噁心嘔吐、上腹部不適、腹瀉等等。

【注意事項】可能會有光敏感反應，應避免長期曝晒於陽光或燈光下。

第六節　抗病毒劑

病毒

病毒（virus）是構造相當簡單的一種微生物，包括外層之莢膜（醣蛋白）及核酸（RNA或DNA）兩部分。當病毒侵入人體細胞後，脫掉外層的莢膜，依靠宿主提供之能量及養分來製造病毒所需之核酸、蛋白質或酵素而繁殖生長。

病毒為細胞的寄生蟲，本身沒有代謝的機制，僅能在活的宿主細胞內繁殖。疫苗是目前控制病毒感染的主流。一些有效的抗病毒藥物已在臨床上使用，儘管效力有限，但他們改變了一些疾病的治療方式。

病毒的分類如下列所示：

1. DNA病毒：水痘、腦炎疱疹、生殖器疱疹、眼睛疱疹、帶狀疱疹、疣、天花、上呼吸道感染、B型肝炎等。

2. RNA病毒：小兒麻痺、黃熱病、德國麻疹、狂犬病、麻疹、流行性感冒、腮腺炎、愛滋病、登革熱、腸病毒、A型及C型肝炎等。

抗病毒藥物

抗病毒藥物的作用機轉有下列幾種：

1. 抑制病毒穿透細胞：如amantadine。

2. 干擾病毒核酸的合成：如acyclovir, zidovudine。

3. 蛋白質酵素抑制劑（protease inhibitor）：如saquinavir。

amantadine（Symmetrel®）

【藥理作用】抑制病毒的剝外套膜作用，使病毒無法穿透細胞。

【用途】流行性感冒A型病毒預防及治療，亦可縮短A型感冒發病（症狀）的時間。治療帕金森氏症及藥物引起之外錐體症狀副作用。

【用法】口服。

【副作用】眩暈、腸胃不適、失眠。

【注意事項】疫苗的接受性較高，此藥可用於尚未接種之人，或正在流行期時。

idoxuridine（Herplex®）

【藥理作用】抑制病毒DNA核酸的生合成。

【用途】單純疱疹病毒第I型引起之角膜炎之治療。

【用法】眼用液或軟膏使用。

【副作用】眼部刺痛及灼燒感。

vidarabine (Are-A®)

【藥理作用】為抗病毒之廣效抗生素。

【用途】單純疱疹病毒第I型引起之角膜炎或腦膜炎。

【用法】局部眼藥膏抹擦或靜脈點滴投藥。

【副作用】下痢、噁心嘔吐、顫抖及心智不清。

acyclovir (Zovirax®)

【藥理作用】須經由一種主要由病毒所合成的酵素磷酸化後，才會有活性，因此具有選擇性毒性，為最常用之疱疹治療藥物。

【用途】單純疱疹病毒第I、II型引起之角膜炎及生殖器疱疹、水痘及帶狀疱疹之治療。有效對抗疱疹病毒（herpes simplex），但僅能抑制正在複製中的病毒，對潛伏中的病毒無效。

【用法】口服、靜脈注射或外用乳膏之使用。

【副作用】噁心嘔吐、頭痛、皮疹、腎功能下降。

【注意事項】長期或重複使用可能導致病毒產生抗藥性，使藥效降低。

ganciclovir (Cytovene®)

【藥理作用】acyclovir的類似藥物。

【用途】單純疱疹病毒第I、II型引起之角膜炎及生殖器疱疹、水痘及帶狀疱疹之治療。

【用法】口服、靜脈注射或外用乳膏之使用。

【副作用】噁心嘔吐、頭痛、皮疹、腎功能下降。

ribavirin (Virazole®)

【藥理作用】廣效抗病毒藥物,可同時對病毒DNA及RNA核酸生成有抑制作用。

【用途】呼吸融和細胞病毒(RSV)引起幼兒下呼吸道感染之治療。

【用法】以噴霧液由口腔吸入。

【副作用】皮疹、呼吸病變、結膜炎。

【注意事項】孕婦禁用。

zidovudine (AZT; Retrovir®)

【藥理作用】人類免疫缺乏病毒(HIV)反轉錄酶抑制劑,使HIV無法生成核酸。

【用途】HIV病毒引起愛滋病之治療。

【用法】口服及注射。

【副作用】顆粒性白血球減少、頭痛、貧血。

【注意事項】孕婦、哺乳者不宜用。

didanosine (ddI; Videx®)

【藥理作用】人類免疫缺乏病毒(HIV)反轉錄酶抑制劑,使HIV無法生成核酸。

【用途】愛滋病之治療。

【用法】口服。

【副作用】胰臟炎、末梢神經炎、腹痛及肝毒性。

zalcitabine（ddC；Hivid®）

【藥理作用】人類免疫缺乏病毒（HIV）反轉錄酶抑制劑。

【用途】愛滋病之治療。

【用法】口服。

【副作用】骨髓抑制、頭痛。

saquinavir（Invirase®）

【藥理作用】HIV反轉錄酶抑制劑，需要非常高的濃度才會抑制哺乳動物的蛋白質酵素，因此具有選擇性毒性。

【用途】愛滋病之治療。

【用法】飯後兩小時內口服。

【副作用】無力、下痢、腹部不適。

【注意事項】單獨使用很容易產生抗藥性，主要與AZT等併用於AIDS的治療。

indinavir（Crixivan®）

【藥理作用】HIV反轉錄酶抑制劑。

【用途】愛滋病之治療。

【用法】口服，飯前一或兩小時投藥，每天要喝大量水分。

【副作用】腎結石、高膽色素症。

第七節　防腐劑與消毒劑

消毒劑（disinfectants）是應用於無生命物體上而具殺菌作用之製劑；防腐劑（antiseptics）則為應用於活體組織而具殺菌或抑制細菌生長作用之製劑。

　　酚（phenol）也是早在細菌被發現前即已長期作為除臭劑，以及後來用於傷口感染的防腐劑。Beyer氏更證明了70%（W/V）的酒精具有很好的殺菌性質。常用的醫療器具消毒劑如表6-6所示。

表6-6　常用的醫療器具消毒劑

製　　劑	清毒程度	殺菌作用	殺孢子作用
8%甲醛或2% glutaraldehyde	高	有	有
• 70%酒精或2%碘或5000ppm • hypochlorite或iodophor	中等	有	無
75ppm iodophor或含1%酚的四級銨化合物	低	有	無

消毒劑及防腐劑的分類

　　消毒劑及防腐劑的分類有以下幾種：醇及醛類、酚類、陽離子界面活性劑、氧化劑、鹵化物。

常用消毒劑及防腐劑

醇及醛類

alcohol 酒精；ethanol 乙醇

【藥理作用】藉由脫水原理而使細菌蛋白質變性以達殺菌防腐作用，是目前用得最廣且最廉價的防腐劑。

【用途】傷口、皮膚、器械的消毒。

【用法】殺菌力最強的濃度是70%（W/V），即78%（V/V）。

isopropyl alcohol 異丙醇

【藥理作用】異丙醇的殺菌效力較乙醇強，可作爲乙醇的替代品。

【用途】傷口、皮膚、器械的消毒。

【注意事項】殺菌力最強的濃度是50～95%。

formalin 福馬林

【藥理作用】37%濃度的甲醛溶液，細菌蛋白質與甲醛產生化學反應致變性失效而產生殺菌作用。

【用途】紗布、器械的消毒；標本及屍體保存。

【注意事項】本藥毒性強，避免吸入其氣體或身體接觸。

glutaraldehyde (Cidex®)

【藥理作用】細菌蛋白質與本藥會產生化學反應，以致變性失效而產生殺菌作用。

【用途】病床、病房、器械的消毒。

【用法】1～2%濃度的溶液。

ethylene oxide

【藥理作用】細菌蛋白質與ethylene oxide產生化學反應致變性失效而產生殺菌作用。

【用途】開刀房或病房的消毒。

【注意事項】本藥爲易爆之氣體，常與二氧化碳調配成10%：90%之混合氣體使用，以防發生爆炸。

酚類

eugenol

【藥理作用】使細菌蛋白質沉澱致變性失效而產生殺菌作用。

【用途】用於牙科殺菌,麻醉止痛。

【用法】局部使用。

resorcinol

【藥理作用】使細菌蛋白質沉澱致變性失效而產生殺菌作用。

【用途】牛皮癬、濕疹及錢癬等皮膚病治療。

【用法】外用軟膏(10～20%)。

hexachlorophene (Phiso Hex®)

【藥理作用】使細菌蛋白質沉澱致變性失效而產生殺菌作用。

【用途】皮膚、黏膜及器械之消毒劑。

【用法】乳液外用。

【副作用】皮膚炎、噁心嘔吐、畏光。

陽離子界面活性劑

benzethonium chloride

【藥理作用】由於界面活性吸附細菌外表,破壞細胞膜及細胞壁而殺死細菌。廣效殺菌作用。

【用途】外科器械、皮膚及黏膜的消毒。

【副作用】皮膚炎。

【注意事項】調配成1：750～1：5,000濃度之水溶液使用。

methylbenzethonium chloride

【藥理作用】廣效殺菌作用。

【用途】皮膚及黏膜的消毒。

【注意事項】肥皂會降低殺菌力。

cetylpyridinium chloride

【藥理作用】廣效殺菌作用。

【用途】皮膚及黏膜的消毒，如漱口水。

【注意事項】肥皂會降低殺菌力。

chlorhexidine

【藥理作用】廣效殺菌作用。

【用途】齒齦炎，皮膚及黏膜的消毒。

【用法】外用或漱口劑。

【副作用】皮膚刺激、牙齒染色。

氧化劑

hydrogen peroxide 雙氧水

【藥理作用】氧化作用而有殺菌之效。

【用途】傷口的消毒。

【用法】局部外用3%濃度溶液。

benzoyl peroxide

【藥理作用】氧化作用而有殺菌之效。

【用途】面皰、青春痘之治療。

【用法】以5%或10%含量的乳膏擦拭。

【副作用】灼燒刺痛感、接觸性皮膚炎。

鹵化物

povidone-iodine 優碘（Betadine®）

【藥理作用】爲碘與polyvinylpyrrolidone（PVP）製成水溶性複合體之含碘製劑，能碘化細菌蛋白質而殺死細菌。

【用途】器械、皮膚及黏膜傷口或燒傷殺菌消毒。

【用法】局部沖洗、浸泡或擦拭。

【注意事項】吞服後具有高毒性，sodium thiosulfate爲最有效的解毒劑。

其他

ethacridine lactate 溶液

【藥理作用】爲緩效消毒劑，對許多革蘭氏陽性菌具有抑菌效果，但對革蘭氏陰性菌效果較差，對芽孢（spore）類無效。

【用途】外用，作爲皮膚或傷口消毒劑。

【用法】外用，塗於感染、受傷部位。

【副作用】過敏性反應。

calamine 洗劑

【藥理作用】calamine為zinc oxide加上少量ferric oxide製備而成，具緩合的收斂作用，使用於皮膚能產生舒適及保護效果。

【用途】皮膚炎、濕疹、蕁麻疹、晒傷、昆蟲咬、皮膚疹及皮膚癢。

【用法】振搖均勻後直接塗抹於患部。

white petrolatum

【藥理作用】為油性基質。

【用途】外用可保護皮膚，如唇部與手腳乾裂及預防尿布疹等。

【用法】局部適量使用。

zinc oxide

【藥理作用】具有收斂作用，使用於皮膚能產生舒適及保護效果。

【用途】輕微的皮膚刺激、燒傷、濕疹、擦傷及尿布疹等。

【用法】依需要塗抹於患部。

benzyl benzoate lotion

【藥理作用】能夠殺死寄生性節足動物。

【用途】治療疥瘡、蝨病。

【用法】塗抹於患部。

【副作用】輕微局部刺激、癢及過敏性皮膚反應。

【注意事項】具有刺激性，應避免接觸臉部、眼、黏膜及尿道口。

crotamiton 洗劑

【藥理作用】能對抗引起疥瘡的病原。

【用途】為疥瘡治療劑及止癢劑。

【用法】塗抹於患部。

【副作用】引起過敏或局部刺激性反應。

【注意事項】不宜使用於急性發炎的皮膚、眼睛及嘴、開放性或有滲出物的傷口。

第八節 癌症的化學療法

癌症

腫瘤係指人體內的不正常細胞於常控下增生形成的組織。於特定部分生長者通常稱為良性瘤。如腫瘤細胞侵犯、破壞周圍組織構造或經血液擴散到其他身體部位形成腫瘤轉移時,稱為惡性腫瘤或癌症。

自1982年以來,癌症一直高居國內死亡原因的第一位。因癌症而死亡的人數約占所有死亡人數的20%。癌症形成的原因約有下列幾種:(1)輻射線照射,如太陽紫外光、核能等。(2)DNA病毒感染。(3)細胞突變。(4)藥物或化學致癌物質。(5)機械式磨擦。(6)飲食習慣。(7)遺傳。

癌症的治療方法可歸納成以下幾種:

1. 外科手術:切除癌症病灶及其周圍的組織。

2. 放射線照射:以鈷六十直接照射,殺死癌細胞。

3. 免疫療法:使用干擾素。

4. 化學療法:使用抗腫瘤藥物直接抑制癌細胞的生長或殺死癌細胞,一般臨床均以多種藥物併用,療效較佳且不易產生抗藥性。

癌症細胞的特點就是會增生,抗癌藥物就是針對癌細胞的這個特點來

發展。目前抗癌藥物的作用有：(1)損傷DNA、(2)抑制DNA的合成，或者是(3)干擾有絲分裂的過程等機制來抑制細胞的增生。

目前所使用的抗癌藥物選擇性不是很高，正常細胞及癌細胞的增生皆會受到抑制，因此通常投與藥物一段時間（例如七天）後，須停藥一段時間（例如十四天），這種治療方式，主要是讓正常細胞的數量可以恢復回來。

抗癌藥物所面臨的主要問題，是癌細胞所產生的抗藥性，而為降低腫瘤細胞的抗藥性，常合併使用多種抗癌藥物。

抗癌藥物

癌症的化學治療即利用藥物來治療癌症的方法。癌細胞是處於異常增生狀態而不受正常生理衡定所節制，所以化學治療是經由停止癌細胞的生長或直接破壞癌細胞等手段來達成制癌的目的，其作用機轉如圖6-2所示。

抗癌藥物不僅抑制癌細胞的增生，正在增生的正常細胞（例如骨髓、口腔及腸胃道的上皮組織）也會受到抑制，因此抗癌藥物會有一些一般性的副作用，如骨髓細胞的抑制、口腔及腸胃道潰瘍、掉髮、不孕、噁心、厭食等。

細胞週期可分為四相（phase）：G_1、S、G_2、M。G_1：製造合成DNA所需的成分。S：DNA複製。G_2：製造有絲分裂所需的原料。M：有絲分裂。而每一週期時間所占的比例不同，若增生細胞的G_1期很長，可視為靜止細胞G_0。

抗癌藥物分類如下所述：

1. 烷化基藥物（alkylating agent）：如cyclophosphomide。
2. 抗代謝藥物（antimetabolites）：如methotrexate（葉酸類似物）、5-fluorouracil（嘧啶類似物）。

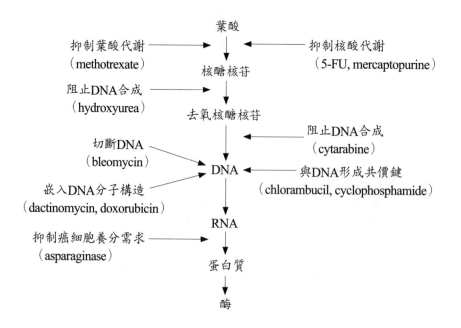

圖6-2 抗癌藥物之作用機轉

3. 其他：doxorubicin（具細胞毒性的抗生素），vincristine（長春花鹼）。

抗癌藥物副作用有以下幾種：

1. 骨髓毒性：貧血、出血，紅血球、白血球及血小板減少。

2. 胃腸毒性：胃腸表皮細胞易受損，有下痢、噁心嘔吐、口腔炎及潰瘍等症狀。

3. 毛髮囊毒性：掉髮脫毛而成禿頭。

烷化基藥物

癌細胞之雙股DNA直接與烷化劑形成化學鍵結而斷裂，抑制核酸之複製。只對S期成長的癌細胞有效。

chlorambucil (Leukeran®)

【用途】慢性淋巴癌、何杰金氏病。

【用法】口服。

【副作用】骨髓抑制、抽搐、過敏反應、無月經或無精子、急性肺炎。

【注意事項】孕婦及哺乳時禁用。

melphalan (Alkeran®)

【用途】多發性骨髓癌之治療。

【用法】口服或靜脈注射。

【副作用】骨髓抑制、胃炎、過敏反應、無月經或無精子、肺炎。

cyclophosphamide (Endoxan®)

【藥理作用】為氮芥子氣（nitrogen mustard），在肝臟被代謝成具有活性的代謝物。與癌細胞雙股DNA結合而斷裂，抑制核酸之複製。

【用途】血癌、淋巴癌、何杰金氏病、卵巢癌、乳癌、肉瘤。

【用法】口服或靜脈點滴。

【副作用】禿頭、出血性膀胱炎、噁心嘔吐。

【注意事項】哺乳時不宜用。

busulfan (Mablin®)

【用途】慢性骨髓性白血病之治療。

【用法】口服。

【副作用】骨髓毒性，肺、心纖維化，白內障。

【注意事項】哺乳時不宜用。

carmustine（BiCNU®）

【藥理作用】本藥具脂溶性可進入腦部組織。

【用途】腦瘤、骨髓瘤、何杰金氏病、乳癌。

【用法】靜脈注射。

【副作用】噁心嘔吐、腎衰竭、骨髓毒性。

【注意事項】哺乳時不宜用。

lomustine（CCNU）

【藥理作用】具脂溶性，與carmustine相似。

【用途】腦瘤、骨髓瘤、何杰金氏病、乳癌。

【用法】口服。

【副作用】噁心嘔吐、腎衰竭、骨髓毒性。

cisplatin（Platamine®）

【藥理作用】含鉑金屬的抗腫瘤藥，與癌細胞雙股DNA結合而斷裂，抑制核酸之複製。

【用途】轉移性睪丸瘤、卵巢癌、甲狀腺癌、視網膜胚細胞癌，及膀胱癌。

【用法】以靜脈注射或點滴。

【副作用】腎毒性。

【注意事項】哺乳時不宜用。

抗代謝藥物

核酸生合成過程中的重要酵素，因而癌細胞DNA生成受阻。這類藥物構造常與正常核酸代謝物類似，但是有拮抗的作用。

mercaptopurine (Leukerin®)

【藥理作用】抑制核酸生合成而癌細胞生長受阻。

【用途】淋巴性白血病、何杰金氏病。

【用法】口服。

【副作用】噁心嘔吐、骨髓毒性、高尿酸血症。

fluorouracil (5-FU)

【藥理作用】作用於細胞S期而抑制核酸生合成使癌細胞生長受阻。

【用途】骨髓癌、腸癌、乳癌、胃癌。

【用法】以靜脈注射或點滴。

【副作用】噁心嘔吐、骨髓毒性、脫毛、腦白質病。

tegafur (Fuorafur®)

【藥理作用】口服吸收效果較佳，進入體內轉化為fluorouracil，為長效抗癌劑。

【用途】乳癌、胃癌、結腸癌、直腸癌。

【用法】口服、栓劑。

【副作用】噁心嘔吐、胃炎、下痢、皮疹及神經毒性。

capecitabine (Xeloda®)

【藥理作用】服用後於肝臟代謝後進入癌細胞內，具有選擇性，能活化成為5-FU而致效，其抗癌效果遠比5-FU為高。

【用途】乳癌及結腸癌。

【用法】口服。

【副作用】腹痛、厭食、手足症候群、感覺異常，以及嗜中性白血球減少症。

cytarabine (Cylocide®)

【藥理作用】阻止DNA核酸的形成。

【用途】急性白血病，肺、胃腸腫瘤，乳癌之治療；抗病毒。

【用法】靜脈或動脈點滴及注射。

【副作用】噁心嘔吐、骨髓毒性、神經毒性、脫毛。

【注意事項】孕婦及哺乳者禁用。

gemcitabine (Gemzar®)

【藥理作用】阻止DNA核酸的形成。

【用途】急性白血病，肺、胃腸腫瘤，乳癌之治療。

【用法】靜脈點滴注射。

【副作用】感冒症狀、骨髓毒性、噁心嘔吐、脫毛。

【注意事項】孕婦禁用。

methotrexate (MTX)

【藥理作用】抑制葉酸的生合成。methotrexate為葉酸類似物，抑制dihydrofolate reductase的活性，使細胞四氫葉酸的量不夠，而抑制DNA及RNA的合成，導致細胞死亡。

【用途】絨毛膜癌、小兒急性淋巴性白血病。

【用法】口服、靜脈或動脈注射。

【副作用】骨髓毒性、腎毒性、噁心嘔吐、脫毛、下痢、皮疹。

【注意事項】孕婦及哺乳禁用。中毒時須投與leucovorin。leucovorin為FH$_4$的類似物，可直接供應細胞活性形式的葉酸。

hydroxyurea（Hydrea®）

【用途】黑色素瘤、卵巢癌、慢性骨髓白血病之治療。

【用法】口服。

【副作用】骨髓毒性、噁心嘔吐、脫毛、皮疹。

【注意事項】哺乳及懷孕婦女禁用。

抗腫瘤抗生素

dactinomycin（Cosmegen®）

【藥理作用】嵌入DNA的雙股構造中結合而斷裂，核酸之複製受阻。

【用途】絨毛膜癌、睪丸癌、子宮癌之治療。

【用法】靜脈注射。

【副作用】骨髓毒性、肝毒性、過敏、噁心嘔吐、頭疼。

【注意事項】凡有水痘或帶狀疱疹病患禁用。

daunorubicin（Daunomycin®）

【藥理作用】嵌入DNA的雙股構造中結合而斷裂，核酸之複製受阻。

【用途】急慢性白血病、卡波西氏肉瘤之治療。

【用法】溶於生理食鹽水以靜脈輸注或點滴。

【副作用】心臟毒性（心律不整、心臟衰竭）、骨髓毒性、高尿酸血症、噁心嘔吐。

【注意事項】有心血管疾病者禁用。

doxorubicin (Adriamycin®)

【藥理作用】嵌入DNA的雙股構造中結合而斷裂,核酸之複製受阻。

【用途】急慢性白血病、淋巴癌、乳癌、肺癌之治療。

【用法】靜脈或動脈注射。

【副作用】心臟毒性(心律不整、心臟衰竭)、骨髓毒性、禿髮、噁心嘔吐。

【注意事項】有心血管疾病者禁用。

bleomycin (Bleocin®)

【藥理作用】切斷癌細胞單股及雙股DNA的結構而殺死癌細胞組織。

【用途】頭頸部癌及陰莖癌、外陰瘤、皮膚癌之治療。

【用法】以肌肉、靜脈注射或點滴、動脈注射。

【副作用】血小板減少症、發熱、皮膚病變、肺纖維化,但是對骨髓抑制很弱。

【注意事項】懷孕婦女禁用。

mitomycin C

【藥理作用】與雙股DNA核酸結合而斷裂,阻止癌細胞核酸之複製。

【用途】胰臟及胃癌、白血病、肺癌之治療。

【用法】靜脈及動脈注射。

【副作用】骨髓毒性、噁心嘔吐、貧血、腎毒性。

【注意事項】有血液疾病者禁用。

天然抗腫瘤藥物

vincristine (Oncovin®)

【藥理作用】長春花分離之生物鹼,抑制癌細胞進行有絲分裂,影響細胞週期的M相而其成長受阻。

【用途】小兒急性白血病之治療。

【用法】以靜脈注射或點滴輸注。

【副作用】噁心嘔吐、複視、禿髮、神經肌肉炎、骨髓毒性、神經系統異常。

vinblastine (Velbe®)

【藥理作用】長春花分離之生物鹼,抑制癌細胞進行有絲分裂而其成長受阻。

【用途】惡性淋巴癌、絨毛膜癌之治療。

【用法】以靜脈注射或點滴輸注。

【副作用】禿髮、噁心嘔吐、神經毒性、骨髓毒性。

vinorelbine (Navelbine®)

【藥理作用】半合成之vinblastine衍生物。

【用途】非細小肺癌及乳癌之治療。

【用法】以靜脈注射或點滴輸注。

【副作用】禿髮、噁心嘔吐、神經毒性、骨髓毒性。

etoposide (Vepesid®)及 teniposide (VP-16)

【藥理作用】是八角蓮(may apple)的podophyllotoxin毒素之半合成類

似衍生物，使DNA結構變質及抑制粒線體氧化作用，干擾細胞週期的S期及G期，而抑制癌細胞的有絲分裂。

【用途】etoposide：肺腫瘤、睪丸癌及協助治療腦腫瘤；teniposide：急性白血病。

【用法】靜脈注射。

【副作用】白血球及血小板缺乏、骨髓抑制、禿髮、噁心嘔吐。

paclitaxel 紫杉醇 (Taxol®)

【藥理作用】由太平洋紫杉分離的抗癌成分。由於抑制癌細胞紡錘體而使有絲分裂受阻。

【用途】卵巢癌、肺癌、乳癌之治療。

【用法】靜脈輸注點滴給藥。

【副作用】骨髓抑制、心跳減慢、肌肉痛、噁心嘔吐。

docetaxel (Taxotere®)

【藥理作用】半合成之paclitaxel衍生物。

【用途】乳癌。

【用法】靜脈輸注點滴給藥。

【副作用】骨髓抑制、水腫、嗜中性白血球減少症、神經毒性，以及肝毒性。

【注意事項】孕婦、急性感染、肝障礙或血液疾患者禁用。

asparaginase

【藥理作用】由大腸桿菌等分離之酵素製劑。對癌細胞所需養分天門多

素有促進分解作用，因而可抑制癌細胞的成長。

【用途】小兒之急性淋巴血癌及非急性淋巴血癌治療。

【用法】靜脈輸注點滴給藥。

【副作用】骨髓抑制、急性過敏反應、氮血症、嗜睡、噁心嘔吐。

激素藥物

激素類藥物的作用目標為「激素依賴性腫瘤」，如生殖器官腫瘤，作用機轉為抑制或拮抗腫瘤細胞所需要的激素，改變其生長形態，使之不利於腫瘤細胞的生長，或減緩癌細胞的生長速度。

estrogens 動情素；雌性素；女性素

【藥理作用】本類藥物包括diethylstilbestrol（DES; stilphostrol）及ethinyl estradiol（estinyl）。因動情素拮抗雄性素作用，故用於治療需要雄性素之腫瘤，如前列腺癌等。

【用途】前列腺癌及停經後婦女之乳癌。

【副作用】血栓症、心肌梗塞、中風。

androgen 雄性素

【藥理作用】包括testosterone propionate（Testex®），fluoxymesterone（Halotestin®），calusterone（Methosarb®）等。

【用途】停經後的惡性乳癌。

【副作用】高血鈣、注射部位疼痛。

prednisone

【藥理作用】葡萄糖皮質類固醇，在體內會變成prednisolone，兩者皆可降低T淋巴球數目及阻斷癌細胞RNA及蛋白質合成，治療各種淋巴瘤及某些惡性腫瘤。

tamoxifen (Nolvadex®)

【藥理作用】女性雌性素拮抗藥物，與雌性素競爭雌性素接受體而抑制內生性之雌性素的作用。

【用途】更年期停經前、後之婦女乳癌的治療及預防。

【用法】口服。

【副作用】噁心、臉潮紅、陰道出血、經期不規律。

megestrol (Megace®)

【藥理作用】屬於助孕素類激素。

【用途】子宮內膜癌之治療。

【用法】口服。

【副作用】高血鈣、噁心嘔吐、血栓靜脈炎、高血壓。

【注意事項】懷孕時禁用。

testolactone (Teslac®)

【藥理作用】為男性激素類化合物。

【用途】更年期婦女乳癌之治療。

【用法】口服。

【副作用】丘疹紅斑、噁心嘔吐、水腫。

flutamide (Fugeral®)

【藥理作用】男性激素拮抗劑。

【用途】男性前列腺癌之治療。

【用法】口服。

【副作用】下痢、直腸出血、膀胱炎、丘疹紅斑、熱感。

formestane (Lentaron®)

【用途】女性乳癌後期、男性前列腺癌之治療。

【用法】注射。

【副作用】月經不規則、骨骼疼痛、情緒不安。

leuprolide (Leuplin®)

【用途】男性前列腺癌及女性子宮內膜癌、子宮纖維瘤的治療。

goserelin (Zoladex®)

【用途】男性前列腺癌及女性子宮內膜癌、子宮纖維瘤的治療。

第九節　免疫抑制劑

　　免疫抑制劑是使免疫反應減弱或消失的藥物，常用於無益的免疫反應，例如過敏反應、自體免疫疾病或器官移植時產生的排斥現象。抑制作用並不專一，並不只作用於病因，同時會抑制正常之免疫作用與發炎反應。有些免疫抑制劑如mercaptopurine, azathioprine, cyclophosphamide及methotrexate，也是細胞毒劑，常用於治療癌症。

　　免疫抑制劑用於器官移植等場合。許多抗腫瘤藥物可用來抑制免疫系

統，亦即抑制淋巴球的增生分裂，因此許多抗癌藥物也用於免疫抑制劑。

抗癌藥物當用於治療癌症時，高劑量但間斷性的給藥，對體內免疫功能的傷害較小。用於免疫抑制劑時，使用低劑量，連續給藥，才能不斷地抑制免疫功能。

免疫淋巴球是在受到外來刺激時，才會開始增生（此與癌細胞不同，當得知有癌症時，癌細胞數目就很多了），可以在淋巴球受刺激增生時（例如器官移植）就開始給藥，所以不需使用高劑量的藥物。

glucocorticoids 葡萄糖皮質類固醇

【藥理作用】常用的藥物有prednisone，具有抗發炎及免疫抑制作用。當組織遭受外來抗原刺激時，會活化細胞產生發炎媒介物質，如前列腺素及白三烯素等，而引起發炎反應。葡萄糖皮質類固醇抑制磷脂二酶A_2（phospholipase A_2）而減少發炎媒介物的產生，而且對T淋巴細胞有強烈的毒害作用，亦促進免疫球蛋白如IgG、IgE的分解，減少IL-2和γ-干擾素製造。

【用途】治療自體免疫性疾病，例如紅斑性狼瘡（SLE）、急性腎小球腎炎及自體免疫溶血性貧血；減少器官移植手術後排斥現象。

【副作用】長期過量使用造成庫欣氏症候群（Cushing's syndrome）、消化性潰瘍、骨質疏鬆症、腎上腺萎縮及精神病症狀。

azathioprine（Imuran）

【藥理作用】在體內轉變為活性代謝產物mercaptopurine（6-MP），進而干擾核酸（嘌呤）的合成，抑制大部分活化的分裂細胞及淋巴細胞，預防移植器官的排斥現象。

【用途】用於器官移植手術。

【副作用】阻斷骨髓及腸胃道的細胞複製，造成骨髓抑制及腸胃障礙。

cyclosporine (Sandimmune®)

【藥理作用】黴菌代謝物，與細胞內蛋白質cyclophilin結合，抑制T淋巴細胞分化，並抑制T淋巴細胞活化所需的因子。較具選擇性，優於azathioprine。

【用途】用於降低器官移植之排斥作用。

【副作用】主要為腎毒性、高血壓、多毛症、神經毒性。

antilymphocytic globulin (ALG)

【藥理作用】ALG是直接對抗淋巴細胞的抗體。

【用途】用於改善器官移植後的排斥現象。

第十節　抗寄生蟲藥

寄生是指一種有機體需要依靠另一種有機體才能生存的一種關係。雖然微生物如細菌可能有此關係，但通常只有蠕蟲（helminths）和原蟲（protozoa）被稱為寄生蟲。抗寄生蟲藥物（antiparasitic drugs）就是用來消滅寄生蟲的藥物。

人類及動物是許多寄生蟲的宿主，常藉寄生幼蟲及蟲卵污染之食品、飲水、肉類或土壤等進入人體。寄生蟲於體內的腸道、腸壁、血液、肌肉或內臟等部位寄生。個人有蟯蟲感染時，全家大小每個人都應接受藥物治療才能根除。瀉劑常與驅蟲劑併用，加速寄生蟲經腸道由大便排出體外。

抗蠕蟲的藥物

圓蟲或線蟲

蛔蟲：爲常見的圓蟲，感染全世界25%人口，在亞洲很普遍。以口服mebendazole或pyrantel治療；副作用爲腹痛、腹瀉。懷孕婦女禁止服用mebendazole。

蟯蟲：在小孩的感染很普遍，肛門搔癢是主要的症狀。以mebendazole或pyrantel治療。

鉤蟲：以十二指腸或美洲鉤蟲感染腸道。鉤蟲是熱帶和亞熱帶國家之中，缺鐵貧血常見的原因。mebendazole和pyrantel有效。

鞭蟲：常與蛔蟲和鉤蟲同時感染腸道。mebendazole有效，但pyrantel則無效。

絲蟲感染：包括淋巴絲蟲病（lymphatic filariasis）和蟠尾絲蟲病（onchocerciasis）。前者的成蟲活在淋巴管內，可能引起阻塞性淋巴腫，幼蟲在皮膚上死亡造成慢性搔癢，若發生在眼角膜會導致疤痕和眼盲。可以ivermectin治療。

血吸蟲

可影響膀胱、尿道或小腸。可以praziguantel治療；副作用包括思睡、頭昏、倦怠、腸胃不適。

條蟲

包括豬肉條蟲和牛肉條蟲，寄生在腸壁上，以prazinquantel或niclosamide治療。

bephenium hydroxynaphthoate (Alco-par®)

【藥理作用】抑制寄生蟲體內葡萄糖的輸送及代謝。

【用途】鉤蟲及蛔蟲感染之治療。

【用法】以粉劑與開水混合，口服使用。

【副作用】噁心嘔吐、下痢、眩暈、頭痛。

diethylcarbamazine (Hetrazan®)

【藥理作用】增強身體免疫系統對蟲體之吞噬作用。

【用途】各類絲蟲及蛔蟲感染之治療。

【用法】口服。

【副作用】皮膚炎、皮疹、噁心嘔吐、眩暈、頭痛。

levamisole (tetramisole® ; Decaris®)

【藥理作用】抑制寄生蟲ATP的形成而失去能量來源。

【用途】鉤蟲及蛔蟲感染之治療；另有抗癌及免疫增強作用。

【用法】口服。

【副作用】顆粒性白血球缺乏症、皮疹、噁心嘔吐。

【注意事項】孕婦或肝腎病患者禁用。

mebendazole (Vermox®)

【藥理作用】廣效驅蟲劑，阻斷寄生蟲對葡萄糖的攝取及細胞分裂。

【用途】蟯蟲、鞭蟲、鉤蟲及蛔蟲感染之治療。

【用法】口服。

【副作用】腹部不適。

【注意事項】孕婦禁用。

piperazine

【藥理作用】麻痺寄生蟲肌肉後，隨腸道蠕動而被排出體外。

【用途】蟯蟲及蛔蟲感染之治療。

【用法】口服。

【副作用】嗜睡、肌肉倦怠。

praziquantel

【藥理作用】增強寄生蟲細胞膜對鈣離子通透性而使鈣離子流入蟲體，蟲體肌肉收縮麻痺而死。

【用途】吸蟲（中華肝吸蟲、腸內吸蟲，肝、肺吸蟲）感染之治療。

【用法】口服。

【副作用】不適感、頭痛。

pyrantel pamoate (Combantrin®)

【藥理作用】由於阻斷肌肉的神經而麻痺蟲體，胃腸不易吸收，因此副作用低。

【用途】蟯蟲及蛔蟲感染之治療。

【用法】口服。

【副作用】噁心嘔吐、頭痛。

【注意事項】孕婦禁用。

pyrvinium pamoate (Vanqiun®)

【藥理作用】抑制寄生蟲對外攝取醣類化合物。

【用途】蟯蟲感染之治療。

【用法】口服。

【副作用】噁心嘔吐。

thiabendazole (Mintezol®)

【藥理作用】廣效驅蟲劑。

【用途】蟯蟲、鞭蟲、鉤蟲及蛔蟲感染之治療。

【用法】口服。

【副作用】噁心嘔吐。

niclosamide (Niclocide®)

【藥理作用】不易吸收進入體內。

【用途】腸道條蟲感染之治療。

【用法】口服。

【副作用】噁心嘔吐、腹痛。

【注意事項】兩歲以下兒童不宜。

抗原蟲藥物

瘧疾（malaria）

　　瘧疾是最嚴重的原蟲疾病，感染的方式為雌性瘧蚊叮咬人體後，把孢子體注入人體的微血管，經由血液帶到肝臟，再在肝臟進行繁殖形成組織分裂體，此為肝階段或紅血球前期。經過一段時間後，組織分裂體破裂，

釋放出大量的裂殖體而感染紅血球，開始紅血球期。裂殖體在紅血球繁殖，導致紅血球的破裂和臨床徵狀的出現。治療瘧疾的藥物如表6-7所示。

表6-7 治療瘧疾的藥物

藥物	用於臨床	用於消滅肝階段的瘧原蟲	用於預防
chloroquine	是	否	是，除了鐮狀瘧原蟲產生抗藥性的地區
quinine	是，包括抗藥性的鐮狀瘧原蟲	否	否，毒性太強
primaquine	否	是（間日和卵形瘧原蟲）	是（間日和卵形瘧原蟲）
pyrimethamine	否	否	與chloroquine合用

瘧疾藥物的副作用有以下幾種：

1. chloroquine：腸胃不適、皮疹、頭痛等；大劑量可導致禿頭、白血球減少、周邊神經病變、心肌抑制、視網膜傷害，以及精神病等。

2. quinine：耳鳴、聽覺喪失、視覺模糊、噁心、頭痛；高劑量可影響心肌的傳導。

3. primaquine：腸胃不適、搔癢、視覺干擾、變性血紅素血症；缺乏G6PD的病人，導致溶血性貧血。

4. pyrimethamine：皮疹、噁心、痙攣、呼吸衰竭等；長期大劑量可抑制造血功能。

阿米巴痢疾

以metronidazole治療急性感染。

梨形蟲病（giardiasis）

為具鞭毛呈梨形的原生動物，是常見的腸道致病菌，引起氣脹和腹瀉；metronidazole有效。

滴蟲病（trichomoniasis）

引起陰道炎和尿道炎。陰道滴蟲是陰道產生分泌物常見的原因，偶爾會引起兩性的尿道炎。metronidazole頗有效。

錐蟲病（trypanosomiasis）

可造成非洲昏睡病（sleeping sickness），影響中樞神經和周邊器官。melarsoprol為首選藥；suramin或pentamidine用於疾病早期尚未牽涉到中樞神經系統，因為它不能通過血腦障壁。

利什曼病（leishmaniasis）

為細胞內的原蟲寄生蟲，由感染的沙蚊叮咬而傳染給人類。表皮和內臟的感染皆可以stibogluconate治療，也可用metronidazole或pentamidine。

metronidazole (Flagyl®)

【藥理作用】最常用的抗滴蟲藥物，能與DNA核酸結合而抑制其成長。

【用途】滴蟲感染之陰道炎、阿米巴感染肝腸炎。

【用法】口服或注射。

【副作用】噁心嘔吐、過敏。

emetine 吐根鹼

【藥理作用】由吐根分離之生物鹼成分，抑制原蟲的蛋白質合成。

【用途】阿米巴痢疾感染之治療。

【用法】皮下或肌肉注射。

【副作用】腸胃不適、噁心嘔吐、低血壓。

【注意事項】不可靜脈注射。

歷屆試題

（　）1. 下列有關isoniazid（INH）之敘述，何者不正確？　(A)抑制mycolic acid之合成　(B)單獨使用後很快會產生抗藥性　(C)有視神經炎之副作用　(D)神經毒性可以維生素B_6預防。

（　）2. 下列何者不會抑制細菌葉酸合成？　(A) p-aminobenzoic acid　(B) sulfonamides　(C) p-aminosalicylate　(D) trimethoprim。

（　）3. 下列有關磺胺藥（sulfonamides）之敘述，何者不正確？　(A)化學結構與PABA（p-aminobenzoic acid）相似　(B)結構中含有游離態para-amino group才有抗菌活性　(C)抑制dihydrofolate reductase　(D)金黃色葡萄球菌會產生抗藥性。

（　）4. 下列何者不是aminoglycosides類抗生素？　(A) vancomycin　(B) tobramycin　(C) streptomycin　(D) gentamicin。

（　）5. 下列何者不是抗結核病藥物？　(A) isoniazid　(B) ethambutol　(C) rifampin　(D) gentamicin。

（　）6. 下列何者不是aminoglycosides常見的毒性？　(A)耳聾　(B)神經肌阻斷　(C)腎功能不良　(D)過敏。

（　）7. 下列何者之作用機轉是抑制細菌細胞壁合成？　(A) sulfonamides　(B) penicillins　(C) amphotericin B　(D) tetracyclines。

（　）8. 下列化學治療劑中，何者具有抗結核桿菌，也具有抗痲瘋病作用，可干擾核酸的合成，口服後尿液呈橘紅色？　(A) griseofulvin　(B) prantel　(C) amantadine　(D) rifampin。

（　）9. 下列何者不是烷化基藥物（alkylating agents）抗癌藥物？　(A) busulfan　(B) chlorambucil　(C) mechlorethamine　(D) vincristine。

（　）10.下列何種寄生蟲感染不能被mebendazole驅除？　(A)蛔蟲　(B)

十二指腸鉤蟲 (C)蟯蟲 (D)條蟲。

（ ）11. 下列何者是cephalosporins藥物的作用機轉？ (A)抑制DNA合成
(B)抑制RNA合成 (C)抑制蛋白質合成 (D)抑制細菌細胞壁生
成。

（ ）12. 會影響胎兒或兒童骨骼與牙齒發育的抗生素是 (A) amoxicillin
(B) cephalexin (C) gentamycin (D) tetracycline。

（ ）13. 下列何者對帶狀疱疹（herpes zoster）有療效？ (A) acyclovir
(B) amantadine (C) zidovudine (D) fluorouracil。

（ ）14. 何項抗黴菌藥物可用於治療香港腳？ (A) sulfonamide (B) ke-
toconazole (C) amantadine (D) penicillin。

（ ）15. 何項抗生素不宜與牛奶併服，因會和牛奶中的Ca^{2+}有交互作用
（drug interaction）？ (A) ampicillin (B) tetracycline (C) eryth-
romycin (D) cephalosporins。

（ ）16. 下列何者不是免疫抑制劑？ (A) cyclosporine (B) mechloreth-
amine (C) azathioprine (D) prednisone。

（ ）17. 治療結核病要合併使用兩種以上的有效治療劑，其最主要的原因
是 (A)減少副作用 (B)減少用量 (C)預防耐藥性的產生 (D)
較為經濟。

（ ）18. 下列何種抗生素不屬於aminoglycosides？ (A) gentamicin (B)
chloramphencol (C) heomoycin (D) amikacin。

（ ）19. 長期使用isoniazid來治療結核病（tuberculosis）常出現下列何種副
作用？ (A)關節炎 (B)周邊神經炎 (C)胰臟炎 (D)膀胱炎。

（ ）20. zidovudine的作用機轉為何？ (A)抑制反轉錄（reverse tran-
scriptase） (B)抑制病毒的蛋白水解（protease） (C)抑制RNA
生合成 (D)抑制病毒粒子的組成（viral particle assembly）。

第七章　激素與相關藥物

激素的作用

　　人體生理功能係受神經及內分泌（endocrine system）兩大系統之調控。內分泌系統是由不同腺體（glands）組成的，它能製造並釋出不同的化學物質注入血液，傳送至各組織發揮其活性。此化學物質通稱激素或荷爾蒙（hormone）。每一腺體至少分泌一種激素，激素具有促進組織或器官的成長及修補功用。

　　正常人的激素分泌量須保持一定，以維持生命體於恆定狀態。當血中激素濃度超過標的器官所需時，激素便抑制內分泌腺分泌該激素；反之，當激素濃度不足以維持其正常生理作用時，則回饋抑制現象會減輕或消失，使得內分泌腺分泌多量的激素，如圖7-1所示。

　　內分泌藥物包括激素本身、激素類似物質或拮抗劑，以及對抑制或促進其代謝作用造成的藥物。

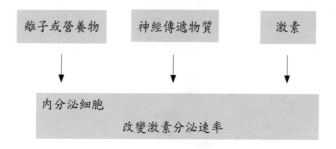

圖7-1　直接作用於內分泌腺細胞以刺激或抑制激素分泌的物質

內分泌藥物的治療用途有下列幾種：

1. 治療某種特殊激素的缺乏症或恢復其正常作用。

2. 改變或檢查內分泌系統的功能性整合：抑制激素的負回饋抑制路徑（pathway）而促進腺體的分泌。

3. 治療某特殊激素過度或不適當的作用。

4. 經由改變正常功能性內分泌反應以治療疾病：利用性腺激素來治療乳癌。

激素的種類

內分泌系統以大腦下視丘神經細胞爲中心，由其神經及分泌之激素來掌控腦下垂體，再經由腦下垂體釋出之激素來刺激體內腺體，分泌各類激素激發許多生理反應，如圖7-2所示。

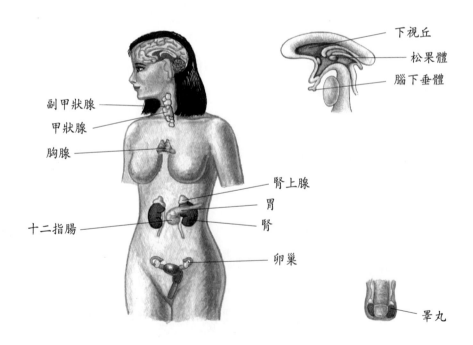

下視丘

松果體

腦下垂體

副甲狀腺

甲狀腺

胸腺

腎上腺

胃

腎

十二指腸

卵巢

睪丸

圖7-2　內分泌系統

下視丘激素

大部分爲多肽類物質，可調節腦下垂體後葉激素的釋出。

1. 性腺素釋出激素（GnRH）。

2. 促甲狀腺素釋出激素（TRH）。

3. 促腎皮質素釋出激素（CRH）。

4. 生長素釋出激素（GHRH）。

5. 生長素抑制激素（SRIH）。

6. 激乳素釋出激素（PRH）。

7. 激乳素抑制激素（PIH）。

腦下垂體激素

爲多肽類物質，依其分泌激素的部位可分爲兩類：

1. 前葉激素：

   (1)性腺素：濾泡刺激素（FSH）及黃體化激素（LH）兩種，促進卵巢卵子生長及排出、睪丸精子的生成，並可同時調控男生性激素的分泌。

   (2)促甲狀腺素（TSH）：促進甲狀腺製造甲狀腺素及釋出的功能。

   (3)促腎皮質素（ACTH）：具有刺激腎上腺皮質素的製造及釋出。

   (4)生長激素（GH）：促進身體正常之生長及發育。

   (5)泌乳素：促進女性臨盆後乳汁之分泌。

   (6)黑細胞刺激素（MSH）：調控皮膚色素。

2. 後葉激素：

   (1)催產素（oxytocin）：於臨盆時有強烈的子宮收縮作用，故有催生的功能。

   (2)抗利尿素（ADH）：能促進腎臟水分的再吸收，有抗利尿作用。

末梢腺體激素

1. 性激素：男性激素又稱雄性素（androgens）和女性激素又分爲雌性素（estrogens）及助孕素（progestins）。
2. 甲狀腺素：調節身體的新陳代謝功能。
3. 腎上腺皮質素：調節體內之電解質、醣類及蛋白質的代謝。

第一節　腦下垂體激素藥物

腦下垂體位於顱骨底一個名爲碟鞍的空隙，是身體中激素的主要控制中心。正常腦下垂體會產生幾種重要激素：促腎上腺皮質激素會刺激腎上腺；甲狀腺激素會刺激甲狀腺；黃體化激素和濾泡刺激素與性器官產生作用；生長激素會幫助糖之新陳代謝和細胞成長；泌乳素會影響乳汁分泌。而腦下垂體不正常時會引起的疾病如下所述：

1. 侏儒症：兒童及青春期缺乏生長激素，阻礙身體生長，可使用生長激素藥物（如somatropin, somatrem）治療。
2. 尿崩症：因腦下垂體損傷，導致血管加壓素（vasopressin）分泌減少，腎臟無法進行水分再吸收，造成體內水分大量流失，而有多尿、口渴症狀，可使用vasopressin, lypressin治療。
3. 泌乳素亢進症：因腦下垂體長瘤，而使泌乳素分泌過多，引起男女漏乳症、不孕症、女性無月經，可使用bromocriptine治療。
4. 巨人症及肢端肥大症：兒童因生長激素分泌過多，引起巨人症；成人因腦下垂體長瘤，而使頭骨、臉、手足增厚肥大，可使用octreotide, bromocriptine治療。

chorionic gonadotropin (Pregnyl®)

【藥理作用】為胎盤之性腺激素，與腦下垂體的黃體化激素有相同活性，係由孕婦尿液分離精製而成的。

【用途】青春期前之隱睪症及性器官功能低落症之治療，排卵誘發作用以治療女性不孕症。

【用法】肌肉注射。

【副作用】頭痛、注射部位有刺激及疼痛、性早熟、男性女乳症。

【注意事項】早熟、前列腺癌患者禁用。

goserelin (Zoladex®)

【藥理作用】類似性腺素釋出激素之作用。投藥初期先有增加而後降低濾泡刺激素及黃體化激素，因而抑制女性之排卵。

【用途】前列腺癌、子宮內膜異位及乳癌的治療。

【用法】皮下注射。

【副作用】骨痛、陰道斷續之出血、陽萎及末梢水腫。

【注意事項】懷孕、陰道斷斷續續出血者禁用。

leuprolide (Leuplin®)

【藥理作用】為goserelin類似物。

【用途】前列腺癌、子宮內膜異位、子宮纖維瘤、性早熟之治療。

【用法】肌肉注射。

【副作用】骨痛、末梢水腫、陰道出血。

【注意事項】懷孕者禁用。

nafarelin (Synarel®)

【用途】子宮內膜異位、性早熟之治療。

【用法】噴鼻劑給藥。

【副作用】面皰、不規則月經出血、乳房腫脹。

【注意事項】陰道出血、懷孕、哺乳者禁用。

octreotide (Sandostatin®)

【藥理作用】爲合成之somatostatin類似物，有抑制腦下垂體釋出生長激素之藥效。

【用途】肢端肥大症及腸腺癌。

【用法】皮下注射。

【副作用】心跳過慢、心臟傳導異常、心律不整、下痢。

somatropin (Humatrope®)

【藥理作用】爲天然之腦下垂體前葉釋出的生長激素。

【用途】生長激素缺乏症或小孩生長不良的治療。

【用法】皮下注射。

【副作用】水腫。

【注意事項】腫瘤患者禁用。

somatrem (Protropin®)

【藥理作用】生長激素類似藥。

【用途】生長激素缺乏症或小孩生長不良的治療。

【用法】肌肉注射。

【副作用】末梢水腫。

【注意事項】腫瘤患者禁用。

corticotrophin (Acthar®)

【藥理作用】刺激腎上腺，使分泌腎上腺皮質素。

【用途】腎上腺功能之測試。

【用法】靜脈輸注給藥。

【副作用】水腫、高血壓、腎上腺功能低落。

【注意事項】高血壓、胃潰瘍、骨質疏鬆症、硬皮症禁用。

vasopressin 血管加壓素 (Pitressin®)

【藥理作用】又名抗利尿素（ADH），為天然腦下垂體之後葉激素，可促進腎臟對水分吸收及血管收縮作用。

【用途】尿崩症、食道靜脈曲張及胃或腦出血之治療。

【用法】肌肉注射。

【副作用】顫抖、出汗。

【注意事項】慢性腎炎患者禁用。

lypressin (Liapid®)

【藥理作用】vasopressin類似物，吸收較佳。

【用途】尿崩症之治療。

【用法】噴鼻。

【副作用】頭痛、肌肉痙攣。

【注意事項】須放冰箱冷藏。

desmopressin (DDVP®)

【藥理作用】vasopressin類似物，長效，副作用小。

【用途】尿崩症、夜尿、血小板減少症之治療。

【用法】噴鼻、肌肉、皮下注射。

【副作用】頭痛、噁心、臉潮紅。

【注意事項】三歲以下兒童禁用。

oxytocin (Pitocin®)

【藥理作用】為天然腦下垂體後葉之激素，促進臨盆時子宮強力收縮之作用。

【用途】催產、墮胎及產後止血之用。

【用法】噴鼻、肌肉、靜脈注射。

【副作用】低血壓、心律不整。

【注意事項】胎位異常、嚴重毒血症禁用。

ergonovine (ergometrine; Ergotrate®)

【藥理作用】本藥為麥角鹼成分，可直接激發子宮平滑肌的收縮。

【用途】用於分娩後可增加子宮收縮力量、延長收縮時間與增加收縮頻率並減少子宮出血。

【用法】口服或靜脈注射。

【副作用】高血壓、食道痙攣、肺水腫。

methylergonovine (Methergin®)

【藥理作用】ergonovine類似物。

【用途】子宮復舊不全之治療。

【用法】口服、肌肉注射。

【副作用】高血壓、眩暈、噁心嘔吐、心悸、幻覺。

【注意事項】懷孕、高血壓、毒血症禁用。

bromocriptine (Parlodel®)

【藥理作用】作用於腦下垂體的前葉，具有活化多巴胺受體，進而抑制腦下垂體釋出激乳素。

【用途】帕金森氏症、肢端肥大症、漏乳症、激乳素亢進以及腦下垂體瘤。

【用法】口服。

【副作用】低血壓、倦怠、噁心嘔吐、行動困難。

第二節 影響生殖系統的藥物

卵巢和睪丸除分別產生卵及精子外，還可以分泌激素，所以也是一種內分泌腺，稱為性腺。性腺分泌的激素可以表現生物不同的性別特徵。

雄性激素

雄性激素可使男性性器官正常生長及發育並維持第二性徵，包括前列腺、精囊、陰莖及陰囊的生長與成熟，雄性毛髮的分布發育，如鬍鬚、陰毛、胸毛及腋毛，喉結變大、聲帶變粗、骨架的改變及脂肪的分布。testosterone也會導致氯、鈉、鉀、鈣、磷在體內滯留。testosterone具有同化作用，可增加蛋白質的合成。在能量及蛋白質攝取足夠的情況下，testosterone能改善氮平衡。

雄性激素的生理作用有下列幾種：

1. 促進男性第二性徵，胎兒及男嬰睪丸下降至陰囊。

2. 蛋白質同化作用。

3. 拮抗雌性素作用。

4. 促進紅血球生成。

5. 增進肌肉力度及質量。

雄性激素的臨床用途則有以下數種：

1. 荷爾蒙替補療法（HRT）。

2. 治療女性乳癌、子宮內膜異位及產後乳房充血。

3. 同化作用，促進手術後及慢性虛弱病。

4. 治療隱睪症及輔助治療貧血。

男性化激素藥物

testosterone (Tesmon®)

【藥理作用】天然男性激素，無法口服。

【用途】男性激素缺乏症之治療。

【用法】肌肉注射或經皮吸收給藥。

【副作用】凝血因子抑制及膽汁滯留之黃疸症等。

【注意事項】有前列腺癌、懷孕、準備懷孕、男性乳癌者禁用。

methyltestosterone (Enarmon®)

【藥理作用】合成男性激素藥物，口服有效。

【用途】女性乳癌、男性激素缺乏症之治療。

【用法】口服。

【副作用】肝功能失調、高血壓、男性性慾增強、急性過敏。

【注意事項】有前列腺癌，嚴重心、肝、腎病變，男性乳癌者禁用。

fluoxymesterone (Floxestron®)

【藥理作用】合成男性激素藥物，口服有效。

【用途】女性乳癌、兒童青春期延遲、男性激素缺乏症之治療。

【用法】口服。

【副作用】女性月經不規則、多毛症。

【注意事項】有前列腺癌，嚴重心、肝、腎病變，男性乳癌者禁用。

蛋白同化劑

stanozolol (Winstrol®; Stanol®)

【藥理作用】具強效蛋白質同化作用。常被運動選手及健美先生濫用，會影響肝功能，甚至壞死及造成精神紊亂。

【用途】蛋白同化劑及先天性血管水腫之治療。

【用法】口服。

【副作用】膽汁滯留之黃疸症、男性化、噁心嘔吐。

【注意事項】患男性乳癌及前列腺癌、女性乳癌、腎炎或肝功能異常者禁用。

oxymetholone (Anadrol®)

【用途】貧血及化學療法引起骨髓抑制之治療。

【用法】口服。

【副作用】男性化、噁心嘔吐、肝毒性、高血壓、水腫。

【注意事項】患男性乳癌及前列腺癌、女性乳癌、腎炎或肝功能異常者禁用。

nandrolone（Durabolin®）

【用途】骨髓抑制、腎衰竭引起之貧血及乳癌之治療。

【用法】口服、肌肉注射。

【副作用】男性化、噁心嘔吐、肝毒性、注射部位疼痛。

【注意事項】患男性乳癌及前列腺癌、女性乳癌、腎炎或肝功能異常者禁用。

oxandrolone（Lonavar®）

【用途】男童發育不良及青春期延遲，女童特納氏症。

【用法】口服。

【副作用】男性化、肝功能異常、體重增加、水腫。

男性激素拮抗劑

cyproterone（Androcur®）

【藥理作用】為睪丸素拮抗作用。

【用途】紅斑性狼瘡、前列腺癌及子宮內膜異位之治療。

【用法】口服。

【副作用】肝毒性、貧血、心肌缺血、水腫。

【注意事項】有惡性腫瘤、血栓症及急性肝病時禁用。

finasteride 柔沛（Proscar®；Propecia®）

【藥理作用】具有抑制由睪丸素轉化成為二氫睪丸素的作用。

【用途】初期前列腺肥大症及男性禿頭症之治療。

【用法】口服給藥。高劑量Proscar®每日5mg作為初期前列腺肥大症之治

療；而低劑量Propecia®每日1mg作爲男性禿頭症之治療。

【副作用】性功能失常及乳房腫脹。

【注意事項】須服藥半年始有藥效。女性有脫髮症者勿用。

danazol（Ladogal®）

【藥理作用】抑制男女性激素及皮質類固醇之生長合成，同時對下視丘及腦下垂體抑制濾泡刺激素及黃體化激素的生成。

【用途】子宮內膜異位、乳房纖維囊腫及先天性血管水腫。

【用法】口服。

【副作用】肝功能異常、體重增加、月經異常、面皰。

【注意事項】有異常陰道出血或心、肝、腎功能失常時禁用。

男性勃起功能障礙治療劑

sildenafil citrate 威而鋼（Viagra®）

【藥理作用】爲第V型磷酸二酯抑制劑（PDE5 inhibitor），增加cGMP濃度，可使男性陰莖血管擴張，而增加血流，產生勃起作用。

【用途】成年男性勃起功能障礙治療。

【用法】性交前一小時口服。

【副作用】頭痛、頭暈、視力模糊、血壓突然下降、臉潮紅。

【注意事項】不可與有機硝酸鹽等血管擴張劑併用。

tadalafil 犀利士（Cialis®）

【藥理作用】爲第V型磷酸二酯抑制劑（PDE5 inhibitor）。

【用途】成年男性勃起功能障礙治療。

【用法】性交前一小時口服。

【副作用】頭痛、消化不良。

【注意事項】不可與有機硝酸鹽等血管擴張劑併用。

vardenafil (Levitra®)

【藥理作用】爲第V型磷酸二酯抑制劑（PDE5 inhibitor）。

【用途】成年男性勃起功能障礙治療。

【用法】性交前一小時口服給藥。

【副作用】頭痛、消化不良、臉潮紅。

【注意事項】不可與有機硝酸鹽等血管擴張劑併用。

alprostadil (Muse®)

【藥理作用】抑制陰莖α_1-adrenergic的活性及鬆弛海綿體平滑肌。

【用途】成年男性勃起功能障礙治療。

【用法】海綿體內注射。

【副作用】陰莖疼痛、注射部位水腫。

【注意事項】不可與有機硝酸鹽等血管擴張劑併用。

雌性激素

　　動情激素（estrogen）對於女性生殖系統和第二性徵的發展與維持是很重要的，它能促進陰道、子宮、輸卵管、乳房的生長與發育。動情激素也能影響腦下腺促性腺激素（gonadotropins）的釋出並引起微血管舒張、體液滯留、蛋白質同化作用和子宮黏液稀薄，也有抑制排卵、預防產後乳房不適作用。其他的間接作用有骨骼成形（estrogen能保存鈣和磷並促進骨骼的形成）、維持泌尿生殖器構造的張力與彈性、腋毛與陰毛生長、乳頭與生

殖器色素沉著。

　　動情激素誘使輸卵管、子宮內膜、子宮頸和陰道的上皮增生及增加血管分布。動情激素本身並不會誘使排卵，但可使輸卵管發生變化，利於卵子輸送。血中動情激素濃度突然降低會使子宮內膜崩潰而出血。

　　黃體激素能將增殖性子宮內膜轉變為分泌性子宮內膜。在一般劑量下會抑制腦下腺促性腺激素的分泌，而阻礙濾泡成熟及排卵，亦會抑制自發性子宮收縮。黃體激素可能也具有些動情激素、同化或雄性激素作用。

　　雌性激素的生理作用有下列數項：

1. 促進女性第二性徵的發育。

2. 同化作用促進骨骼成長。

3. 回饋抑制腦下腺分泌FSH及LH與抑制下視丘分泌GnRH。

4. 具有拮抗雄性素作用。

5. 增加腎素（renin）及醛固酮（aldosterone）分泌。

6. 升高HDL濃度並降低LDL濃度。

雌性素藥物

　　本類藥物常作為女性避孕、骨質疏鬆症的預防和治療、治療更年期症狀（臉潮紅、熱潮感、盜汗、陰道乾燥、情緒異常）、月經失調，也用於男性生殖器癌症。

estradiol（Progynon®；Estroderm®）

【藥理作用】天然雌性素，口服無效。

【用途】更年期症狀、卵巢功能失常、雌性素缺乏症，及男性乳癌、前列腺癌治療。

【用法】肌肉注射、經皮吸收、陰道投藥。

【副作用】頭痛、噁心、陰道出血、血栓症。

【注意事項】嚴重肝病、懷孕、準備懷孕、乳癌、陰道不明出血、心血管疾病患者禁用。

estriol (Synapause®)

【藥理作用】雌二醇的體內代謝物，但藥效較弱。

【用途】更年期症狀、雌性素缺乏症之治療。

【用法】注射、口服、陰道投藥。

【副作用】頭痛、噁心、乳房脹痛。

【注意事項】懷孕、準備懷孕、乳癌、陰道不明出血、血栓者禁用。

estrone (Menformon®)

【用途】更年期症狀、雌性素缺乏症之治療。

【用法】肌肉注射、陰道投藥。

【副作用】頭痛、噁心、乳房脹痛。

【注意事項】懷孕、乳癌、陰道不明出血、血栓者禁用。

conjugated estrogens (Premarin®)

【藥理作用】刺激DNA及RNA合成蛋白質而強化血管壁，抑制血管的通透性。

【用途】更年期症狀、卵巢功能失常、雌性素缺乏症之治療。

【用法】口服、經皮吸收。

【副作用】噁心、高血壓、心肌梗塞、更年期之子宮內膜癌。

【注意事項】懷孕、準備懷孕、乳癌、陰道不明出血、血栓者禁用。

mestranol (Mestranolum®)

【藥理作用】合成雌性素，口服後體內代謝為ethinyl estradiol。

【用途】口服避孕藥及更年期症狀的治療。

【用法】口服。

【副作用】噁心、高血壓、心肌梗塞、更年期之子宮內膜癌。

ethinyl estradiol (Feminone®)

【藥理作用】合成雌性素。

【用途】口服避孕藥。

【用法】口服。

【副作用】噁心、高血壓、心肌梗塞、更年期之子宮內膜癌。

diethylstilbestrol (stilbestrol; Estimon®)

【藥理作用】化學合成之雌性素。

【用途】女性乳癌及男性前列腺癌之治療。可作為晨後避孕藥。

【用法】口服。

【副作用】噁心、黃疸、月經不規則。

【注意事項】陰道不明出血、血栓、孕婦禁用。

raloxifene (Evista®)

【藥理作用】能與雌性素受體結合而產生藥效。

【用途】骨質疏鬆症的治療。

【用法】口服。

【副作用】潮熱、腳痙攣。

【注意事項】血栓、孕婦禁用。

助孕素藥物（黃體素）

本類藥物作為抑制女性排卵，高劑量作為避孕藥之用，也對女性月經疾病及子宮內膜癌有療效。

progesterone (Porge Depot®)

【藥理作用】天然助孕素，口服失效。

【用途】無月經、子宮出血、多囊腫卵巢的治療及避孕藥之用。

【用法】注射、子宮內投藥。

【副作用】水腫、憂鬱、子宮外孕、黃疸。

【注意事項】陰道不明出血、乳癌、血栓者禁用。

medroxyprogesterone acetate (Provera®; Depo-Provera®)

【藥理作用】合成助孕素藥物，口服有效，為黃體激素（progestin）的衍生物。具有雄性素性質。

【用途】子宮內膜癌、子宮出血、無月經、避孕藥。

【用法】口服（Provera®）、注射（Depo-Provera®）。

【副作用】水腫、月經失調、腸胃不適、皮膚異常反應。

【注意事項】懷孕、準備懷孕、乳癌、陰道不明出血、血栓者禁用。

hydroxyprogesterone (Proluton Depot®)

【藥理作用】半合成助孕素藥物。

【用途】子宮內膜癌、子宮出血、無月經之治療。

【用法】肌肉深部注射。

【副作用】水腫、憂鬱、噁心嘔吐、黃疸。

【注意事項】懷孕、乳癌、陰道不明出血、血栓者禁用。

norethindrone (Nordron®)

【藥理作用】半合成口服助孕素藥物。具有雄性素及同化作用。

【用途】子宮內膜異位、無月經、避孕藥。

【用法】口服。

【副作用】噁心嘔吐、高血糖、水腫、月經不規則。

【注意事項】懷孕、乳癌、陰道不明出血、凝血失常者禁用。

ethynodiol diacetate (Femulen®)

【藥理作用】半合成口服助孕素藥物。

【用途】避孕藥。

【用法】口服。

【副作用】頭痛、噁心、月經異常、體重增加。

【注意事項】懷孕、乳癌、陰道不明出血、凝血失常者禁用。

norethynodrel (Enovid®)

【藥理作用】半合成口服助孕素藥物。

【用途】子宮內膜異位、子宮出血、無月經之治療、避孕藥。

【用法】口服。

【副作用】頭痛、噁心、月經異常、體重增加。

【注意事項】懷孕、乳癌、陰道不明出血、凝血失常禁用。

雌性素拮抗劑（排卵刺激劑）

本類藥物具有抑制體內雌性素的合成，或對雌性素受體有拮抗作用，用於促進排卵、治療女性不孕症及雌性素引起之乳癌。

clomiphene (Clomid®)

【藥理作用】對下視丘之雌性素受體有拮抗作用，因而使得性腺素釋出激素，而促進腦下垂體產生濾泡刺激素（FSH）及黃體化激素（LH），激發卵巢產生排卵之作用。

【用途】女性排卵失常之不孕症治療。

【用法】口服。

【副作用】卵巢增大、多胞胎、腹痛、臉潮紅。

【注意事項】孕婦、肝病、子宮異常出血、卵巢囊腫、甲狀腺或腎上腺失常者禁用。

tamoxifen (Nolvadex®)

【藥理作用】與雌性素競爭受體產生拮抗作用。

【用途】乳癌之治療及預防、刺激排卵。

【用法】口服。

【副作用】潮熱、臉潮紅、子宮內膜異位、骨骼疼痛。

cetrorelix acetate (Cetrotide®)

【藥理作用】促性腺素釋出激素的拮抗劑。

【用途】激發卵巢排卵。

【用法】皮下注射於下腹。

anantrozole（Arimidex®）

【藥理作用】抑制體內雌性素之生成而減少雌二醇。

【用途】更年期乳癌。

【用法】口服。

【副作用】骨骼疼痛、下痢、噁心嘔吐、無力、末梢水腫。

助孕素拮抗劑（墮胎劑）

本類藥物對助孕素受體具有拮抗作用，有促進子宮內膜破裂及受精卵剝離子宮壁，不易著床受孕，可口服，常與前列腺素（PGF_1）併用。

mifepristone 美服錠（RU 486；Mifegyme®）

【藥理作用】助孕素拮抗物。

【用途】口服墮胎劑。

【用法】口服。

【副作用】噁心嘔吐、子宮出血及疼痛、皮疹。

【注意事項】僅限身孕在兩個月以內使用，凡有腎上腺、肝、腎功能失常或陰道出血時禁用。本藥屬第四級管制藥品。

dinoprost（Prostin F_2 Alpha®）

【藥理作用】天然前列腺素$PGF_2\alpha$，有收縮子宮平滑肌作用。

【用途】墮胎劑。

【用法】懷孕十五週後，由腹腔注射入羊水後作用。

【副作用】噁心嘔吐、乳房腫脹。

dinoprostone (Prostin E$_2$®; Cervidil®)

【藥理作用】天然前列腺素PGF$_2$，有收縮子宮平滑肌作用。

【用途】催產劑、墮胎劑。

【用法】以陰道栓劑投藥。

【副作用】腸胃不適、背痛、心跳異常。

【注意事項】作為墮胎之用藥不要超過兩天，有心、肺、腎、肝疾病及剖腹生產者禁用。

carboprost tromethamine (Hemabate®)

【用途】懷孕中期之墮胎劑、產後止血。

【用法】肌肉注射。

【副作用】嘔吐、下痢、感覺異常、乳房腫脹、發冷發熱。

sulprostone (Nalador-500®)

【藥理作用】擴張子宮頸及收縮子宮的作用。

【用途】用於中止懷孕、產後止血。

【用法】肌肉注射。

【副作用】嘔吐、下痢。

口服避孕藥

口服避孕藥包括不同含量的動情激素（estrogen）及黃體激素（progestin）的組合，其作用機轉為持續的壓抑促性腺激素（gonadotropins）、濾泡刺激素（follicle-stimulating hormone, FSH）及黃體化激素（luteinizing hormone），以抑制排卵。

此外，口服避孕藥亦能改變陰道狀態，包括改變子宮頸黏液分泌（防

止精子穿透）及子宮內膜（干擾受精卵著床），而達到避孕的效果。黃體激素（如levonorgestrel）可調節動情激素（如ethinylestradiol）的藥效，調節效果會因黃體激素的含量及其與動情激素的比例而異。口服避孕藥的種類分為以下幾種：

1. 混合單相避孕丸。

2. 混合多相避孕丸。

3. 單質製劑：(1)黃體素避孕丸，又稱為迷你避孕丸（mini pill）。(2) 性交後避孕丸（morning-after pill），於女性性交後七十二小時內服用。

病患衛教資訊

- 有心臟病、糖尿病、高血壓、血管栓塞疾病、肝臟機能障礙及曾患乳癌及生殖道癌症者，不能服用。
- 哺餵母乳者不建議使用。若其他避孕方法皆不適用時，可經醫師診察後，服用低劑量之口服避孕藥。
- 年齡超過三十五歲以上，且有抽菸習慣的人，最好不要服用。
- 初次服用者，應先由醫師診療後再服用。
- 必須每天服用，否則避孕會失敗。一旦忘記服用，應按照其說明的方法補服，且併用其他的避孕措施。
- 開始服用後三個月內要複診，以後每六個月定期做檢查。

---

norgestrel

【藥理作用】抑制腦下垂體促性腺激素之生成、抑制排卵，使子宮頸黏液變黏稠而阻止精子進入。

【用途】黃體素單劑避孕藥。

【用法】口服。

【副作用】噁心嘔吐、高血壓、水腫、乳房壓痛。

levonorgestrel (Safe plan®)

【藥理作用】抑制排卵，使子宮頸黏液變黏稠而阻止精子進入。

【用途】無事前避孕措施之緊急避孕藥。

【用法】植入劑。

【副作用】噁心、眩暈、子宮出血、水腫、乳房壓痛。

Depo-Provera®

【藥理作用】屬注射性長效避孕藥，爲助孕素medroxyprogesterone acetate的注射劑，單劑肌肉注射一次可維持避孕效果三個月。停藥十二個月以內即可恢復生育。

levonorgestrel 諾普蘭 (Norplant®)

【藥理作用】半合成口服助孕素藥物。爲植入性長效避孕藥，含 levonorgestrel之助孕素六個微膠囊（共計210mg劑量），植入女性上臂肌肉內。藥物會持續釋出而吸收，避孕藥效時間可達五年之久。

【用途】避孕藥。

【用法】月經前七日植入上臂皮下組織。

【副作用】憂鬱、噁心、月經異常、體重增加。

【注意事項】懷孕、乳癌、陰道不明出血、血栓者禁用。

Progestasert IUD®

【藥理作用】爲子宮內含避孕藥裝置，黃體素與高分子載體材料混合製成T字型子宮避孕裝置，裝入子宮內後，可慢慢釋出助孕素而由子宮吸收，可達一年之避孕效果。

第三節　腎上腺皮質類固醇

皮質類固醇的藥理作用複雜且涉及體內許多生理系統。體內自然生成的腎上腺皮質類固醇如hydrocortisone，同時具有抗發炎（糖質類固醇，glucocoticoid）及鹽分滯留（礦物類固醇，mineralocorticoid）作用，如表7-1所示。

表7-1　糖質類固醇及礦物類固醇的作用

	糖質類固醇	礦物類固醇
天然皮質類固醇	hydrocortisone, corticosterone	aldosterone
作用	維持血中葡萄糖濃度，促進身體對受損疾病開刀壓力的恢復	調整體內電解質平衡及水分含量

合成的類固醇如prednisolone亦兼具兩種性質，但臨床運用是取其抗發炎作用。其他的類固醇如dexamethasone, methylprednisolone與triamcinolone等則幾乎不具有鹽分滯留作用，但有顯著的抗發炎效果。

在生理劑量下，外給的皮質類固醇能補充及取代體內生成不足；在高劑量（藥理劑量）下，糖質類固醇能減輕發炎症狀，壓抑免疫反應，促進蛋白質異化及糖質新生作用（gluconeogenesis），使周邊的脂肪重新分布至軀幹，減少鈣質的吸收及增加其排泄。

腎上腺皮質素過高引起的症狀稱為「庫欣氏症候群」。每個人的症狀可能不同，主要是脂肪分布的改變，而這是外表改變最明顯的副作用，因為類固醇會導致代謝改變，使脂肪分布由四肢聚集至軀體，造成臉部、肩膀或腹部脂肪堆積，稱為月亮臉、水牛肩，相形之下四肢變得瘦弱細小。皮質類固醇之副作用有下列幾種：

1. 水及電解質不平衡：水分及鹽分滯留、低血鉀、代謝性鹼中毒、低

血鈣與高血壓。

2. 骨骼肌肉：肌肉無力、骨質疏鬆症。

3. 腸胃道：胃潰瘍、腹脹、潰瘍性食道炎、噁心嘔吐、食慾以及體重增加。

4. 皮膚：傷口癒合能力不佳，皮膚薄而脆弱、紫斑及瘀血、紅斑、壓抑皮膚試驗反應、皮下脂肪萎縮、皮膚色素增加、多毛症。

5. 神經：痙攣、眩暈、感覺異常、失眠。

6. 內分泌系統：月經不規則、產生類庫欣氏症狀。

7. 眼部：眼內壓上升、青光眼。

病患衛教資訊

- 可能引起腸胃不適，應與食物一起服用。每日一次或隔日一次服用者宜於上午九點以前服用，每日服用數次者應依相等間隔分次服用。
- 若有下列症狀發生，應立即告知醫師：不正常的體重增加、下肢腫脹、肌肉虛弱無力、糞便呈黑色、吐血、上胃部灼痛、臉部腫脹、月經不規則、長期喉嚨痛、發燒、感冒或感染。
- 當減量或逐漸停藥時，有下列腎上腺功能不全症狀發生時，應立即告知醫師：疲累、厭食、噁心、嘔吐、腹瀉、體重降低、頭暈與低血糖。
- 高劑量或長期治療者，不宜驟然停藥。

天然皮質類固醇

hydrocortisone (Cortisol; Cortef®)

【用途】抗炎作用及糖質皮質素缺乏症的治療。

【用法】皮膚外用、點眼、口服、肌肉、靜脈注射。

【副作用】庫欣氏症、腸胃不適、皮膚不易癒合、輕微憂鬱或欣快感。

【注意事項】黴菌、病毒、結核病感染時禁用。

cortisone acetate

【用途】抗炎作用及糖質皮質素缺乏症的治療。

【用法】口服。

【副作用】庫欣氏症、腸胃不適、皮膚不易癒合、輕微憂鬱或欣快感。

【注意事項】黴菌感染時禁用。

半合成皮質類固醇

天然皮質類固醇兼具礦質腎皮素的作用，故較有明顯之水腫等副作用；經由hydrocortisone分子構造的修飾，可增加其糖質腎皮素藥效而減少礦質腎皮素副作用。

paramethasone acetate (Paramesone®; Hal-drone®)

【用途】抗炎。

【用法】口服。

【副作用】月亮臉、腸胃不適、傷口不易癒合、輕微憂鬱或欣快感。

【注意事項】黴菌感染時禁用。

triamcinolone (Ledercort®; Kenacort®)

【用途】抗炎、過敏性鼻炎、氣喘。

【用法】口服、皮膚外用、噴鼻。

【副作用】鼻腔刺激、腸胃不適、頭痛。

【注意事項】黴菌、病毒、細菌感染時禁用。

fluocinolone acetonide (Flucort®)

【用途】皮膚抗炎、過敏。

【用法】局部塗抹。

【副作用】皮膚灼熱感、搔癢、刺激。

betamethasone (Rinderon®)

【用途】抗炎、風濕性關節炎及痛風。

【用法】口服、皮膚外用、局部眼用、注射。

【副作用】庫欣氏症、腸胃不適、皮膚不易癒合、輕微憂鬱或欣快感。

【注意事項】黴菌感染時禁用。

dexamethasone (Decadron®)

【用途】抗炎、風濕性關節炎及痛風、腦水腫。

【用法】口服、注射。

【副作用】庫欣氏症、腸胃不適、皮膚不易癒合、輕微憂鬱或欣快感。

【注意事項】黴菌、病毒、結核病感染時禁用。

beclomethasone dipropionate (Becona-se®)

【用途】氣喘、過敏性鼻炎、鼻內瘜肉之預防。

【用法】鼻腔噴液給藥。

【副作用】腎上腺功能抑制、鼻咽喉刺激。

desoxycorticosterone acetate (DOCA)

【用途】艾迪森氏病的治療。

【用法】肌肉注射。

【副作用】高血壓、充血性心臟衰竭、水腫、低血鉀症。

fludrocortisones acetate (Florinef®)

【用途】艾迪森氏病的治療。

【用法】口服。

【副作用】高血壓、充血性心臟衰竭、水腫、低血鉀症。

【注意事項】全身性黴菌感染時禁用。

methylprednisolone (Medrol®)

【用途】抗炎、免疫抑制劑。

【用法】口服、靜脈注射。

【副作用】庫欣氏症、腸胃不適、傷口不易癒合、輕微憂鬱或欣快感。

【注意事項】黴菌感染時禁用。

prednisolone (Prednon®)

【用途】抗炎、免疫抑制劑。

【用法】口服。

【副作用】庫欣氏症、腸胃不適、傷口不易癒合、輕微憂鬱或欣快感。

【注意事項】黴菌、病毒、結核病感染時禁用。

prednisone (Predon®)

【用途】抗炎、免疫抑制劑。

【用法】口服。

【副作用】庫欣氏症、腸胃不適、皮膚不易癒合、輕微憂鬱或欣快感。

【注意事項】黴菌感染時禁用。

cyclosporine（Sandimmune®）

【藥理作用】非皮質類固醇之免疫抑制劑，是目前器官移植時最常用之排斥預防藥物。

【用途】器官移植排斥之預防、風濕性關節炎及白斑症。

【用法】口服、靜脈注射。

【副作用】腎障礙、高血壓、多毛症、顫抖。

【注意事項】避免與葡萄柚汁一起服用。

azathioprine（Imuran®）

【藥理作用】非皮質類固醇之代謝拮抗劑。

【用途】腎臟及心臟移植排斥之預防、風濕性關節炎之治療。

【用法】口服、靜脈注射。

【副作用】白血球及血小板缺乏症。

【注意事項】孕婦及哺乳者不宜。

第四節　甲狀腺激素與抗甲狀腺藥

甲狀腺激素

甲狀腺位於脖子（頸部）前方，分左、右兩葉。甲狀腺由血液中的碘生成甲狀腺激素，這種激素有促進身體的新陳代謝作用。甲狀腺激素的分泌由腦部腦下垂體所分泌的促甲狀腺激素（TSH）所控制。

甲狀腺激素的作用機轉尚未完全明瞭，主要是增加組織代謝，包括耗

氧量、呼吸速率、體溫、心輸出量、心跳、血流量、脂肪、蛋白質和碳水化合物的代謝、酵素活性、生長及成熟。甲狀腺激素對每個器官都有明顯影響，特別是中樞神經的發育。甲狀腺所分泌激素的種類有下列幾種：

1. 甲狀腺素（thyroid hormones）：

    (1) thyroxine（T_4）：甲狀腺素的主成分，作用期比T_3久。

    (2) liothyronine（T_3）：活性比T_4強。

2. 副甲狀腺素（parathyroid hormone, PTH）：有維持血中鈣質濃度的功能，可催化維生素D_3，轉化為活性的鈣三醇，促進血液提高鈣濃度及降低磷酸鹽濃度，提高腎臟及小腸對鈣質的吸收，刺激蝕骨細胞由骨中釋出鈣質至血中。

3. 鈣強化激素（calcitonin）：降低血中鈣及磷酸鹽的濃度，可抑制蝕骨細胞而防止骨骼鈣質流失，臨床上用作高血鈣症及骨質疏鬆症的治療。

甲狀腺機能失調

甲狀腺機能失調的疾病有以下兩種：

一、**甲狀腺機能亢進症（甲狀腺中毒症）**：由於甲狀腺細胞分泌了過多的甲狀腺激素所引起。除了甲狀腺會有瀰漫性腫大，以致有時候會有吞嚥困難甚至疼痛外，由於新陳代謝增快，會引起心悸、頻脈、呼吸急促、多汗、怕熱、食慾增進但體重減輕、激動、焦急、疲倦、手指及眼瞼顫抖及長期腹瀉等症狀出現。

最常見的原因是因自體免疫所產生的促甲狀腺免疫球蛋白所引起，叫作葛瑞夫茲氏症（Grave's disease），最明顯的症狀為眼球因皮下組織及脂肪之增加或外眼肌的炎症而突出。

甲狀腺機能亢進症可以使用藥物治療，如無效時可以採取開刀或放射

線治療。

二、**甲狀腺機能低下症**：因為發炎或腺體被破壞，細胞形成少，以至於整個甲狀腺激素分泌不足所引起。先天性發育不全叫作矮小症（cretinism），在幼年期有聾啞、肌肉僵直、運動障礙及又矮又呆等症狀，少年期叫作少年型甲狀腺機能低下症，會有生長、性徵發展遲緩及精神遲鈍的情形，成人期則會有黏液水腫、疲倦、嗜眠、記憶消失、體重增加、水腫、耳聾、怕冷、精神遲鈍、皮膚乾燥及體腔積水，甚至於有精神病，稱為黏液水腫。

甲狀腺激素

levothyroxine; T4 (Eltroxin®)

【藥理作用】天然之甲狀腺素。

【用途】甲狀腺缺乏症之治療。

【用法】口服，必須終生給藥。

【副作用】皮疹、蕁麻疹及脫髮。

【注意事項】急性心肌梗塞者禁用。

liothyronine (Tertroxin®)

【藥理作用】作用比levothyroxine強十倍。

【用途】甲狀腺功能不足症、甲狀腺腫及矮小症之治療。

【用法】口服。

【副作用】甲狀腺亢進、心跳過速、皮膚過敏。

thyroid

【藥理作用】由家畜之甲狀腺經乾燥處理而成。

【用途】甲狀腺缺乏症、甲狀腺癌之治療。

【用法】口服。

【副作用】心悸、盜汗、頭痛。

抗甲狀腺素藥物

carbimazole（Neo-Thyreostat®）

【藥理作用】抗甲狀腺素藥物，抑制甲狀腺激素的合成，但對血中或膠質中的T_4及T_3無抑制作用。

【用途】甲狀腺亢進之治療。

【用法】口服。

【副作用】皮疹、蕁麻疹、顆粒性白血球缺乏症。

【注意事項】給藥至少持續十八個月。

propylthiouracil（Thyreostat®）

【藥理作用】抑制甲狀腺激素的合成。

【用途】甲狀腺亢進之治療。

【用法】口服。

【副作用】骨髓抑制、類紅斑性狼瘡症狀、噁心嘔吐、胃不適。

【注意事項】哺乳者不宜用。

methimazole（Tapazole®）

【藥理作用】抑制甲狀腺激素的合成，但對血中或膠質中的T_4及T_3無抑

制作用。

【用途】甲狀腺亢進之治療。

【用法】口服。

【副作用】皮疹、蕁麻疹、噁心嘔吐、胃不適。

【注意事項】哺乳者不宜用。

radioactive sodium iodide; I131 (Sodium iodide®)

【藥理作用】大量釋出β-輻射線破壞甲狀腺組織。

【用途】甲狀腺亢進之治療。

【用法】口服、靜脈注射。

【副作用】噁心、甲狀腺部位疼痛、甲狀腺機能過低症、吞嚥困難。

【注意事項】孕婦、哺乳者不宜用。

抑鈣素

抑鈣素又稱鈣強化激素，作為骨質疏鬆症治療劑。

calcitonin salmon (Miacalcic®)

【藥理作用】由鮭魚提煉之鈣強化激素（calcitonin）。

calcitonin (Calcitar®)

【藥理作用】係由豬的甲狀腺萃取之製品。

Elcatonin®

【藥理作用】係由人工合成之calcitonin，均具相同藥效。

【用途】高血鈣症、骨質疏鬆症，以及佩吉特氏病（Paget's disease）之治療。

【用法】噴鼻、肌肉、皮下注射。

【副作用】皮疹、憂鬱症、噁心嘔吐、感冒症狀。

骨質疏鬆症治療劑

骨質疏鬆是骨中鈣質和其他礦物質流失，使骨骼內的孔隙變大、變多，也就是骨密度變小，當下降至臨界值以下，骨骼就會脆弱、易骨折。骨質疏鬆症治療劑的分類如下所述：

1. 雌激素：用於防止停經後婦女的骨質流失，是首選藥物。雌激素可能導致子宮內膜癌，可給與黃體素來避免。
2. 雙磷酸鹽類：對骨骼之溶解可產生極強的抑制作用。
3. 氟化物。
4. 活性維生素D。

alendronate sodium (Fosamax®)

【藥理作用】屬雙磷酸鹽類，減少骨質流失。

【用途】停經婦女骨質疏鬆症之治療。

【用法】口服。

【副作用】消化不良、下腹脹、便秘。

【注意事項】低血鈣、食道異常者禁用。

clodronate disodium tetrahydrate (Bonefos®)

【藥理作用】屬雙磷酸鹽類，很強的蝕骨細胞作用抑制劑。

【用途】癌症之蝕骨性骨質轉移，惡性高血鈣症。

【用法】口服、注射。

【副作用】腹痛、腹瀉、脹氣。

【注意事項】低血鈣、食道異常者禁用。

pamidronate disodium (Aredia®)

【藥理作用】屬雙磷酸鹽類，蝕骨性骨質耗損的抑制劑。

【用途】癌症之蝕骨性骨質轉移，惡性高血鈣症。

【用法】靜脈輸注。

【副作用】低血鈣、發燒、注射部位疼痛。

zoledronic acid (Zometa Concentrate®)

【藥理作用】屬雙磷酸鹽類，蝕骨細胞作用抑制劑。

【用途】癌症之蝕骨性骨質轉移，惡性高血鈣症。

【用法】靜脈輸注。

【副作用】低血鈣、發燒、腹痛、腹瀉、注射部位疼痛。

第五節　胰島素與降血糖劑

胰臟不但能分泌消化液，也能分泌激素。它分泌激素的組織，叫作胰島，能分泌胰島素。

糖尿病

糖尿病（diabetes mellitus）顧名思義就是糖的成分出現在尿中，尿中有糖便稱之為糖尿病。然而尿糖只是糖尿病的一個症狀，其成因是因為體內

胰臟所分泌的胰島素不足，或分泌正常但功能不佳的情況下，使血糖無法被正常利用，所引發的疾病。

　　在正常情況下，胰島素可幫助人體細胞快速由血液中吸收葡萄糖，並儲存於肝臟，以降低血液中的糖分，血漿中葡萄糖濃度與胰島素的分泌和作用如圖7-3。

　　當人體缺乏胰島素時，血液中的糖分便不能被細胞充分利用和儲存，此時無法被正常利用的糖分，一部分充斥在血液中，另一部分則隨著循環系統到達腎臟，並隨著尿液排出體外，這就是俗稱的糖尿，如表7-2所示。

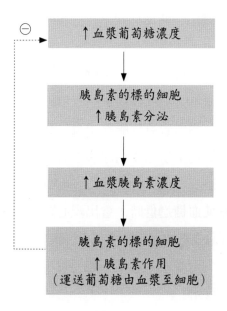

圖7-3　血漿中葡萄糖濃度與胰島素的分泌和作用

表7-2 胰島素分泌異常的症狀

	分泌過多或作用太強	分泌不足
血糖	血糖過低	血糖升高
血糖值	低於50～70mg/dl	大於180mg/dl
症狀	焦慮、冒冷汗、蒼白、反射性心搏速率增快、顫抖、衰弱，大腦缺乏葡萄糖能源，造成昏迷現象，甚至死亡	高血糖、代謝性酸中毒〔酮酸中毒（ketoacidosis）〕，即嗜睡、呼吸有水果氣味、排尿增加、口渴、多尿等

　　糖尿病除了由遺傳造成外，肥胖、飲食不當、缺乏運動及感染、妊娠、壓力等因素都是誘因。典型症狀是「三多一少」，意思是指吃多、尿多、喝多、體重減少。

　　長期血糖控制不當，容易引起許多併發症，在國人十大死因當中，有半數死因與糖尿病有關。糖尿病易引發下列四種急性併發症：

1. 當血糖過高時，易導致急性酮酸中毒、高血糖滲透壓非酮性昏迷；前者常發生在胰島素依賴型糖尿病患者，而後者則常發生在非胰島素依賴型患者。

2. 藥物調節不當使血糖過低時，會出現心跳加速、頭暈、盜汗、全身無力、發抖等急性低血糖現象，也會導致昏迷。

3. 不知罹患糖尿病而受傷、感染、開刀時，均會使病患急性昏迷，搶救不當可能導致死亡。

4. 糖尿病患的抵抗力會降低，以致易受細菌感染，而引發尿道炎、腎盂炎、肺炎、肺結核、菌血症等急性併發症。

　　慢性糖尿病併發症對人體健康也有很大的危害。常見的慢性併發症有兩大類：一類是非糖尿病特異性病變，也就是一般人也可能罹患的疾病，如心血管疾病、腦中風、白內障、關節炎等；另一類是糖尿病必經的特殊

病變，如視網膜病變（失明）、腎臟病變（尿毒症）、心血管病變（中風、心絞痛、壞疽）、末梢神經病變、皮膚病變。

糖尿病的種類

一般將糖尿病分為二型，如表7-3所示。

表7-3 糖尿病的種類

種類	胰島素依賴型（第I型）	非胰島素依賴型（第II型）
舊稱	幼年型	成年型
發病	年輕時發病，有一半在青春期形成	四十歲以後逐漸發病
原因	胰島細胞破壞無法分泌胰島素	胰島素分泌不足，導致無法利用血中的葡萄糖。胰島素數量比正常人少或過度肥胖
症狀	劇渴、多尿、昏睡、體重減輕	三多（多喝、多尿、多吃）

糖尿病的治療

飲食控制：最重要就是要認清食物種類，且每餐依計畫定時、定量，不可隨意增減。飲食應以低脂高纖低單醣及高多醣食物為主。

藥物治療：以口服降血糖劑或胰島素治療。

治療糖尿病的藥物

一、**胰島素**：胰島素可維持體內葡萄糖代謝，由胰臟β-蘭氏小島細胞分泌，含A、B鏈，不同種動物的B鏈某特定部位的胺基酸序列有差異。人類胰島素比豬胰島素作用較快，作用期較短，皮下注射時，兩者生體可用率相同。

二、**口服降血糖劑**：藉增加細胞內cAMP濃度而刺激蘭氏小島的β細胞釋出胰島素使血糖降低，故只對能夠自行合成胰島素的患者才有療效。

磺尿素降血糖劑（sulfonylureas）：sulfonylureas是sulfonamides的衍生物，但不具抗菌作用，包括第一代藥品如acetohexamide, chlorpropamide, tolazamide與tolbutamide，及第二代藥品如glyburide（glibenclamide）及glipizide。它們可用來輔助飲食及運動治療非胰島素依賴型糖尿病（第II型或成人型糖尿病）。

非磺尿素降血糖劑（biguanides）：此類藥品如metformin，對非胰島素依賴型糖尿病的療效與sulfonylureas相當，作用機轉可能是直接加強肌肉對葡萄糖的利用及減少肝臟的糖質新生作用，間接提高了胰島素的效果。此類藥品不會刺激胰島素釋出，必須存在胰島素才能產生降血糖作用。比sulfonylureas不易引起低血糖症。

病患衛教資訊

- 宜使用固定種類及廠牌的製劑與刻度相同的針筒以避免用藥錯誤。輪流更換注射部位以避免脂肪組織萎縮。
- 確實遵照醫囑，不可隨意更改藥品混用時抽取的次序，也不可隨意更換廠牌、含量、類型及劑量。
- 疾病狀態，特別是嘔吐或發燒都可能改變胰島素需求量，發生時要告知醫師。
- 定期做眼底及牙齒檢查。
- 詳細閱讀產品說明書，了解糖尿病的特性，嚴格遵照醫囑，包括飲食、運動及個人衛生。
- 遵照醫囑監測血糖及尿中的葡萄糖與酮類，並定期測量血壓。

胰島素製劑

臨床上使用之胰島素來源，有由豬、牛之胰臟萃取的豬胰島素（procine insulin）、牛胰島素（bovine insulin），現在已可以基因工程製造人類胰島素（human insulin）。人類胰島素抗原性較小，為對胰島素過敏及產生抗藥性患者的首選製劑。

胰島素為蛋白質，口服無效，須以皮下注射給藥。胰島素製劑之種類依其劑型添加物注射途徑之差異而有不同，使用方法如表7-4所示。

表7-4　胰島素製劑之種類及使用方法

製劑	使用方法	代表藥物
速效製劑	澄清注射液，用於高血糖引起之昏迷緊急狀態，靜脈注射或輸注投藥，皮下注射可以維持六小時	regular insulin injection
短效製劑	懸液劑，皮下注射後能持續釋出胰島素，可以維持十二小時	prompt insulin zinc suspension
中效製劑	懸液劑，皮下注射後能持續釋出胰島素，可以維持十二至二十四小時	• insulin zinc suspension（維持十八至二十四小時） • isophane insulin suspension（NPH）（維持十八至二十四小時） • globin zinc insulin suspension（維持十二至十八小時）
長效製劑	懸液劑，皮下注射後能持續釋出胰島素，可以維持二十四至三十六小時	• extended insulin zinc suspension • protamine zinc insulin suspension

第一代口服磺尿素降血糖劑

常見的有磺尿素類和非磺尿素類兩種；前者可刺激胰臟β細胞分泌胰島素，同時增強胰島素的作用，藉此改善新陳代謝；後者可阻斷小腸吸收葡萄糖，並抑制肝臟製造葡萄糖，幫助肌肉無氧代謝葡萄糖。

tolbutamide (Rastinon®)

【用途】非胰島素依賴型糖尿病之治療。

【用法】口服。

【副作用】低血糖、噁心、皮膚過敏、胸口灼熱。

chlorpropamide (Diabinese®)

【藥理作用】chlorpropamide還能增強抗利尿激素（ADH）的作用。

【用途】非胰島素依賴型糖尿病之治療。

【用法】口服。

【副作用】低血糖、噁心、皮膚過敏。

acetohexamide (Dimelor®)

【藥理作用】acetohexamide除了降血糖外，還有促進尿酸排泄作用。

【用途】非胰島素依賴型糖尿病之治療。

【用法】口服。

【副作用】低血糖、噁心、皮膚過敏、胸口灼熱。

tolazamide (Tolinase®)

【用途】非胰島素依賴型糖尿病之治療。

【用法】口服。

【副作用】低血糖、噁心、皮膚過敏、胸口灼熱。

第二代口服磺尿素降血糖劑

降血糖藥效比第一代口服降血糖劑強，且作用期也比較久。

glibenclamide (glyburide; Daonil®; Euglucon®)

【用途】非胰島素依賴型糖尿病之治療。

【用法】口服。

【副作用】低血糖、噁心、皮膚過敏、胸口灼熱。

glipizide (Glibenese®)

【用途】非胰島素依賴型糖尿病之治療。

【用法】口服。

【副作用】低血糖、腸胃不適、皮膚過敏、眩暈。

gliclazide (Diamicron®)

【用途】非胰島素依賴型糖尿病之治療。

【用法】口服。

【副作用】低血糖、噁心嘔吐、皮疹、下痢。

glimepiride (Amaryl®)

【用途】非胰島素依賴型糖尿病之治療。

【用法】口服。

【副作用】低血糖、眩暈、噁心、衰弱、頭痛。

gliquidone (Glurenorm®)

【用途】中年及老年人糖尿病之治療。

【用法】口服。

【副作用】罕有低血糖及過敏。

非磺尿素口服降血糖劑

metformin (Glucophage®)

【藥理作用】增加周邊組織對葡萄糖的吸收及利用，亦可降低VLDL及LDL，改善高血脂。

【用途】非胰島素依賴型糖尿病之治療。

【用法】口服。

【副作用】低血糖、噁心嘔吐、脹氣、厭食。

【注意事項】有代謝性酸中毒、服用含碘造影劑時禁用。

acarbose (Glucobay®)

【藥理作用】於腸道抑制澱粉等多醣類之水解成為葡萄糖，防止飯後血糖突然升高，常與口服降血糖劑併用。

【用途】糖尿病之治療。

【用法】口服。

【副作用】脹氣、下痢。

【注意事項】肝硬化、嚴重腸病變時禁用。

nateglinide (Starlix®)

【藥理作用】可恢復初期的胰島素分泌，使餐後的血中葡萄糖減少。

【用途】單獨治療或與metformin併用，可用於非胰島素依賴型糖尿病之治療。

【用法】飯前服用。

【副作用】心悸、食慾增加、疲勞、虛弱、噁心。

【注意事項】糖尿病酮酸症、孕婦、哺乳者禁用。

repaglinide（Novonorm®）

【藥理作用】為新型、短效、口服促進胰島素分泌劑，促進胰島中仍具功能的β細胞分泌胰島素。

【用途】用於非胰島素依賴型糖尿病之治療。

【用法】飯前服用。

【副作用】低血糖、暫時性視覺障礙、腸胃不適、皮膚過敏、噁心。

【注意事項】糖尿病酮酸中毒者禁用。

pioglitazone（Actos®）

【藥理作用】降低胰島素阻抗。

【用途】用於非胰島素依賴型糖尿病之治療。

【用法】飯前飯後服用，每日一次。

【副作用】上呼吸道感染、頭痛、肌肉痛、牙齒病變。

歷屆試題

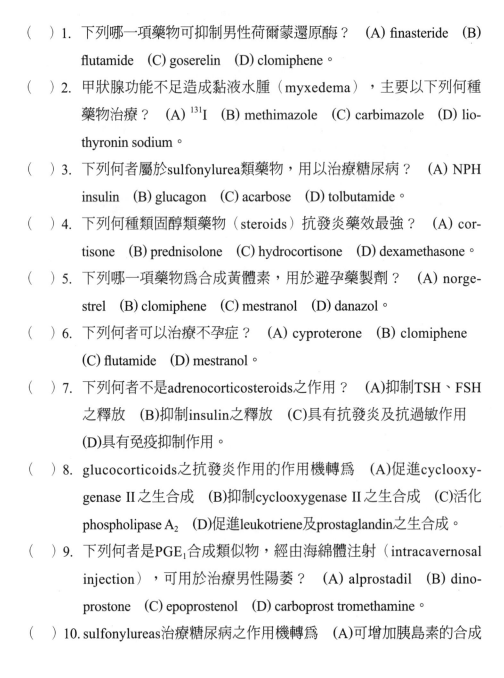

（　）1. 下列哪一項藥物可抑制男性荷爾蒙還原酶？　(A) finasteride　(B) flutamide　(C) goserelin　(D) clomiphene。

（　）2. 甲狀腺功能不足造成黏液水腫（myxedema），主要以下列何種藥物治療？　(A) ^{131}I　(B) methimazole　(C) carbimazole　(D) liothyronin sodium。

（　）3. 下列何者屬於sulfonylurea類藥物，用以治療糖尿病？　(A) NPH insulin　(B) glucagon　(C) acarbose　(D) tolbutamide。

（　）4. 下列何種類固醇類藥物（steroids）抗發炎藥效最強？　(A) cortisone　(B) prednisolone　(C) hydrocortisone　(D) dexamethasone。

（　）5. 下列哪一項藥物為合成黃體素，用於避孕藥製劑？　(A) norgestrel　(B) clomiphene　(C) mestranol　(D) danazol。

（　）6. 下列何者可以治療不孕症？　(A) cyproterone　(B) clomiphene　(C) flutamide　(D) mestranol。

（　）7. 下列何者不是adrenocorticosteroids之作用？　(A)抑制TSH、FSH之釋放　(B)抑制insulin之釋放　(C)具有抗發炎及抗過敏作用　(D)具有免疫抑制作用。

（　）8. glucocorticoids之抗發炎作用的作用機轉為　(A)促進cyclooxygenase II之生合成　(B)抑制cyclooxygenase II之生合成　(C)活化phospholipase A$_2$　(D)促進leukotriene及prostaglandin之生合成。

（　）9. 下列何者是PGE$_1$合成類似物，經由海綿體注射（intracavernosal injection），可用於治療男性陽萎？　(A) alprostadil　(B) dinoprostone　(C) epoprostenol　(D) carboprost tromethamine。

（　）10. sulfonylureas治療糖尿病之作用機轉為　(A)可增加胰島素的合成

(B)促使β-cell釋出胰島素　(C)抑制胰島素被肝臟代謝　(D)可增多組織上的胰島素接受器。

(　) 11. 下列何者不用於治療甲狀機能亢進？　(A) propranolol　(B) guanethidine　(C) propylthiouracil　(D) liothyronine。

(　) 12. 下列哪一種口服降血糖藥是屬於sulfonylarea？　(A) phenformin　(B) buformin　(C) metformin　(D) glipizide。

(　) 13. 長期使用glucocorticoids易引起何種症候群？　(A) Addison's disease　(B) Cushing's syndrome　(C) pheochromocytoma　(D) Grave's disease。

(　) 14. 下列哪一種避孕藥可以採用皮下植入的方法使用？　(A) ethinyl estradiol　(B) tamoxifen　(C) norethindrone　(D) norgestrel。

(　) 15. 何者可用於不孕症，促進排卵之用？　(A) progesterone　(B) clomiphene　(C) RU 486　(D) prostaglandin F。

(　) 16. 口服降血糖藥物是藉何種分子機制來增加胰島素的分泌？　(A)打開鈉管道　(B)打開鉀管道　(C)阻斷鉀管道　(D)阻斷氯管道。

(　) 17. RU 486亦即mifepristone，被用於墮胎是因為　(A)抑制estrogen 的分泌，使懷孕中止　(B)抑制胚胎的分化　(C)引發子宮肌肉早期收縮　(D)拮抗progesterone的作用，使受孕無法維持。

(　) 18. 下列哪一項藥品可以用來治療骨質疏鬆症（osteoporosis）？　(A) calcium　(B) glucagon　(C) sodium　(D)胰島素。

(　) 19. 下列哪一種藥具有antiandrogen的效果？　(A) tamoxifen　(B) cyproterone　(C) RU486　(D) danazol。

(　) 20. 下列何者不是glucocorticosteroid之副作用？　(A)月亮臉症（moon face）　(B)消化性潰瘍　(C)骨質疏鬆症　(D)高血鉀。

(　) 21. 下列哪一種藥物可治療骨質疏鬆？　(A) finasteride　(B) calcitonin

(C) betamethasone　(D) chlorpropamide。

(　) 22. clomiphene促進排卵的藥理機轉爲下列何者？　(A)雄性激素受體拮抗劑　(B)雌性激素受體拮抗劑　(C)黃體素致效劑　(D)黃體素拮抗劑。

(　) 23. 下列哪一項藥物會引起人工流產？　(A) spironolactone　(B) RU486　(C) finasteride　(D) leuprolide。

(　) 24. 下列哪一項藥物可用以治療Paget's disease？　(A) etidronate　(B) thyroxine　(C) cortisone　(D) calcitonin。

(　) 25. 下列哪一種是降血糖藥物α-glucosidase抑制劑？　(A) acarbose　(B) metformin　(C) glyburide　(D) ciglitazone。

(　) 26. tolbutamide治療糖尿病的作用機轉是　(A)增加肌肉、肝臟及脂肪組織對葡萄糖的攝取　(B)促進胰島素之分泌　(C)增加胰島素的生合成　(D)減少對胰島素的阻抗。

(　) 27. 有關糖皮質類固醇（glucocorticoid）藥物之敘述，下列何者錯誤？　(A)在肝臟會促使糖質新生　(B) dexamethasone 屬於短效型糖皮質類固醇類　(C)長期大量服用可能導致無菌性骨頭壞死　(D)長期服用後不能快速停藥。

(　) 28. 下列何者非prednisone之常見副作用？　(A)骨質疏鬆　(B)消化性潰瘍　(C)禿髮　(D)高血糖。

(　) 29. 下列insulin製劑中，何者可以靜脈注射？　(A) NPH　(B) PZI　(C) regular insulin　(D) lente。

(　) 30. 下列藥物，何者會抑制甲狀腺素合成過程中之碘化及偶合反應，用以治療甲狀腺機能亢進？　(A) methimazole　(B) thiocyanate　(C) perchlorate　(D) iodide。

第八章　胃腸藥和作用於呼吸道之藥物

第一節　胃腸藥

消化系統從口腔開始，經過喉嚨、食道、胃、小腸、大腸到肛門。碳水化合物的消化，從口腔分泌唾液開始，接著食物送到胃，胃液繼續消化碳水化合物和蛋白質，接著半消化食物到小腸，加上胰臟分泌的消化液和膽汁，繼續蛋白質、碳水化合物和脂肪的消化。腸胃道是最常見的投藥途徑，藥物經此進入血液而產生藥效。

常見消化系統疾病

1. 腸胃炎：細菌或寄生蟲感染所引起，使用腸內殺菌劑、抗生素、驅蟲劑治療。

2. 消化性潰瘍：胃或十二指腸被胃液消化侵蝕而損傷，使用制酸劑、抗潰瘍劑治療。

3. 消化不良：胃液分泌不足或消化酵素缺乏造成食物消化困難，使用消化劑治療。

4. 下痢：病毒、細菌或寄生蟲感染，會增加腸道水分、加強蠕動，使用止瀉劑做症狀治療。

5. 便秘：腸道蠕動緩慢造成排便困難，使用緩瀉劑治療。

6. 嘔吐：腹部肌肉及橫膈膜強烈收縮，造成胃內物經口吐出，使用止吐劑治療。

7. 痔瘡：肛門附近靜脈曲張造成血液回流不良，引起發炎腫痛、出血之症狀。

8.膽結石：膽管阻塞使膽固醇堆積膽囊而成結石，須使用膽石溶解劑
   治療。

消化性潰瘍（peptic ulcer）

消化性潰瘍乃因胃或十二指腸內某一區域的黏膜浸泡於胃酸和胃蛋白
酶而發生的潰瘍。治療消化性潰瘍的藥物可分為以下幾類，而各種治療消
化性潰瘍藥物的作用如圖8-1所示。

1. 抑制胃酸分泌：胃酸的分泌是受到histamine, ACh和gastrin等媒介物的
   調節，其過程最後乃透過質子幫浦（H^+/K^+ ATPase）來完成。所以下
   列藥物的主要作用是阻斷媒介物和質子幫浦的活性以達到抑制胃酸
   的分泌。

   (1)H_2受體拮抗劑（H_2 antagonists）：如cimetidine, ranitidine,
      famotidine，減少胃酸分泌、加速消化性潰瘍的癒合，以及避免其
      再復發。

   (2)蕈毒鹼拮抗劑（muscarinic antagonists）：如pirenzepine，選擇性阻
      斷M_1 muscarinic receptors，減少胃酸分泌。

   (3)質子幫浦抑制劑：如omeprazole。

   (4)胃泌素拮抗劑（gastrin antagonists）：如proglumide，可以減少胃
      酸分泌。

2. 胃黏膜保護劑（mucosal protective agents）：如sucralfate。

3. 制酸劑（antacids）：如aluminum hydroxidegel。

H₂**受體拮抗劑**（H₂ antagonists）

組織胺與胃壁表面之組織胺 II 型（H₂）受體結合，則會分泌胃酸；有別於組織胺引起過敏反應之 I 型（H₁）受體。

H₂受體拮抗劑的副作用，如cimetidine可引起抗雄性素作用而導致男性女乳、陽萎、精蟲減少和乳漏症等，亦抑制肝臟代謝酶cytochrome p-450的活性，而降低其他藥物的代謝。ranitidine和famotidine可引起頭痛。

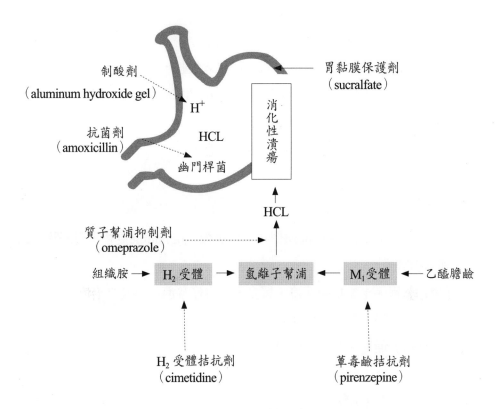

圖8-1　治療消化性潰瘍藥物的作用

cimetidine (Tagamet®)

【藥理作用】第一個組織胺 II 型受體拮抗劑之臨床用藥,有抑制肝臟代謝酵素之作用。

【用途】胃食道逆流症及胃、十二指腸潰瘍之治療。

【用法】口服或肌肉、靜脈注射及點滴給藥

【副作用】眩暈、皮疹、陽萎、男性女乳症。

ranitidine (Zantac®)

【藥理作用】為cimetidine類似物,但藥效較強,對肝臟代謝並無影響。

【用途】胃、十二指腸潰瘍,胃食道逆流症之治療及預防胃腸出血。

【用法】口服、靜脈注射或點滴給藥。

【副作用】疲倦、眩暈、頭痛及腸胃不適。

famotidine (Gaster®)

【藥理作用】為cimetidine類似物,但藥效比ranitidine更強,對肝臟代謝並無影響。

【用途】胃、十二指腸潰瘍,胃食道逆流症及消化不良之治療。

【用法】口服、靜脈注射或點滴給藥。

【副作用】便秘、下痢及眩暈。

nizatidine (Tazac®)

【用途】胃、十二指腸潰瘍,胃食道逆流症及食道炎之治療。

【用法】口服。

【副作用】頭痛、腹痛、下痢、噁心。

質子幫浦抑制劑

胃酸之分泌須靠胃壁細胞膜中之質子（氫離子）幫浦協助，進行氫與鉀離子交換而釋出含氫離子之鹽酸，質子幫浦抑制劑可阻止胃酸的分泌而達到治療潰瘍的藥效。

omeprazole (Losec®)

【藥理作用】第一個上市之質子幫浦抑制劑。

【用途】胃食道逆流症，胃、十二指腸潰瘍，胃酸分泌過多及嚴重食道腐蝕症之治療。

【用法】飯前空腹口服。

【副作用】頭痛、下痢、腸胃不適。

lansoprazole (Takepron®)

【藥理作用】為omeprazole之類似物。

【用途】胃食道逆流症，胃、十二指腸潰瘍，胃酸分泌過多及嚴重食道腐蝕症之治療。

【用法】飯前空腹口服。

【副作用】噁心、下痢、皮疹、倦怠。

胃泌素拮抗劑

proglumide (Milid®)

【藥理作用】拮抗胃泌素受體，抑制胃泌素促使胃酸分泌之作用。

【用途】減少胃酸分泌，用於緩解胃或十二指腸潰瘍、胃炎等症狀。

【用法】飯前400mg，t.i.d.或針劑400～1200mg／天。

【副作用】口乾、噁心嘔吐、食慾不振。

胃黏膜保護劑

與胃壁表面結合形成保護膜，防止胃壁內層受到消化侵蝕，或有促進胃壁黏膜分泌作用，可加速胃及十二指腸潰瘍部位的癒合。

sucralfate (Ulsanic®)

【藥理作用】爲雙醣硫化物，能在組織潰瘍處產生保護膜，尤其在pH$_4$以下。也可刺激PGs之合成。

【用途】胃食道逆流症及胃、十二指腸潰瘍之治療。

【用法】空腹時口服。

【副作用】便秘。

misoprostol (Cytotec®)

【藥理作用】爲半合成之前列腺素（PGE$_1$）衍生物，能抑制胃酸分泌，對NSAIDs引起的潰瘍有顯著效果。

【用途】十二指腸潰瘍及非類固醇抗炎藥物引起之胃潰瘍治療。

【用法】口服。

【副作用】下痢。

【注意事項】孕婦、哺乳者禁用。

carbenoxolone (Biogastrone®)

【藥理作用】爲甘草衍生物，增加腸黏液分泌。

【用途】胃及十二指腸潰瘍之治療。

【用法】口服。

【副作用】高血壓、低鉀症、aldosterone-like等副作用。

【注意事項】心血管病變、高血壓者禁用。

bismuth subnitrate 及 bismuth subcitrate 鉍螯合劑（Colloidal bismuth compounds）

【藥理作用】鉍螯合劑的作用與sucralfate相似，另一方面具有抗菌作用。與潰瘍處的組織，特別是黏膜的醣蛋白（glycoprotein）結合，形成複合物，覆蓋並保護潰瘍部位免於受胃酸、胃泌素及膽鹽破壞。

【用途】胃及十二指腸潰瘍之治療。

【用法】口服。

【副作用】頭痛、噁心、下痢、皮疹。

【注意事項】不可與食物、牛奶或制酸劑共服。

制酸劑

為弱鹼性，可中和過多之胃酸而提高胃腔的pH值，因此降低胃蛋白酶的活性。但制酸劑的作用短暫，且效果不彰。中和胃酸，提高胃與十二指腸酸鹼值，當酸鹼值高於4時會抑制pepsin的蛋白質分解作用。制酸劑可能有局部收斂作用，但無法形成保護膜。

具有全身性作用的制酸劑（如sodium bicarbonate），很可能會干擾電解質平衡及引起鹼中毒。胃酸中和能力是選擇制酸劑的主要考量點，各廠產品間互有差異。

錠劑嚼碎後吞服有更佳的療效。制酸劑如果在空腹服用，中和胃酸效果僅能維持約三十分鐘，若餐後一小時服用可維持約三小時。

高血壓、充血性心衰竭或限鹽病人須注意制酸劑中的鈉含量。錯開藥

品與制酸劑服用時間，將有助於避免不良交互作用發生。含鎂離子制酸劑具有緩瀉作用可能引起腹瀉，腎衰竭病人可能發生高血鎂症。含鋁離子制酸劑會引起便秘，可能導致腸阻塞，此外還可能引起鋁離子中毒、軟骨症及低磷酸血症。

sodium bicarbonate 碳酸氫鈉

【藥理作用】全身性制酸劑，作用非常快速且很短暫。

【用途】制酸劑。

【用法】口服。

【副作用】會產生CO_2，且過量使用會造成全身性鹼中毒。

magnesium hydroxide 氫氧化鎂

【用途】同時具有制酸和緩瀉效果，不引起鹼中毒。

【用法】口服。

【副作用】下痢。

aluminum hydroxide 氫氧化鋁

【藥理作用】服用後會在胃內與HCl形成aluminum chloride而產生制酸效果。

【用途】制酸劑。

【用法】懸液劑，使用前須振搖至均勻。每日兩餐之間以及睡前共服藥三至六次。

【副作用】易造成便秘是其缺點，故常以鎂鋁化合物混合製劑（fanta）來中和個別的缺點，且會導致磷缺乏症。

aluminum phosphate gel

【用法】為懸液劑，使用前須振搖；每日兩餐之間以及睡前每隔兩小時服藥。

aluminum carbonate gel, basic

【用法】為錠劑或懸液劑，每隔兩小時服藥，每天至多十二次。

calcium carbonate

【用法】為錠劑，每天服藥一至四次。

病患衛教資訊
- 咀嚼錠：吞服前要徹底嚼碎，並喝大量開水。
- 潰瘍患者應嚴格遵守服藥時間。
- 制酸劑可能影響許多藥物的吸收，因此服用後一至兩小時內最好不要口服其他藥物。
- 含鎂離子的製劑具有緩瀉作用而可能引起腹瀉，含鋁及鈣離子的製劑可能引起便秘。鎂及鋁離子混合製劑可避免影響腸蠕動功能。
- 使用後症狀若無緩解或有任何出血徵兆（如排出黑焦油狀糞便或咖啡色嘔吐物）應盡快告知醫師。
- 最好避免連續使用最高劑量兩週以上。

抗菌劑

幽門螺旋桿菌證實是引起潰瘍的主要原因，故對幽門螺旋桿菌有抑制之抗生素或抗菌劑則有根治潰瘍之效，常用的抗菌劑有amoxicillin及ciprofloxacin。抗菌劑常與胃酸分泌抑制劑及胃壁保護劑併用，「三合一療法」約一個月時間即可根治。

蕈毒鹼拮抗劑

當副交感（迷走）神經興奮，經由活化蕈毒鹼－乙醯膽鹼受體而引起

腸胃道運動性增強，過度興奮會引起痙攣而導致腹絞痛現象，故抗膽鹼性藥物，可降低腸胃道平滑肌收縮而為抗痙攣劑。

瀉劑

便秘（constipation）係由於大腸蠕動無力或糞便變硬，以致排便頻率減少而有排便困難。

為利用其增加腸道蠕動的特性，以加速腸道內容物的排泄。瀉劑通常被應用於食物或藥品中毒時、軟化糞便以降低腹壓、腸道手術或檢驗前之預備。

長期使用可能造成對藥物的依賴性。使用瀉劑前，要先考慮生活習慣是否有影響腸道功能的情形，包括疾病及用藥。瀉劑依其作用性質可分為下列幾類：

刺激性瀉劑（**stimulant laxatives**）：作用在腸黏膜的腺細胞及神經叢，而增加腸道的蠕動。長期使用這些藥物常造成腸黏膜細胞和神經叢的傷害，而產生腹痛、腸絞痛。

增量瀉劑（**bulk laxatives**）：此類製劑包括多醣類及纖維素，可增加腸道內容物的體積，刺激腸壁及促進蠕動而引起排便反射，是很安全的緩瀉劑。如methylcellulose, agar等。

滲透瀉劑（**osmotic laxatives**）：一些鹽類如硫酸鎂（magnesium sulfate）和合成之雙醣類（lactulose）以提高腸道的滲透壓而保留腸道的水分，進而增加腸道內的容積並促進腸蠕動。

潤滑瀉劑（**lubricant laxatives**）：又稱糞便軟化劑（stool softener），此類藥品以軟化和潤滑糞便來促進糞便的排出。如礦物油（mineral oil）及液體石蠟（liquid paraffin）。長期使用液體石蠟可能干擾維生素的吸收。

增量瀉劑

polycarbophil (Fibercon®)

【藥理作用】為親水纖維物質。

【用途】便秘之輕瀉劑。

【用法】與大量水分口服。

【副作用】腹部飽滿及脹氣。

【注意事項】吞食困難、腸道阻塞者禁用。

methylcellulose 甲基纖維素

【藥理作用】具親水性且遇水膨脹之性質。

【用途】便秘之治療。

【用法】與冷水混合口服。

【副作用】腹部飽滿。

plantago seed 車前子

【藥理作用】由車前子所提煉的製劑有車錢子親水性黏膠體。

【用途】便秘之治療。

【用法】口服。

滲透瀉劑

為水溶性但不被胃腸吸取之物質，為形成等滲透壓溶液，必須腸道留存多量水分而達到大腸增量，多為無機鹽類，故另稱為鹽類瀉劑。口服一至三小時後就有藥效，主要用於開刀前之清腸或腸道毒物的排除。

lactulose (Duphalac®)

【藥理作用】為醣類化合物，腸道分解為酸性物質而促進腸道蠕動。

【用途】便秘及肝衰竭的治療。

【用法】可與開水或果汁共服。

【副作用】下痢、脹氣。

magnesium sulfate (Epsom salt®)

【用途】便秘治療及瀉劑。

【用法】與大量水分共服。

【副作用】食慾不振、腎功能降低。

magnesium hydroxide 鎂乳 (Magnesia magma®)

【用途】便秘治療及瀉劑。

【用法】口服溶液。

【副作用】下痢。

【注意事項】有心臟阻斷或嚴重腎病者禁用。

magnesium citrate

【用途】便秘治療及瀉劑。

【用法】口服溶液。

【副作用】下痢。

【注意事項】溶液宜冷藏以保持藥效及美味。有心臟阻斷或嚴重腎病者禁用。

sodium sulfate (Glauber's salt®)

【用途】便秘之治療及清腸作用。

【用法】以水分稀釋，飯前口服。

【副作用】高血鈉症。

【注意事項】有高血壓、水腫或充血性心臟衰竭者禁用。

刺激性瀉劑

作用強烈，使用最多不得超過一週，否則易形成使用習慣性、腹部痙攣及下痢，甚至會有脫水及電解質不平衡，引起低血鉀症，而有心律不整毒性。

bisacodyl (Dulcolax®)

【藥理作用】作用於大腸之刺激性瀉劑，促進大腸的運動性，有效地治療弛緩性、痙攣性或飲食性便秘，及清腸作用。

【用途】便秘治療及瀉劑。

【用法】口服（服藥六至十二小時後才有作用，睡前服用）。直腸栓劑（使用十五至六十鐘後即產生作用）。

【副作用】腹部不適。

【注意事項】腸溶錠要整粒吞服，且服用前、後一小時內不可喝牛奶或服用制酸劑。不可咬碎與制酸劑併服。限用至多一週。凡有腹痛、盲腸炎、噁心及腸道阻塞者禁用。

castor oil 蓖麻油

【藥理作用】作用於小腸之刺激性瀉劑，產生藥效作用快速，服用後二

至六小時生效。在小腸中被分解成ricinoleic acid，是一種局部刺激劑，可增進小腸蠕動。

【用途】便秘之治療及直腸排空清理。

【用法】空腹口服。

【副作用】噁心嘔吐、腹痛及痙攣。

【注意事項】空腹口服後，再喝一大杯水。

anthraquinones

【藥理作用】植物中含有emodin生物鹼者，如美鼠李（cascara）、番瀉葉（senna）、蘆薈（aloes）等皆含有此成分。此類藥品主要作用於大腸，服用後需六至八小時才生效。

【用途】便秘之治療。

【用法】口服。

【副作用】使用cascara或senna後，酸性尿液可能呈黃棕色，鹼性尿液可能呈粉紅、紫紅或紅棕色。

sodium picosulfate (Laxoberon®)

【用途】便秘之治療。

【用法】晚飯後或睡前口服。

【副作用】腹部不適。

【注意事項】避免與抗生素併用，凡有潰瘍性結腸炎及腸道出血者禁用。

docusate sodium (Colace®)

【用途】便秘之治療。

【用法】與牛奶或果汁共服，或直腸灌腸使用。

【副作用】噁心及腹部痙攣。

【注意事項】腹痛、噁心及腸道阻塞者禁用。

phenolphthalein (Alophen®)

【藥理作用】為合成之藥品，皆作用於大腸而引起腹瀉，服用後需六至八小時才生效。

【用途】便秘之治療。

【用法】飯後及睡前口服。

【副作用】噁心、腹部痙攣、皮疹。

【注意事項】腹痛、盲腸炎、噁心及腸道阻塞者禁用。

danthron

【藥理作用】為anthaquinone類藥物。

【用途】便秘之治療。

【用法】晚飯前口服。

【副作用】尿液呈現桃紅色，腹痛。

【注意事項】有致癌性，衛生署已公告禁用。

潤滑瀉劑

mineral oil 礦物油

【用途】便秘之治療。

【用法】口服（最好空腹服用）或灌腸投藥。

【副作用】易形成藥物習慣性，脂溶性維生素不足及肛門失禁。

【注意事項】有潰瘍結腸炎、直腸或迴腸切除及憩室炎禁用。

dioctyl sodium sulfosuccinate (Colace®；Doxinate®)

【藥理作用】是一種界面活性劑，軟化糞便而使之易排出。服藥後一至兩天就能通便，而且持續使用也不會產生習慣性。

【用途】習慣性、高血壓、妊娠便秘之治療。

【用法】口服。

病患衛教資訊

- 要攝取適量纖維、水分及做規律運動。
- 有腹痛、噁心及嘔吐時，不要使用瀉劑。
- 長期或過度使用瀉劑可能造成電解質失調以及依藥性，一旦排便恢復正常便應停藥。
- 若用藥後便秘仍未解除，或有直腸出血與電解質失調的症狀（肌肉絞痛、虛弱及眩暈）時，要告知醫師。
- 服用瀉劑時，要併服一整杯水或果汁。

止瀉劑

當腸道蠕動異常亢進，水分在腸壁吸收減少而過多時，易引起糞便排出而導致腹瀉。造成腹瀉的原因包括食物中毒、微生物感染、腸道發炎或其他因素。所以止瀉劑只是用於減少排便的次數，並無抗腸道發炎的療效。止瀉劑依其作用性質可分為下列數類：

1. 抗蠕動藥物（antimotility agents）：類鴉片藥品如diphenoxylate和loperamide活化腸道神經叢鴉片（opioid）受體，因此可抑制乙醯膽鹼的釋放而降低腸道之蠕動。

2. 吸附劑（adsorbents）：單獨或合併使用，可治療輕度腹瀉。如kaolin, kaopectin和activated charcoal。

3. 其他方法包括黏膜保護劑（bismuth）、收斂劑、抑制腸道平滑肌之收縮等。

類鴉片止瀉劑

類鴉片止瀉劑是最有效之抗瀉劑。

diphenoxylate（Lomotil®）

【藥理作用】常與atropine併用。

【用途】腹瀉下痢的治療。

【用法】口服。

【副作用】眩暈、嗜睡、鎮靜、欣快感。

【注意事項】患有嚴重肝病、黃疸或脫水時禁用。

loperamide（Imodium®）

【藥理作用】屬diphenoxylate之類似物，但作用更強而副作用小，有效期較強，是最常用之止瀉劑。不易進入中樞神經，不具成癮性，但不適用於細菌性腸炎。

【用途】腹瀉下痢的治療。

【用法】初次口服，而後每次腹瀉再服用。

【副作用】腹痛、嗜睡、噁心嘔吐及口乾。

paregoric

【藥理作用】含有樟腦的阿片酊劑，可降低腸胃道運動性及增強平滑肌的張力，而使腸內容物緩慢通過。

【用途】急性腹瀉的治療。

【用法】口服。

吸附劑

本類藥物不易由胃腸所吸收，且爲多孔性具高吸附性之物質，可有效吸附感染之病原毒素而排出體外，達到治療腹瀉下痢的效果。

activated charcoal 活性碳（Norite®）

【用途】腹瀉下痢、脹氣及毒物中毒的治療。

【用法】口服，每二至六小時一次。

【副作用】嘔吐。

kaolin 高嶺土

【用途】腹瀉下痢的治療。

【用法】口服。

【副作用】便秘。

【注意事項】如服藥後四十八小時無效，就應停藥。

kaolin 和 pectin 合劑（Kaopectin®）

【用途】腹瀉下痢的治療。

【用法】口服或下痢後服藥。

【副作用】便秘。

【注意事項】如服藥後四十八小時無效，就應停藥。

收斂劑

　　本類藥物能使腸道表層之蛋白質變性而沉澱，協助腸道表面黏膜的復原，屬於鞣質或金屬鹽類化合物。

bismuth subnitrate 或 bismuth subsalicylate

　　【用途】腹瀉下痢及幽門螺旋桿菌感染的治療。

　　【用法】口服。

　　【副作用】噁心嘔吐、便秘。

止吐劑

　　由於腹部及橫膈膜肌肉強力的收縮而使胃部內容物經食道及口腔吐出體外，通稱嘔吐（vomiting）；也可由外在之聽覺、視覺、嗅覺、味覺及內臟反應等刺激反射傳至延腦中樞而引起噁心及嘔吐。

　　鎮吐劑之分類有如下幾種：

1. 副交感神經抑制劑：預防暈車或暈船，如scopolamine。
2. 抗組織胺藥物：預防暈車或暈船，應於行前半小時口服，如dimenhydrinate, diphenhydramine, cinnarizine。
3. 多巴胺拮抗劑：屬抗精神病藥物，除抑制多巴胺（dopamine）受體外，若抑制中樞之化學受體而具鎮吐作用，如perphenazine, prochlorperazine, haloperidol。
4. 血清素拮抗劑：對中樞神經之5-HT$_3$受體抑制外，另有抑制中樞神經之化學受體而具鎮吐作用。

metoclopramide (Primperan®)

　　【藥理作用】具有類膽鹼（cholinomimetic）性質，且促進ACh從腸道

神經叢釋放,而達到增進腸道蠕動的作用。可增加胃(特別是胃竇)的收縮力及收縮幅度、促進十二指腸及空腸的蠕動與加速胃排空。metoclopramide的止吐作用來自它對周邊及中樞神經dopamine受器的拮抗作用。

【用途】食慾不振及化學療法時的止吐劑。

【用法】口服或靜脈注射,飯前三十分鐘及睡前服用。嚴重時,單次高劑量給藥優於持續療法。

【副作用】通常輕微而短暫,停藥後可恢復。坐立不安、嗜睡、倦怠。類帕金森氏症反應與靜坐不能、眩暈、焦慮、肌張力不足、失眠、頭痛與肌陣攣。

【注意事項】錐體外反應與噁心嘔吐較常見於兒童、年輕人及使用高劑量者。可能產生嗜睡及眩暈,開車或從事須警覺性的工作時要小心。

cisapride (Prepulsid®)

【藥理作用】興奮5-HT$_4$而增加腸胃道的蠕動。

【用途】胃食道逆流症、胃部蠕動停滯、消化不良及便秘的治療。

【用法】飯前十五分鐘口服。

【副作用】腹部痙攣、下痢、便秘。

【注意事項】胃腸出血、損傷或穿孔時禁用。

Domperidone (Motilium®)

【藥理作用】可直接阻斷chemoreceptor trigger zone的dopamine受器。和metoclopramide與haloperidol同屬於周邊dopamine拮抗劑,但domperidone不會通過腦血屏障,因此不會產生中樞神經副作用。它能選擇性地阻斷腸胃壁dopamine受器,因此可促進腸胃蠕動及拮抗乙醯

膽鹼劑引起的下食道括約肌鬆弛。

【用途】腸胃蠕動障礙與噁心嘔吐。

【用法】腸胃蠕動障礙，於飯前十五至三十分鐘及睡前服用。

【副作用】偶爾有腹部疼痛的現象。

【注意事項】可能會使血中泌乳激素濃度增高，停藥後可恢復正常。一個月以內的嬰兒因新陳代謝功能及血腦屏障發育尚未完全，應小心使用為宜。

ondansetron (Zfran®)

【藥理作用】中樞神經5-HT$_3$（serotonin）受體抑制劑。參閱圖8-2。

【用途】全身麻醉，放射線治療及抗腫瘤藥所引起嘔吐之治療及預防。

【用法】開刀前靜脈注射或口服。

【副作用】下痢、頭痛。

granisetron (Kytril®)

【藥理作用】為ondansetron之類似物。

【用途】全身麻醉，放射線治療及抗腫瘤藥所引起嘔吐之治療及預防。

【用法】靜脈注射或輸注點滴，口服。

【副作用】頭痛、便秘、下痢、無力、腹痛。

tropisetron (Navoban®)

【藥理作用】為ondansetron之類似物。

【用途】全身麻醉及抗腫瘤藥所引起嘔吐之治療及預防。

【用法】靜脈注射或輸注點滴，口服。

【副作用】頭痛、鎮靜。

dolasetron（Anemet®）

【用途】全身麻醉及抗腫瘤藥所引起嘔吐之治療及預防。

【用法】靜脈注射或輸注點滴，口服。

【副作用】頭痛、眩暈、嗜睡。

diphenidol（Cephadol®）

【藥理作用】作用於前庭器控制眩暈，並作用於chemoreceptor trigger zone（CTZ）抑制噁心、嘔吐。

【用途】噁心嘔吐及眩暈的治療。

【用法】口服或直腸栓劑給藥。

【副作用】幻覺、意識模糊及方向錯亂。

助消化劑

消化分解過程中除胃液鹽酸外，尚有唾液，胃、腸、胰臟及肝分泌許多酵素來協助消化食物。消化液及消化營養物質種類如下所述：

1. 唾液：含有澱粉酶（α-amylase）、水解酶。
2. 胃液：含有胃蛋白酶（pepsins）分解蛋白質及凝乳酶（chymosin）消化酪蛋白（casein）。
3. 胰臟：分泌胰蛋白酶（trypsin）、胰凝乳蛋白酶（chymotrypsin）、彈性蛋白酶（elastase）及羧基胜肽酶（carboxypeptidases）等酵素，具有分解蛋白質的功用；脂質酶（lipases）及酯水解酶（esterase）具有水解不同的脂質；RMAase及DNAase則有分解核酸之作用。
4. 肝：分泌膽汁，其含有膽酸鹽（bile salts），可乳化脂質以利消化吸收。
5. 小腸：分泌胜肽酶（peptidases）分解蛋白質，醣類水解酶

（glucosidases）水解多醣及雙醣，核苷酸酶（nucleotidases）分解核酸及脂質酶（lipases）等。

amylase (Diastase®)

【用途】澱粉消化不良的治療。

【用法】飯前或與食物共服。

【副作用】皮疹、過敏、噁心及下痢。

betaine hydrochloride

【藥理作用】口服於胃中會釋出鹽酸水解食物，幫助消化。

【用途】胃酸缺乏症的治療。

【用法】口服。

【副作用】噁心嘔吐、腸胃不適。

pepsin

【藥理作用】胃蛋白酶，促進胃中蛋白質食物的消化。

【用途】胃液分泌缺乏症的治療。

【用法】與稀鹽酸共同口服。

【副作用】皮疹、過敏、噁心及下痢。

lacto-glycobacteria (Biofermin®)

【藥理作用】補充腸內的乳酸菌及糖化菌。乳酸菌自然繁殖可抑制有害菌的增殖，保持腸道正常功能。糖化菌能促進碳水化合物之消化，加強乳酸菌的作用。

【用途】消化不良、腹瀉、便秘與腹脹。

【用法】隨餐服用。

【注意事項】避免陽光直射及濕氣。

pancreatic enzyme

【藥理作用】加強蛋白質、澱粉與脂質的消化分解作用。

【用途】胰臟分泌不足。

【用法】隨餐服用。

【副作用】過敏、腹瀉、短暫的腸胃不適。

【注意事項】腸溶錠,不可磨碎或咀嚼。將藥物含於口中太久或咬碎後再吞服,可能會刺激黏膜,甚至發生口炎。

simethicone (Gascon®)

【藥理作用】可改變腸胃道中氣泡的張力,使氣泡凝聚而易排出。simethicone只有局部物理作用,不會干擾胃酸分泌或營養吸收。

【用途】緩解消化道因氣體過多引起的疼痛,包括空氣嚥下症、手術後空氣滯留、功能性消化不良、消化性潰瘍、憩室症。

【用法】口服。

【副作用】下痢、反胃。

SMP

【用途】胃酸過多與胃痛。

【用法】口服。

表8-1 SMP成分及作用

成　　分	作　　用
sodium bicarbonate	中和胃酸（見制酸劑）
guaiacol carbonate	殺菌、解痙、祛痰、治療逆流性食道炎
gentian powder（龍膽粉末）	苦味健胃
scopolia extract（莨菪浸膏）	抗乙醯膽鹼作用（解除痙攣與減少分泌）

解痙劑（antispasmodic drugs）

dicyclomine (Bentyl®)

【用途】腸胃道活動功能障礙伴隨平滑肌痙攣的各種疾病，如腸胃管痙攣、膽囊膽管痙攣。

【用法】口服。

【副作用】心搏過速、心悸、呼吸困難。

flopropione (Cospanon®)

【藥理作用】抑制代謝catecholamine的酵素：COMT（catechol-o-methyl-transferase）的活性，抑制了epinephrine及serotonin，也產生以下的作用，包括使消化道、胰膽管及尿道平滑肌鬆弛，改善胰膽管在十二指腸出口括約肌功能及增加胰膽管內壓，促進膽汁及胰液排出。

【用途】用於肝膽道疾病，如膽結石、膽囊炎、膽道炎與膽囊切除術的後遺症。

【用法】隨餐服用。

【副作用】皮疹、噁心嘔吐、胸悶及腹脹。

hyoscine-N-butylbromide (Buscopan®)

【用途】消化性潰瘍的輔助治療、腸疝痛與膽石疝痛。

【用法】口服。

【副作用】口乾、思睡、視力模糊。

【注意事項】懷孕前三個月的婦女使用時要小心。

mepenzolate bromide (Mepenzolen®)

【藥理作用】為副交感神經節後抑制劑，可以減少胃酸以及胃液素（pepsin）的分泌，也可抑制結腸的自發性收縮。

【用途】消化性潰瘍的輔助治療，治療腸胃道蠕動功能障礙。

【用法】口服。

【副作用】心搏過速與心悸。

pirenzepine (Gastrozepin®)

【藥理作用】是一種具選擇性的antimuscarinics，主要與胃黏膜的受器結合而降低胃酸分泌，也可降低胃液素分泌。

【用途】十二指腸潰瘍與良性胃潰瘍。

【用法】空腹服用，可能須服用長達三個月。

【副作用】傳統的抗乙醯膽鹼劑的副作用較罕見，主要為腹瀉或便秘、頭痛及精神紊亂。

【注意事項】治療消化性潰瘍時，症狀的緩解較H_2受器拮抗劑慢。

第二節　組織胺與抗組織胺藥

自泌素（autacoids）

　　自泌素包含許多不同構造與藥理活性的物質，其作用點通常是在於合成它們的組織細胞附近。自泌素的共通點是半衰期很短且具有局部性作用，所以自泌素又稱為局部激素（local hormones）。自泌素在體內扮演很重要的生理功能，如局部血液循環的調節、發炎的形成和過敏反應等。自泌素可分為三類：

1. 胺類（amines）：組織胺（histamine）和血清素（serotonin; 5-HT）。
2. 不飽和脂肪酸類（eicosanoids）：prostaglandines, thromboxanes, leukotrienes。
3. 多胜肽類（polypeptides）：angiotensins, kinins, substance P, vasoactive intestinal polypeptide。

影響血清素的藥物如圖8-2所示。

組織胺（histamine）

　　組織胺是經由組胺酸（histidine）受decarboxylase催化而來，再由methyltransferase、氧化酶分解成最終代謝產物。

　　組織胺主要儲存在體內各組織的肥大細胞（mast cells）中，次要地方，例如血液中嗜鹼性白血球（basophils）及中樞神經的腦細胞，其中又以肺、皮膚、腸胃道黏膜和下視丘（hypothalamus）等處含量較高，這和組織中肥大細胞的多寡有關。

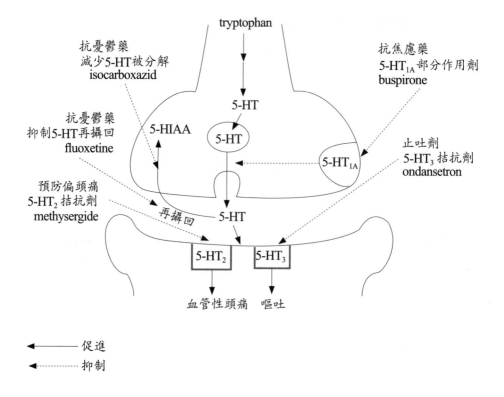

圖8-2　影響血清素的藥物

　　化學性和物理性的刺激作用可促使組織胺的大量釋放，此作用機轉可能是升高了細胞內鈣離子的濃度。而引起組織胺釋放的主要機轉可分為：

1. 免疫性反應：當過敏原（如花粉、灰塵）與肥大細胞的IgE抗體產生作用，將導致組織胺的釋放，因此引起過敏（anaphylaxis、allergy）、枯草熱（hay fever）、蕁麻疹（uriticaria）等過敏反應。
2. 藥物性反應：如箭毒素（d-tubocurarine）、鴉片類（如morphine、codeine）、聚合物（polymers）、青黴素（penicillin）等藥物。
3. 組織傷害：創傷、燒傷、昆蟲咬傷、毒素感染、酷寒環境等。

組織胺受體

　　目前已被發現的組織胺受體至少有三種亞型（H_1、H_2、H_3），(1)H_1受體分布於平滑肌、內皮細胞、腦部。(2)H_2受體分布於胃黏膜、心肌、肥大細胞、腦部。(3)H_3受體分布在突觸前、腦部、腸肌叢和其他的神經元。組織胺藉由活化受體（H_1和H_2）來呈現其廣泛之藥理作用，而H_3受體活化的作用尚未明瞭。其在各器官的藥理作用如表8-2所示。

表8-2　組織胺在各器官的藥理作用

器官	藥理作用
心臟血管系統	引起動脈和大靜脈收縮；擴張微血管和增加其通透性；擴張周邊小動脈，因此可能導致組織胺休克。增強心臟收縮力和心跳速率
平滑肌	引起支氣管平滑肌收縮，引起腸胃道平滑肌收縮
外分泌腺體	促進胃酸、胃液素（pepsin）等分泌，加成胃泌素（gastrin）和乙烯膽鹼（acetylcholine）所引發的胃酸分泌
三重反應	發紅、紅暈、條痕

抗組織胺藥物

　　抗組織胺藥物（antihistamines）依其作用的受體不同而分為H_1、H_2拮抗劑三類：

　　一、**H_1受體拮抗劑（H_1 antagonists）**：早期H_1受體拮抗劑是屬於較穩定的脂溶性胺類，這些藥物與組織胺結構類似，可與組織胺相互競爭受體。而較新的藥物（第二代抗組織胺藥物）因脂溶性低，不會進入CNS，故無鎮靜作用。除組織胺受體外，H_1受體拮抗劑還可阻斷多種受體的作用（如抗膽鹼性作用）。

　　治療用途為預防及治療過敏反應如過敏性鼻炎、蕁麻疹之首選藥物，

因為組織胺是這些過敏主要的媒介物。此外也用於鎮靜、止吐、抗動暈症、局部麻醉、止癢作用。

H_1抗組織胺藥物副作用有如下幾種，(1)中樞神經抑制：鎮靜、嗜睡、疲倦等。(2)口乾、便秘、排尿困難。(3)畸胎作用。

二、**H_2受體拮抗劑（H_2 antagonists）**：H_2受體拮抗劑如cimetidine, ranitidine, famotidine。治療用途為抑制組織胺或胃泌素所誘導之胃酸分泌，而用於治療胃潰瘍和十二指腸潰瘍。

H_2抗組織胺藥物副作用有如下幾種：(1)抗雄性素作用而導致男性女乳、陽萎、精蟲減少、乳漏症等。(2)抑制肝臟代謝酶cytochrome p-450的活性，而降低其他藥物的代謝。

對抗組織胺劑過敏、新生兒或早產兒、授乳、狹角性青光眼、狹窄性消化性潰瘍、有症狀的前列腺腫大、氣喘發作、膀胱頸阻塞、幽門、十二指腸阻塞、服用單胺氧化酶抑制劑（MAOIs）的病人禁用抗組織胺劑。除抗組織胺藥物外，治療過敏症狀的藥物尚有下列幾類：

1. 組織胺釋出抑制劑：如cromolyn。

2. 皮質類固醇藥物。

3. 腎上腺素性甲型（α-）作用劑：局部投藥naphazoline或oxymetazoline可紓解過敏引起之鼻黏膜或眼結膜充血之症狀。

4. 腎上腺素性乙型（β-）作用劑：局部投藥fenoterol或albuterol對支氣管有擴張作用，可治療過敏引起的氣喘。

病患衛教資訊
- 曾有青光眼病史、消化性潰瘍、尿液滯留或懷孕要主動告知醫師。
- 可能引起緊張及失眠。
- 可能引起嗜睡或眩暈（astemizole及terfenadine除外），開車或從事須警覺性的工作應特別小心。避免同時服用alcohol與其他中樞神經抑制劑。
- 可能引起口乾。
- 可能引起腸胃道不適，故宜隨餐服用。但astemizole應空腹使用。
- 緩釋劑型不可壓碎或咀嚼。

第一代抗組織胺藥

diphenhydramine（Benadryl®）

【藥理作用】除抗組織胺作用外，另有鎮吐、鎮靜、止咳及抑制類膽鹼神經之作用。

【用途】過敏症、鎮咳、暈車鎮吐及帕金森氏症的治療。

【用法】口服或靜脈、肌肉注射。

【副作用】過敏休克、鎮靜、嗜睡。

【注意事項】服用單胺氧化酶抑制劑或患水痘、麻疹及授乳時禁用。

clemastine（Tavegyl®）

【藥理作用】尚有很強之副交感神經抑制作用。

【用途】蕁麻疹及過敏性鼻炎之治療。

【用法】口服。

【副作用】鎮靜及呼吸短促。

【注意事項】服用單胺氧化酶抑制劑或有下呼吸道病症者禁用。

dimenhydrinate（Dramamine®）

【藥理作用】由diphenhydramine與8-chlorotheophylline形成之鹽類。止吐作用是來自diphenhydramine，它可壓抑過度興奮的迷走功能。

【用途】暈車、暈船的鎮吐劑。

【用法】行前三十分鐘口服或靜脈注射。

【副作用】鎮靜及嗜睡。

tripelennamine (Pyribenzamine®)

【用途】過敏性鼻炎、過敏性結膜炎及其他過敏之治療。

【用法】口服或外用。

【副作用】鎮靜、口乾。

【注意事項】口服錠劑不可事先咬碎。青光眼、前列腺肥大、新生兒、服用單胺氧化酶抑制劑或有下呼吸道病症時禁用。

chlorpheniramine (Chlor-Trimton®)

【藥理作用】作用比pheniramine強十倍。

【用途】過敏性鼻炎、過敏性結膜炎之治療。

【用法】口服，皮下、肌肉或靜脈注射。

【副作用】嗜睡及噁心嘔吐。

dextrochlorpheniramine (Polaramine®)

【藥理作用】chlorpheniramine的活性光學異構物。

【用途】過敏性鼻炎及過敏性結膜炎之治療。

【用法】口服。

【副作用】嗜睡、口鼻乾燥及胃部不適。

brompheniramine (Dimetane®)

【藥理作用】效期為chlorpheniramine的兩倍長。

【用途】過敏性鼻炎、過敏症之治療。

【用法】口服。

【副作用】口乾、鼻充血、視力模糊及嗜睡。

phenidamine（Thephorin®）

【藥理作用】本藥對某些人不具嗜睡副作用，反而有輕微中樞神經興奮作用。

【用途】過敏性鼻炎、止咳及感冒製劑。

【用法】口服。

【副作用】失眠、口乾。

hydroxyzine（Disron®）

【用途】手術輔助劑，過敏症及焦慮症的治療。

【用法】口服或肌肉注射。

【副作用】口乾、嗜睡、頭痛。

【注意事項】懷孕初期婦女禁用。

meclizine（Bonamine®）

【藥理作用】除抗組織胺作用，尚有鎮吐及鎮靜效果。

【用途】治療及預防動暈引起的噁心、嘔吐及眩暈。作為因前庭系統疾病（如內耳炎及梅尼爾氏症）引起眩暈的症狀治療劑。

【用法】口服，動暈啓程前一小時服用。

【副作用】鎮靜、口乾。

【注意事項】不建議用於十二歲以下兒童。

buclizine（Longifene®）

【藥理作用】除抗組織胺作用外，還具有抑制中樞神經、抗乙醯膽鹼、止吐、抗痙攣及局部麻醉作用。止吐及抗動暈作用部分來自其中樞抗

乙醯膽鹼作用及中樞神經抑制作用。

【用途】預防暈車。

【用法】啓程前三十分鐘服用。

【副作用】視力模糊、口乾、嗜睡。

cyclizine (Marzine®)

【用途】預防暈車及鎮吐劑。

【用法】行前三十分鐘口服或肌肉注射。

【副作用】視力模糊、低血壓、口乾、嗜睡。

【注意事項】注射劑須冷藏。

chlorcyclizine (Trihistan®)

【藥理作用】作用比cyclizine爲弱。

【用途】蕁麻疹、過敏性鼻炎及皮膚搔癢症之治療，鎮吐劑。

【用法】每日口服一次。

【副作用】口乾、嗜睡。

homochlorcyclizine (Homoclomin®)

【用途】蕁麻疹、過敏性鼻炎及皮膚搔癢症之治療。

【用法】口服。

【副作用】口乾、嗜睡、鎮靜。

promethazine (Pyrethia®)

【藥理作用】除抗組織胺作用外，另有很強的鎮吐、鎮靜及副交感神經

抑制作用。

【用途】噁心嘔吐的治療，手術輔助及過敏症的治療。

【用法】口服，不可皮下注射。

【副作用】口乾、嗜睡、眩暈。

【注意事項】兩歲以下孩童或患有青光眼、胃潰瘍、前列腺肥大或膀胱、幽門十二指腸阻塞及服用單胺氧化酶抑制劑時禁用。

cyproheptadine (Periactin®)

【藥理作用】除有抗組織胺外，尚有抗血清素的作用。

【用途】過敏性鼻炎、蕁麻疹之治療及食慾促進劑。

【用法】口服。

【副作用】口乾、嗜睡、下痢。

【注意事項】早產兒、新生兒禁用。

azatadine (Zadine®)

【藥理作用】與cyproheptadine作用相似，但藥效期較長。

【用途】過敏性鼻炎、蕁麻疹之治療。

【用法】口服。

【副作用】嗜睡、胃部不適、頻尿或排尿困難。

【注意事項】青光眼、排尿困難、服用單胺氧化酶抑制劑時禁用。

mebhydrolin (Incidal®)

【用途】過敏性鼻炎、蕁麻疹之治療。

【用法】口服。

【副作用】口乾、鎮靜、便秘，亦曾發生顆粒性白血球過低或缺乏的副作用。

第二代抗組織胺藥

terfenadine (Teldane®)

【藥理作用】長效型抗組織胺之藥物。

【用途】過敏性鼻炎、過敏症之治療。

【用法】口服。

【副作用】嚴重心臟血管病變。

【注意事項】避免與葡萄柚汁共服。

fexofenadine (Allegra®)

【藥理作用】為terfenadine之活性代謝物，副作用亦較小。

【用途】季節性過敏性鼻炎及其他過敏症的治療。

【用法】口服。

【副作用】噁心、消化不良、倦怠。

【注意事項】十二歲以下兒童禁用。

cetirizine (Zyrtec®)

【藥理作用】為hydroxyzine的活性代謝物，長效，一日投藥一次，中樞副作用小。

【用途】過敏性鼻炎、蕁麻疹之治療。

【用法】口服。

【副作用】嗜睡、口乾、頭痛。

【注意事項】肝腎病、十二歲以下禁用。

astemizole (Hismanal®)

【藥理作用】藥效及效期比terfenadine強，但須服藥兩至三天後才會有效果。

【用途】過敏性鼻炎、過敏症之治療。

【用法】飯前一小時或飯後兩小時口服。

【副作用】心血管病變。

loratadine (Clarityne®)

【藥理作用】爲第一代抗組織胺藥物azatadine的衍生物，除抗組織胺作用外，另有抗血清素作用。

【用途】過敏性鼻炎、過敏症之治療。

【用法】口服。

【副作用】嗜睡、鎮靜、腸胃不適、噁心。

acrivastine (Semprex®)

【藥理作用】爲triprolidine的類似物，與pseudoephedrine合劑使用。

【用途】過敏性鼻炎、過敏症之治療。

【用法】口服。

【副作用】嗜睡、鎮靜、腸胃不適、噁心。

第三節　作用在呼吸道的藥物

鎮咳劑

　　咳嗽是一種保護性的反射作用，可清除上呼吸道的刺激物。其原因有呼吸道感染（如肺炎、肺結核、支氣管炎）及發炎症狀（如氣喘、過敏）、化學藥物或香菸引起。

　　鎮咳藥以抑制咳嗽中樞，或直接鬆弛氣管的肌肉，來達到抑制咳嗽的目的；祛痰藥可使痰變得稀薄而易被咳出，以達到鎮咳的功效。

　　鎮咳劑具有抑制咳嗽中樞及鬆弛呼吸道平滑肌的作用，一般分為麻醉性與非麻醉性鎮咳劑兩大類：一、麻醉性鎮咳劑（narcotic antitussives）：如codeine。二、非麻醉性鎮咳劑（non-narcotic antitussives）：如dextromethorphan, noscapine。

codeine

　　【藥理作用】抑制延腦（medulla）咳嗽中樞以及咳嗽反射，另具有止痛作用。

　　【用途】鎮咳劑、止痛。

　　【用法】口服（常見於一般感冒藥糖漿）或皮下注射。

　　【副作用】抑制呼吸中樞，具成癮性。

　　【注意事項】衛生署於85年7月1日起，管制含有codeine咳嗽糖漿的販售管道，除限制藥廠不得出售予無調劑資格的藥局外，也規定民眾須持醫師處方才可購買。

dextromethorphan (Medicon®)

　　【藥理作用】是codeine的類似物，但無止痛效果及成癮作用，可直接作

用於延髓咳嗽中樞，抑制咳嗽反射。dextromethorphan 15～30mg的止咳效果與codeine 8～15mg相當。

【用途】無痰咳嗽、鎮咳劑。

【用法】錠劑與糖漿，口服。常與抗組織胺及祛痰劑一起併用。

【副作用】輕微的眩暈、嗜睡、噁心、嘔吐及胃痛。

【注意事項】不可用於持續的或慢性的咳嗽（如抽菸、氣喘、肺氣腫）或伴有分泌過度的咳嗽。發高燒、皮疹、持續頭痛、噁心或嘔吐的病人應在醫療人員監督下使用。

noscapine 諾司卡賓 (Narcotine®)

【藥理作用】由鴉片提煉的isoquinoline生物鹼，不具phenanthrene構造，所以沒有嗎啡麻醉藥品的鎮痛效果、成癮性及戒斷症狀等。

【用途】主要用於止咳，亦有支氣管擴張作用。

【用法】口服。

carbetapentane citrate (Toclase®)

【藥理作用】具有局部麻醉作用及類似atropine的作用，因抑制咳嗽中樞而產生止咳作用。

【用途】對感冒的急性咳嗽效果好。

【用法】口服。

【副作用】口乾、喉乾及輕微呼吸抑制的作用。

dimemorfan (Astomin®)

【藥理作用】為detroxmethorphan之衍生物，但較強且持久。

【用途】鎮咳劑。

【用法】口服。

【副作用】嗜睡、頭痛、噁心嘔吐、下痢、心悸。

【注意事項】糖尿病及懷孕婦女不宜。

benzonatate (Tessalon®)

【藥理作用】抑制咳嗽中樞及支氣管。

【用途】鎮咳劑。

【用法】口服。

【副作用】頭痛、噁心、嗜睡、眩暈。

【注意事項】十歲以下孩童禁用。

sodium dibunate (Sepan®)

【藥理作用】抑制咳嗽中樞，止咳藥效比codeine強。

【用途】鎮咳劑。

【用法】口服。

【副作用】下痢、腸胃不適及皮疹。

cloperastine (Hustazol®)

【藥理作用】抑制咳嗽中樞，另有支氣管擴張及抗組織胺作用。

【用途】鎮咳劑。

【用法】口服。

【副作用】口乾、嗜睡、噁心及厭食。

tipepidine (Asverin®)

【藥理作用】祛痰及抑制咳嗽中樞。

【用途】鎮咳及祛痰劑。

【用法】口服。

【副作用】頭暈、便秘、腹痛及抽搐。

eprazinone (Resplen®)

【藥理作用】抑制咳嗽中樞，另可降低痰液黏稠度。

【用途】鎮咳、祛痰。

【用法】口服。

【副作用】厭食及腸胃不適。

chlophedianol (Anticough®)

【藥理作用】具局部麻醉作用，另有抗膽鹼素性的作用。

【用途】鎮咳。

【用法】口服。

【副作用】亢奮、過敏反應、口乾、視力障礙、思睡。

【注意事項】兩歲以下孩童禁用。

祛痰劑

　　單純的乾咳只須服鎮咳劑即可，如伴有痰液之咳嗽，必須共服鎮咳劑與祛痰劑治療。祛痰劑的主要作用是增加呼吸道的漿液分泌、降低痰的黏稠度。

黏液分泌劑

ammonium chloride（NH₄Cl）

【藥理作用】促進支氣管漿液分泌增加。

【用途】作爲袪痰、潤喉劑；亦具有發汗利尿效果及酸化尿液作用。

【用法】與大量開水共同服用。

【副作用】酸中毒、胃腸障礙。

guaifenesin（glyceryl guaiacolate; guaicol glyceryl ether; Robitussin®）

【藥理作用】使呼吸道內液體分泌增加而減少黏液的黏稠性和表面張力，如此可促進纖毛運動而將痰排出。無痰咳嗽會轉變成有痰咳嗽且咳嗽頻率降低。

【用途】緩解有乾咳症狀或呼吸道內有黏液的呼吸道病症。

【用法】與大量開水共同服用。

【副作用】思睡、腸胃不適、嘔吐，偶有噁心、胃痛。

【注意事項】不用於抽菸、氣喘或肺氣腫引起的長期持續咳嗽及分泌過量的咳嗽。若咳嗽持續一週以上或有再發傾向，或伴隨有發燒、皮疹、持續頭痛時就要告知醫師。

potassium iodide（KI）

【藥理作用】碘可能會使呼吸道內液體的分泌增加，降低黏液的黏稠度及加速發炎物質內類纖維蛋白物質的分解。

【用途】袪痰劑，作爲呼吸道疾病及手術後預防肺膨脹不全的輔助治療，用於肺氣腫、乾咳之治療。

【用法】口服。

【副作用】甲狀腺瘤、甲狀腺腫、黏液水腫（myxedema）、碘中毒。

【注意事項】有甲狀腺病史患者應謹慎使用。若有上腹部疼痛、皮疹、發燒、金屬味覺、噁心或嘔吐者要停藥並告知醫師。

terpin hydrate

【用途】祛痰劑。

【用法】與大量開水共同服用。

【副作用】嗜睡及噁心嘔吐。

【注意事項】十二歲以下孩童及授乳母親不宜用藥。

黏液分解劑

acetylcysteine (Mucomyst®)

【用途】促進濃痰分解（可切斷濃痰的雙硫鍵以減少痰的黏性）、作為祛痰劑。

【用法】口服、靜脈或肌肉注射。

【副作用】厭食、噁心嘔吐。

bromhexine (Bisolvon®)

【藥理作用】分解黏液的多醣纖維，使痰變稀且黏稠度降低，可藉著咳嗽排出。

【用途】支氣管祛痰。

【用法】口服。

【副作用】偶有噁心、厭食、胃部不適、腹痛、頭痛、皮疹。

carbocystein (Decough®)

【用途】呼吸道、肺部感染之祛痰劑。

【用法】口服。

【副作用】噁心、厭食、腸胃不適、口乾及心悸。

lysozyme (Lysozyme®)

【藥理作用】分解膿黏液,以利排出。增強白血球的吞噬能力。

【用途】用於咳痰困難。

【用法】口服。

【副作用】噁心、厭食、下痢、休克。

methylcysteine (Mecysteine®)

【用途】呼吸道、肺部感染之祛痰劑。

【用法】口服。

【副作用】噁心、心胸灼熱感、厭食、腸胃不適、眩暈及發疹。

serratiopeptidase (Danzen®)

【藥理作用】具高酵素活性,可加速痰液水化,以利排出。纖維素凝塊溶解作用。

【用途】用於咳痰困難。

【用法】口服。

【副作用】胃不適、皮疹、厭食。

支氣管擴張劑及氣喘治療藥

　　氣喘（asthma）是常見的呼吸道疾病之一，其症狀包括呼吸道平滑肌收縮、腺體黏液分泌過量、發炎反應等。形成氣喘病因可包含基因異常、過敏原暴露、吸菸、感染和空氣污染等。

　　氣喘屬於第I型即發性過敏疾病（anaphylaxis），病人血清中IgE抗體結合到肥大細胞（mast cell）或嗜鹼性細胞（basophil）的細胞膜上，若再度受到過敏原感染時，外來抗原（過敏原）與IgE結合引起免疫反應，且鈣離子湧入（Ca^{2+} influx）肥大細胞內而促使其釋放媒介物（mediators）而引起氣喘症狀。

　　引起氣喘的媒介物包括組織胺（histamine）、無防禦性休克反應之慢速反應性物質（slow reacting substance of anaphylaxis; SRS-A：即白三烯素，leucotrienes，尤其指LTC_4、LTD_4）、血小板凝集因子（platelet-aggregation factor; PAF）及慢動素（bradykinin）、前列腺素（prostaglandins）和神經激胺（serotonin; 5-HT）等。這些媒介物作用於支氣管平滑肌，造成支氣管收縮、痙攣、支氣管黏膜浮腫、血管及淋巴腫大、濃稠液封塞等。

　　臨床上治療氣喘的方法主要是抑制媒介物釋放和促進支氣管擴張，如圖8-3所示。

1. 媒介物釋放阻斷劑：如cromolyn sodium。
2. 甲基黃呤類（methylxathines）：如theophylline, theobromine, caffeine。
3. 擬交感神經作用劑（sympathomimetics）。
4. 蕈毒鹼拮抗劑（muscarinic antagonists）。
5. 類固醇（corticosteroids）。

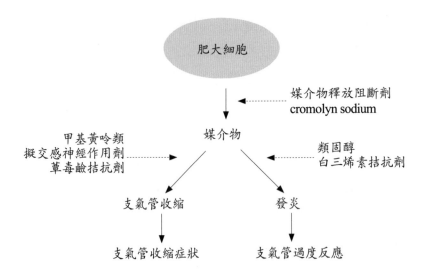

圖8-3　氣喘治療藥的作用

媒介物釋放阻斷劑

cromolyn sodium (Intal®)

【藥理作用】防止肥大細胞（mast cell）因抗原抗體相互作用所引起的 Ca^{2+} influx，進一步抑制histamine和leukotrienes的釋放。

【用途】預防氣喘發作藥。

【用法】鼻吸入。

【副作用】喉頭刺激、咳嗽、口乾、胸悶。

【注意事項】預先服用cromolyn可阻斷運動和aspirin所引起的支氣管收縮，且能預防工廠污染原引起的支氣管痙攣。服藥後飲水可減少喉頭刺激感的不適。

ketotifen (Zaditen®)

【藥理作用】組織胺釋出的抑制劑。

【用途】氣喘治療。

【用法】口服。

【副作用】嗜睡、口乾及眩暈。

【注意事項】懷孕及授乳者禁用。

甲基黃呤類

甲基黃呤類（包括theophylline及其鹽類與衍生物）能鬆弛支氣管和肺血管的平滑肌、刺激中樞神經、引起利尿作用、增加胃酸分泌及抑制子宮收縮，對心臟收縮力與心跳速度亦有些微增強作用。

theophylline 茶鹼

【藥理作用】抑制磷酸二酯酶（phosphodiesterase, PDE）的活性，而提高細胞內cAMP的量，進而使支氣管擴張。theophylline也有呼吸刺激的作用。

【用途】theophylline常以aminophylline（或oxtriphylline）混合製劑來提高其水溶解性，以增強支氣管擴張的效果。

【用法】口服、靜脈注射、輸注。

【副作用】噁心嘔吐、心悸、顫抖。

【注意事項】避免與茶、咖啡、可樂等飲料一起服用。

dyphylline (Diprophylline®)

【藥理作用】為theophylline的類似物。

【用途】急性氣喘、支氣管痙攣、慢性支氣管炎及肺氣腫的治療。

【用法】口服，肌肉、靜脈注射。

【副作用】噁心嘔吐、下痢、心悸、呼吸急促及高血糖。

【注意事項】避免與茶、咖啡、可樂等飲料共服。

proxyphyllin (Monophylline®)

【藥理作用】為theophylline的類似藥物。

【用途】氣喘的治療及支氣管擴張劑。

【用法】口服、靜脈注射或輸注投藥。

【副作用】頭疼、心悸及噁心嘔吐。

【注意事項】避免與茶、咖啡、可樂等飲料共服。

擬交感神經作用劑

主要功能是舒張呼吸道平滑肌、增強呼吸道纖毛清潔運動以促進黏液排除，且可抑制肥大細胞收縮物質的釋放。擬交感神經作用劑主要包括腎上腺素（epinephrine）、麻黃素（ephedrine）、isoproterenol和β_2-selective agonists（metaproterenol, albuterol）。

蕈毒鹼拮抗劑

競爭性抑制蕈毒鹼受體（muscarinic receptor），臨床使用於支氣管擴張劑，治療氣喘。

ipratropium bromide (Atrovent®)

【藥理作用】副交感神經抑制之解痙劑。

【用途】慢性肺部阻塞、慢性支氣管炎、常年性鼻炎及肺氣腫的治療。

【用法】鼻腔吸入。

【副作用】口乾、口腔苦味感、鼻腔乾燥及充血。

【注意事項】凡有青光眼或前列腺肥大患者禁用。

tiotropium bromide (Spiriva®)

【藥理作用】長效、專一性的蕈毒鹼拮抗劑。

【用途】慢性肺部阻塞、慢性支氣管炎、常年性鼻炎及肺氣腫的治療。

【用法】鼻腔吸入。

【副作用】口乾、便秘、咳嗽、喉嚨刺激。

【注意事項】凡有青光眼或前列腺肥大患者禁用。

類固醇

皮質類固醇是作用最強的抗氣喘病藥物，也是最後一線用藥。對於支氣管擴張反應不佳的慢性呼吸道阻塞症患者有療效，如beclomethasone, triamcinolone, prednisolone，抑制PLA_2的活性，而阻斷PGs、LTs的合成。臨床上使用於治療氣喘及抗發炎藥。

其他

fenspiride (Decaspiride®)

【藥理作用】支氣管擴張及抗炎作用。

【用途】支氣管擴張劑，呼吸道及肺部感染之治療。

【用法】口服，飯前給藥。

【副作用】口乾及腸胃不適。

【注意事項】凡有潰瘍或酒精中毒者禁用。

zafirlukast（Accolate®）

【藥理作用】屬白三烯素拮抗劑。

【用途】氣喘的預防、治療。

【用法】空腹飯前一小時或飯後兩小時口服。

【副作用】頭痛、鼻炎、嗜睡、噁心及咽喉炎。

【注意事項】十二歲以下及孕婦禁用。

montelukast（Singulair®）

【藥理作用】屬白三烯素拮抗劑。

【用途】氣喘的預防、治療。

【用法】口服。

【副作用】過敏、搔癢、嗜睡、易怒。

感冒治療劑

compound opium & glycyrrhiza mixture

【藥理作用】鎮咳祛痰藥複方（如表8-3）。

【副作用】如表8-3。

cough mixture

【藥理作用】鎮咳祛痰藥複方（如表8-4）。

表8-3　compound opium & glycyrrhiza mixture主成分、作用及副作用

主成分	作　　用	副作用
甘草浸液	祛痰、矯味與甜化作用，也有輕微的消炎效果	鈉及水分滯留，鉀流失，可能造成高血壓及水腫
antimony potassium tartrate	祛痰，高劑量也具有催吐作用。具抗原蟲作用，特別是利什曼蟲症（Leishmaniasis）	低血壓、心搏徐緩、心律不整。可能發生猝死或心臟血管虛脫，肝功能值升高
camphorated opium tincture	止咳，可能減少黏液分泌，作用似麻醉藥品止咳劑	口乾、便秘、嗜睡，甚至呼吸抑制（參閱麻醉藥品止痛劑）
spirit ethyl nitrite	幫助排汗與利尿	
甘油（glycerin）	潤滑、甜化與稀釋劑	高劑量時，可能產生頭痛、口渴、噁心及高血糖。嚴重時也可能產生心律不整及高滲透壓性非酮性昏迷（hyperosmotic nonketotic coma）

表8-4　cough mixture主成分及作用

主成分	作　　用
桔梗浸液	止咳祛痰、排膿
sodium citrate	祛痰，在體內代謝成bicarbonate，可預防吸入性肺炎
甘油（glycerin）	潤滑、甜化與稀釋劑
橘皮糖漿（orange syrup）	祛痰

歷屆試題

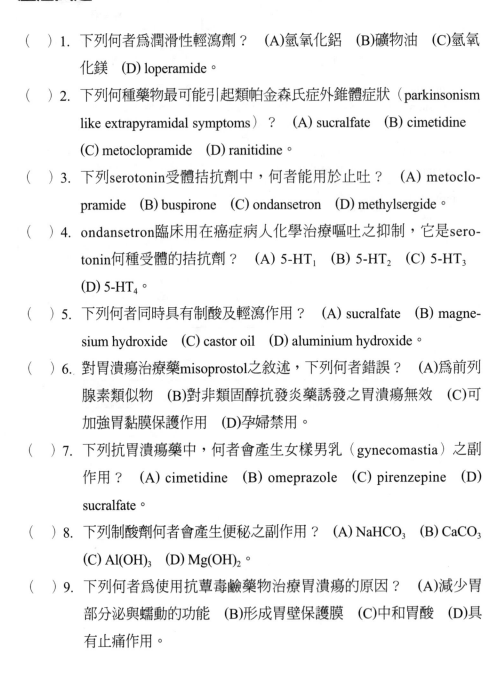

（　）1. 下列何者爲潤滑性輕瀉劑？　(A)氫氧化鋁　(B)礦物油　(C)氫氧化鎂　(D) loperamide。

（　）2. 下列何種藥物最可能引起類帕金森氏症外錐體症狀（parkinsonism like extrapyramidal symptoms）？　(A) sucralfate　(B) cimetidine　(C) metoclopramide　(D) ranitidine。

（　）3. 下列serotonin受體拮抗劑中，何者能用於止吐？　(A) metoclopramide　(B) buspirone　(C) ondansetron　(D) methylsergide。

（　）4. ondansetron臨床用在癌症病人化學治療嘔吐之抑制，它是serotonin何種受體的拮抗劑？　(A) 5-HT$_1$　(B) 5-HT$_2$　(C) 5-HT$_3$　(D) 5-HT$_4$。

（　）5. 下列何者同時具有制酸及輕瀉作用？　(A) sucralfate　(B) magnesium hydroxide　(C) castor oil　(D) aluminium hydroxide。

（　）6. 對胃潰瘍治療藥misoprostol之敘述，下列何者錯誤？　(A)爲前列腺素類似物　(B)對非類固醇抗發炎藥誘發之胃潰瘍無效　(C)可加強胃黏膜保護作用　(D)孕婦禁用。

（　）7. 下列抗胃潰瘍藥中，何者會產生女樣男乳（gynecomastia）之副作用？　(A) cimetidine　(B) omeprazole　(C) pirenzepine　(D) sucralfate。

（　）8. 下列制酸劑何者會產生便秘之副作用？　(A) NaHCO$_3$　(B) CaCO$_3$　(C) Al(OH)$_3$　(D) Mg(OH)$_2$。

（　）9. 下列何者爲使用抗蕈毒鹼藥物治療胃潰瘍的原因？　(A)減少胃部分泌與蠕動的功能　(B)形成胃壁保護膜　(C)中和胃酸　(D)具有止痛作用。

（　）10. 下列何者屬於刺激性的瀉藥？　(A) lactulose　(B)車前子　(C)番
瀉葉　(D) methylcellulose。

（　）11. metoclopramide除了具有改善腸胃蠕動緩慢的症狀之外，還具有
下列何種藥理作用？　(A)鎮靜　(B)止吐　(C)抗焦慮　(D)降血
壓。

（　）12. 下列輕瀉劑中，何者的作用機轉是透過軟化糞便而來的？　(A)
glycerin　(B) lactulose　(C) aloes　(D) bisacodyl。

（　）13. 下列何種藥物常以貼片劑型用於治療動暈症〔motion sickness〕？
(A) atropine　(B) homatropine　(C) scopolamine　(D) tropicamide。

（　）14. 下列何種opioid類藥物因為進入腦部有限，因而主要用來治療腹
瀉？　(A) tramadol　(B) loperamide　(C) heroin　(D) meperidine。

（　）15. 下列治療消化性潰瘍之藥物中，何者不是經由抑制胃酸分泌？
(A) omeprazole　(B) pirenzepine　(C) ranitidine　(D) sucralfate。

（　）16. 下列何者是茶鹼〔theophylline〕的作用機轉？　(A)阻斷histamine
的分泌　(B)阻斷serotonin受體　(C)阻斷phosphodiesterase　(D)活
化adenyl cyclase。

（　）17. 下列有關dextromethorphan之敘述，何者錯誤？　(A) levome-
thorphan之右旋異構物　(B)具有強力止痛作用　(C)不具成癮性
(D)具有止咳作用。

（　）18. 下列何種氣管放鬆劑，用於新生兒易造成危險？　(A) theophy-
lline　(B) epinephrine　(C) terbutaline　(D) atropine。

（　）19. 下列用於治療過敏性氣喘的藥物何者無氣管擴張作用？
(A) theophylline　(B) cromolyn sodium　(C) terbutaline　(D)
ipratropium。

（　）20. 下列何者為ipratropium用來治療氣喘病的原因？　(A)增加唾液分

泌 (B)舒張氣管及減少分泌 (C)增加血壓 (D)增加胃液分泌。

( ) 21. 下列何者是治療氣喘最常使用的藥物？ (A) α₁-adrenoceptor agonists (B) α₂-adrenoceptor agonists (C) β₁-adrenoceptor agonists (D) β₂-adrenoceptor agonists。

( ) 22. 在xanthines類治療氣喘的藥物中，下列何者最有效？ (A) caffeine (B) theophylline (C) theobromine (D) pentoxifylline。

( ) 23. 感冒糖漿成分裡有dextromethorphan，其療效為 (A)退燒 (B)止咳 (C)止鼻水 (D)止鼻塞。

( ) 24. 下列何藥常用為預防氣喘，但對於急性氣喘發作無效？ (A) aminophylline (B) cromolyn sodium (C) prednisone (D) terbutaline。

( ) 25. 下列何者是祛痰劑？ (A) dextromethorphan (B) glyceryl guaiacolate (C) ipratropium (D) theophylline。

( ) 26. 下列何種histamine受體拮抗藥具有抑制胃酸分泌效果？ (A) diphenhydramine (B) cimetidine (C) terfenadine (D) tripelennamine。

( ) 27. 感冒糖漿含有下列成分，其中何者屬於抗組織胺（antihistamine），對打噴嚏、流鼻水有效，但會讓人昏昏欲睡？ (A) phenylephrine (B) chlorpheniramine (C) acetaminophen (D) dextromethrophan。

( ) 28. 下列何者屬於第二代抗組織胺（antihistamine）藥物？ (A) chlorpheniramine (B) diphenhydramine (C) fexofenadine (D) meclizine。

( ) 29. 下列何種抗組織胺藥物可以改善孕婦懷孕時所引起的噁心嘔吐之症狀，但易產生畸胎的副作用？ (A) promethazine (B) dimenhydrinate (C) doxylamine (D) meclizine。

（　）30. 下列何種前列腺素用藥在臨床上用以治療陽萎？　(A) alprostadil (B) misoprostol　(C) latanoprost　(D) epoprostenol。

第九章　　麻醉劑

　　麻醉劑（anesthetic agents）係藥物對神經系統有抑制作用，由於能阻止感覺神經之興奮波產生或切斷神經的傳導，而有暫時性抑制神經傳導作用，使疼痛的感覺消失。

　　麻醉劑可分為兩類：一、局部麻醉劑（local anesthetics）。二、全身麻醉劑（general anesthetics）。

第一節　局部麻醉劑

　　麻醉劑造成感覺的喪失，而局部麻醉劑則產生局部的麻醉。局部麻醉劑因為以局部使用的方式使其效果局限在局部，但是全身注射或全身吸收足夠劑量的局部麻醉劑仍可引起全身作用。

　　幾乎任何的化合物在某些濃度，皆能干擾具興奮性細胞的細胞膜，而降低細胞傳導動作電位的能力。然而臨床使用的局部麻醉劑則對具興奮性的細胞膜有較專一性的作用。

　　局部麻醉劑為鈉離子通道阻斷劑（Na^+ channel blocker），局部麻醉劑進入細胞內，從細胞膜的內面阻斷鈉離子通道的功能，導致細胞失去其興奮性。

　　局部麻醉劑依臨床需要，有浸潤、脊椎、硬膜外、局部神經阻斷、表面、靜脈局部麻醉等不同的投藥方法，其投藥方法與目的如表9-1所示。

表9-1　局部麻醉劑投藥方法及目的

投藥方法	目　　的	藥　　物
浸潤麻醉	在麻醉部位附近的皮膚至深部組織中間直接注射藥物，所需劑量較大	lidocaine, procaine, bupivacaine
脊椎麻醉	把藥物注入脊椎的蜘蛛膜下腔處，抑制該處脊椎控制之感覺神經	lidocaine, tetracaine
硬膜外麻醉	把藥物注入脊椎及硬膜之間隔處，麻醉子宮及骨盆，用於產婦生產	lidocaine, chloroprocaine
局部神經阻斷麻醉	在麻醉部位附近的皮下或神經周圍組織直接注射藥物，所需劑量較小	lidocaine, procaine, bupivacaine
表面麻醉	在耳、鼻、喉、眼、皮膚等黏膜表面投藥，常以軟膏或噴霧劑局部給藥	lidocaine, cocaine, benzocaine, tetracaine
靜脈局部麻醉	先用止血帶限制局部血流，再由該處靜脈注射藥物，較少用	lidocaine, procaine

cocaine 古柯鹼

【藥理作用】第一個局部麻醉劑，有局部麻醉作用、擬交感神經作用。具強烈的中樞興奮作用，抑制性神經元被抑制而產生精神亢奮、不感疲勞、興奮不安、饒舌多言等現象，有欣快感且會成癮。但中樞神經興奮產生不久後，轉變成中樞神經抑制；局部麻醉作用是先阻斷感覺神經，爾後運動神經才被麻醉，常用於體表麻醉。

【用途】皮膚黏膜之麻醉。

【用法】局部塗抹。

【副作用】血壓增高、抽搐、心跳加速、焦慮、心肌缺血。

【注意事項】古柯鹼很強的欣快感，也包含一些副作用，如妄想、幻想，因此被濫用。具有耐藥性及成癮性。急性中毒會引起焦慮不安、

多言、混亂、頭痛、心跳加快、呼吸不規則。使眼壓上升，故青光眼病人禁用本劑；孕婦禁用，哺乳者不宜用。

lidocaine (Xylocaine®; Lignocaine®)

【藥理作用】體內水解較慢，藥效較長。麻醉藥效較procaine強，起效時間快而持久，麻醉範圍較廣。屬於醯胺類製劑，故不受酯酶水解，主要在肝臟中進行代謝，是常用的局部麻醉劑。也可治療心室性心律不整，爲抗心律不整藥物。

【用途】浸潤、脊椎、硬膜外、局部神經阻斷麻醉，以及心室心律不整的治療。

【用法】局部注射麻醉。與腎上腺素合用，防止全身性吸收並延長效力，且減低毒性。

【副作用】中樞及心臟血管系統之中毒現象，例如嗜睡、頭昏、低血壓、顫抖、抽搐。

chloroprocaine (Nesacaine®)

【用途】浸潤及硬膜外麻醉。

【用法】局部注射。

【副作用】低血壓、抽搐、暫時麻痺、呼吸困難。

prilocaine (Citanest®)

【用途】牙科浸潤或局部神經阻斷麻醉。

【用法】局部注射。

【副作用】變性血紅素血症、心肌抑制、抽搐。

bupivacaine (Marcaine®)

【用途】浸潤、脊椎、硬膜外、局部神經阻斷麻醉。

【用法】局部注射麻醉。

【副作用】低血壓、心室心律不整、中樞興奮。

【注意事項】有休克、重症肌無力者禁用。

proparacaine (Alcaine®)

【用途】眼科手術之局部麻醉及眼壓測定。

【用法】眼用藥水局部施藥。

【副作用】中樞神經興奮、角膜炎、局部刺痛及刺激。

benzocaine (Americaine®)

【用途】牙痛、胃管插入、內視鏡檢查、咽喉炎及其他表面麻醉。

【用法】口服凝膠或噴霧釋氣劑局部使用。

【副作用】變性血紅素血症及皮膚炎。

oxybuprocaine (Novesin®)

【用途】眼科、泌尿科及耳鼻喉科之表面麻醉。

【用法】外用液劑或軟膏。

【副作用】局部腫脹及刺激。

dibucaine (Nupercainal®)

【藥理作用】作用強，藥效持久，毒性大，麻醉強度及毒性為procaine的十至二十倍，起始作用約十五分鐘，作用期兩至三小時。

【用途】表面麻醉。

【用法】局部塗抹。皮下注射易引起肌肉壞死，因此不要使用皮下注射方式。

【副作用】皮膚光過敏、血小板變性。

tetracaine (Pontocaine®)

【藥理作用】屬於酯類局部麻醉劑，易受酯酶水解而產生PABA。毒性比cocaine或procaine大，但麻醉效力較大且作用期間較長。

【用途】表面、脊椎局部麻醉。

【用法】局部塗抹、注射。併用腎上腺素使用。

【副作用】過敏、呼吸困難、噁心嘔吐、高或低血壓。

【注意事項】表面麻醉，不可在發炎部位投藥。

procaine (Novocaine®)

【藥理作用】體內易水解，藥效短。局部麻醉效力只有cocaine的二分之一至三分之一，毒性較小，具有血管擴張作用。具類似箭毒素作用，可鬆弛骨骼肌，也會使平滑肌鬆弛，作為解除痙攣作用。具類似quinidine作用，降低心肌之興奮性，使有效不反應期延長。

【用途】浸潤、脊椎、局部神經阻斷麻醉。

【用法】局部注射。

【副作用】過敏、抽搐、重症肌無力、心肌抑制。

【注意事項】敗血症患者禁用。

第二節　全身麻醉劑

　　全身麻醉爲一種無知覺、無痛覺、喪失記憶、骨骼肌鬆弛以及喪失反射的狀態。全身（吸入性）麻醉劑爲中樞神經抑制劑，但它們的作用比鎮靜安眠藥快。全身麻醉劑的應用，爲外科手術開啓了一個新紀元。

　　很多藥物可以在動物引起麻醉作用，但只有少數幾種藥物可在臨床應用。比較舊的吸入性麻醉劑，如乙醚、環丙烷和氯仿等在已開發國家已不再使用，它們不是可燃，就是對器官有毒性，或是在麻醉的誘導階段產生不良副作用。

麻醉的模式

　　全身麻醉通常包含三種不同的藥物：

1. 麻醉前給藥：麻醉前給藥的目的是減少病人的焦慮和防止麻醉劑造成的擬副交感神經作用（支氣管分泌，心搏徐緩）。
2. 麻醉的誘導：爲了縮短麻醉的誘導，一般使用靜脈注射thiopental或propofol來達到誘導的目的。
3. 麻醉的維持：常用吸入性麻醉劑，如氧化亞氮、halothane等。

麻醉分期

　　吸入性麻醉藥對中樞神經系統各部位的抑制作用有先後順序，先抑制大腦皮質，最後是延腦。麻醉逐漸加深時，依次出現各種神經功能受抑制的症狀。常以乙醚麻醉爲代表，將麻醉過程分成四期：第一期（鎮痛期），從麻醉開始到意識消失，此時大腦皮質和網狀結構上行激活系統受到抑制。第二期（興奮期），興奮掙扎，呼吸不規則，血壓心律不穩定，是皮質下中樞抑制現象，不宜進行任何手術。一、二期合稱誘導期，易致心臟停搏等意外。第三期（外科麻醉期），興奮轉爲安靜、呼吸血壓平

衡。皮質下中樞（間腦、中腦、橋腦）自上而下逐漸受到抑制，脊髓自下而上逐漸受到抑制。此期又分為四級。一般手術都在二、三級進行，第四級時呼吸嚴重抑制，脈搏快而弱，血壓降低，表示延腦生命中樞開始受抑制，此時應立即減量或停藥，以免進入以呼吸停止為特徵的第四期。第四期（延腦麻痺期），應立即急救，否則病人會因呼吸麻痺、循環系統衰竭而死亡。

麻醉前給藥

1. 減少病人的焦慮和不安：口服benzodiazepines，如diazepam或lorazepam非常有效；一般是手術前一天晚上給藥，可以幫助病人的睡眠。

2. 減少支氣管分泌和防止心搏徐緩：這些擬副交感神經作用，可用蕈毒鹼性拮抗劑如atropine（阿托品）或scopolamine（東莨菪素）阻斷；後者還有使記憶喪失的作用。

3. 止痛劑：除非病人感覺疼痛，否則不需要手術前給止痛劑。在某些高風險病人，無法忍受完全的全身麻醉，則類鴉片藥物，如嗎啡和fentanyl，可與中樞神經抑制劑，如氧化亞氮、benzodiazepines合用，輔助這些藥的麻醉作用。類鴉片藥物的特徵為呼吸抑制。

4. 抗嘔吐作用：可在手術前或在麻醉期間給與止吐劑（如metoclopramide）。

麻醉劑的作用機制

全身麻醉劑的作用機制與它們的脂溶性有關。麻醉劑可以溶於細胞膜內，改變細胞膜的結構和功能，而產生麻醉作用。最近的報告發現吸入性麻醉劑可以增強GABA受體的反應。

吸入性麻醉劑

吸入性麻醉藥（inhalation anaesthetics）是揮發性液體或氣體，前者如乙醚、氟烷、異氟烷、恩氟烷等，後者如氧化亞氮。

麻醉劑抑制所有的興奮性組織，包括中樞神經、心肌、平滑肌和骨骼肌，但這些組織對麻醉劑具有不同的敏感度，其中以大腦最敏感。

anesthetic ether 乙醚

【藥理作用】無色澄明、易揮發的液體，有特異臭味，易燃易爆，易氧化生成過氧化物及乙醛，使毒性增加。

【用途】全身麻醉。

【用法】呼吸道吸入。

【注意事項】此藥的誘導期和甦醒期較長，易發生意外，現已少用。

halothane 氟烷（Fluothane®）

【藥理作用】麻醉作用強，誘導期短，甦醒快。不燃不爆，但化學性質不穩定。

【用途】全身麻醉，常用於兒科的麻醉。

【用法】呼吸道吸入。

【副作用】腦血管擴張、升高顱內壓、肝炎、肝壞死、噁心嘔吐、心律不整。

【注意事項】難產或剖腹產病人禁用。

enflurane 恩氟烷（Ethrane®）

【藥理作用】麻醉誘導平穩、迅速和舒適，甦醒也快，肌肉鬆弛良好，

不增加心肌對兒茶酚胺的敏感性。

【用途】全身麻醉。

【用法】呼吸道吸入。

【副作用】噁心嘔吐、低血壓、發高燒。

【注意事項】癲癇者禁用。肌肉鬆弛作用較強，且很少發生呼吸快速現象，使病人在自發性呼吸下進行手術。麻醉時誘導平穩而快速，較不會發生缺氧現象，但在高濃度時會發生動脈性低血壓。

isoflurane 異氟烷 (Forane®)

【藥理作用】是enflurane同分異構物。麻醉誘導平穩、迅速和舒適，甦醒也快，肌肉鬆弛良好，不增加心肌對兒茶酚胺的敏感性。作用類似enflurane，在體內幾不被代謝，80%原型由肺臟（呼吸）排泄，較無肝毒性或腎毒性。但呼吸抑制作用較明顯，對子宮及骨骼肌之鬆弛作用極佳。

【用途】全身麻醉。

【用法】呼吸道吸入。

【副作用】噁心嘔吐、呼吸抑制、發高燒、腎毒性。

【注意事項】惡性發燒者禁用。

nitrous oxide 氧化亞氮；N_2O；笑氣

【藥理作用】無色味、無刺激性液態氣體，性穩定，不燃不爆。麻醉時，患者感覺舒適愉快，鎮痛作用強，但在高溫下會分解釋放氧氣而有助燃作用，因而會增加其他麻醉劑（如乙醚、乙烯）的爆炸性。

【用途】全身麻醉。

【用法】呼吸道吸入。一般進行誘導麻醉時，以70～80% N_2O加30～

20% O_2混合使用;維持麻醉劑量時,以70% N_2O加30% O_2混合使用,止痛時則用20～30% N_2O。

【副作用】缺氧、貧血、末梢神經病變。

cyclopropane 環丙烷(Trimethylene®)

【藥理作用】目前所用之氣體性麻醉劑中,麻醉效果最強的,為強效吸入性全身麻醉劑,可達麻醉各期的深度,誘導迅速(只需兩至三分鐘)且恢復快。

【用途】一般外科麻醉、產科止痛。

【用法】呼吸道吸入。

【副作用】使用過量,易造成心律不整的危險。麻醉後常引起噁心嘔吐、低血壓、頭痛等現象。

【注意事項】因具升高血糖作用,故糖尿病人禁用。

methoxyflurane(Penthrane®)

【藥理作用】是吸入性麻醉劑中效價最高的。麻醉之誘導及恢復相當慢,誘導時間長達二十分鐘之久。

【用途】長時間(四小時)及產科手術。

【用法】呼吸道吸入。

【副作用】腎毒性、腦血管擴張、升高顱內壓、肝炎、肝壞死、噁心嘔吐、心律不整。

【注意事項】常發生譫妄現象,故不適用於短時間之手術。

靜脈麻醉劑

這些藥物可單獨使用,或作為平衡麻醉的成分之一而用於短時間的麻

醉，但主要是用於麻醉的誘導。

thiopental (Pentothal®)

【藥理作用】屬超短效性巴比妥鹽，脂溶性高，作用快且作用期短。因thiopental組織重分布作用，藥物由腦部再分布至脂肪組織，而使血中濃度迅速降低而失去麻醉效果，故作用時間短。

【用途】用於全身麻醉、癲癇發作的治療。作爲全身麻醉劑的誘導劑、短時間小手術的全身麻醉劑，控制全身性、局部性麻醉，或其他原因引起的痙攣。

【用法】靜脈注射。

【副作用】肝毒性、溶血性貧血、紅斑、腦壓改變、血管擴張、呼吸抑制、上呼吸道阻塞、打噴嚏、咳嗽。

【注意事項】不穩定，因此在注射前才準備溶液。溶液具鹼性，若注射到血管外，可導致組織壞死；也不能注射到動脈，因thiopental可能會沉澱出來，導致栓塞、組織壞死。嚴重心血管疾病、氣喘者禁用。

methohexital (Brietal®)

【藥理作用】屬超短效性巴比妥鹽，起始作用迅速（三十秒），作用期短（五分鐘）。作爲全身麻醉劑的誘導劑或輔藥，減少短時間小手術的疼痛刺激。

【用途】全身麻醉誘導劑。

【用法】靜脈、肌肉注射、直腸投藥。

【副作用】低血壓、呼吸困難、嗜睡、興奮、意識模糊。

ketamine (Ketalar®)

【藥理作用】可產生一種稱為「解離型麻醉（分離型麻醉，dissociative anesthesia）」的狀態，其特徵為木僵、鎮痛和記憶的喪失。有鎮痛作用且對於環境或外來刺激的反應也變得遲鈍。起效快（三十秒）、藥效短（五至十分鐘），具有深度的止痛作用，可維持正常骨骼肌張力和喉部的反射。

【用途】全身麻醉。作為全身麻醉劑的誘導劑，或無法使用吸入性麻醉劑時，作為小手術的全身麻醉。一般適用於小孩。

【用法】靜脈、肌肉注射。

【副作用】妄想、錯覺、顱內壓升高、心悸、噁心嘔吐、血壓上升、心跳過快、呼吸刺激、惡夢。

【注意事項】高血壓者禁用。

etomidate (Amidate®)

【藥理作用】只具有安眠作用，沒有止痛的效果，是較新的藥物，優點是作用期極短，沒有明顯心血管或換氣抑制的作用，且較thiopental、methohexital安全，但缺點是會使骨骼肌收縮和靜脈注射刺激時，引起疼痛感。

【用途】全身麻醉。

【用法】靜脈注射。

【副作用】注射部位疼痛、精神異常、噁心嘔吐。

propofol (Diprivan®)

【藥理作用】麻醉與靜脈巴比妥鹽類相似，但恢復較快。它具有抗嘔吐作用，在麻醉誘導時，可能引起明顯的血壓下降。

【用途】全身麻醉及鎮靜劑。

【用法】以5%葡萄糖溶液稀釋後，以靜脈注射。

【副作用】抽搐、呼吸困難、心跳停止。

midazolam (Dormicum®)

【藥理作用】屬苯二氮平類衍生物。作用的開始比thiopental慢，但作用時間長。

【用途】全身麻醉誘導劑及鎮靜。

【用法】靜脈注射。

【副作用】噁心嘔吐、呼吸抑制。

【注意事項】狹角性青光眼患者禁用。拮抗劑flumazenil可以對抗midazolam和其他benzodiazepines的作用，加速病人的恢復。

droperidol (Dridol®)

【藥理作用】為haloperidol類似物，具抗焦慮及鎮吐作用。

【用途】噁心嘔吐的治療及預防，麻醉輔助劑。

【用法】可於肌肉或靜脈注射

【副作用】低血壓、心悸。

歷屆試題

( ) 1. 以下哪一種藥物具有很強的血管收縮作用,在高劑量以靜脈注射的方式投與時,可能會導致嚴重的高血壓危機? (A) cocaine (B) lidocaine (C) thiopental (D) fentanyl。

( ) 2. Halothane屬於 (A)吸入性液體麻醉劑 (B)靜脈注射型麻醉劑 (C)麻醉前給藥 (D)局部麻醉劑。

( ) 3. 就局部麻醉作用順序排列:①止痛②溫覺喪失③觸覺消失④骨骼肌張力消失 (A)①②③④ (B)④②③① (C)①③④② (D)③②①④。

( ) 4. 下列鴉片類(opioids)藥物,何者止痛作用時間最短? (A) heroin (B) fentanyl (C) codeine (D) meperidine。

( ) 5. 使用全身麻醉劑之前,可以先投與下列哪一種藥物以減少支氣管的分泌作用? (A) atropine (B) benzodiazepine (C) lidocaine (D) meperidine。

( ) 6. 下列哪一種藥物可誘導神智分離型麻醉狀態(dissociative anesthesia)? (A) ketamine (B) cocaine (C) d-tubocurarine (D) succinylcholine。

( ) 7. 下列局部麻醉劑,何者水溶性最低而不以注射方式給藥? (A) benzocaine (B) procaine (C) prilocaine (D) bupivacaine。

( ) 8. 下列何種全身麻醉劑,其肌肉鬆弛能力最差? (A) halothane (B) methoxyflurane (C) nitrous oxide (D) enflurane。

( ) 9. 進行全身麻醉時,使用下列何者易引起心律不整,若再注射腎上腺素,則可能導致心跳停止? (A) isoflurane (B) nitrous oxide (C) enflurane (D) halothane。

（　）10. 下列何者屬於解離型麻醉劑（dissociative anesthetics）？　(A) thiopental　(B) fentanyl　(C) innovar　(D) ketamine。

（　）11. 下列局部麻醉藥何者較不會引起過敏反應？　(A) procaine　(B) lidocaine　(C) cocaine　(D) tetracaine。

（　）12. lidocaine除了具有局部麻醉的作用外，還具下列何種藥理作用？　(A)抗癲癇　(B)血壓上升　(C)抗心律不整　(D)抗憂鬱。

（　）13. 下列何者不是halothane全身麻醉劑的副作用？　(A)惡性高燒　(B)噁心、嘔吐　(C)高血壓　(D)心律不整。

（　）14. cocaine於中樞神經最主要的作用為　(A)促進norepinephrine的釋出　(B)抑制dopamine的再回收　(C)打開鈉通道　(D)抑制鉀通道。

（　）15. cocaine的中毒症狀，下列何者為非？　(A)心跳加快　(B)血壓上升　(C)瞳孔縮小　(D)體溫增加。

（　）16. 局部麻醉劑（例如procaine）可以抑制神經細胞之興奮性，主要是抑制下列何種離子通道？　(A)鈣　(B)鉀　(C)氯　(D)鈉。

（　）17. 目前PUB濫用的物質之一，K-他命（ketamine）的臨床用途為　(A)全身麻醉劑　(B)鎮靜安眠藥　(C)局部麻醉劑　(D)無臨床用途。

（　）18. 下列關於笑氣（nitrous oxide）的敘述何者正確？　(A)藥效強　(B)作用迅速　(C)具止痛作用　(D)易溶於血液中。

（　）19. 下列何種靜脈注射全身麻醉劑會有血壓上升之副作用？　(A) etomidate　(B) innovar　(C) ketamine　(D) thiopental。

（　）20. 下列全身麻醉劑，何者具有肝毒性？　(A) enflurane　(B) halothane　(C) isoflurane　(D) propofol。

第十章　　毒物學

第一節　　重金屬中毒及其螯合劑

常見重金屬中毒

砷（arsenic, As）

可能暴露的職業：農藥的製造及噴灑、砷的製造及生產、電子半導體的製造等相關行業，氫化砷（AsH_3）則易發生在電腦工業及金屬工業、中藥的砒霜等。

急性中毒：可分為食入性中毒及吸入性中毒。食入性中毒指急性期會有噁心、嘔吐、腹痛、血便、休克、低血壓、溶血、大蒜、金屬味、肝炎、黃疸、急性腎衰竭、昏迷、抽搐等，吸入性中毒會有咳嗽、呼吸困難、胸痛、肺水腫、急性呼吸衰竭等症狀。

慢性中毒：(1)皮膚：濕疹、角質化、皮膚癌。(2)神經：中樞及周邊神經病變。(3)血液：貧血、血球稀少、白血病。(4)其他：周邊血管病變、四肢壞死（烏腳病，black foot disease）及肝功能異常。

治療：急性中毒可以支持性治療及使用D-penicillamine, BAL, DMSA, DMPS等解毒劑。DMSA可改善慢性中毒症狀。

鎘（cadmium, Cd）

可能暴露的職業：鎘製造業、鉛及鋅的熔鑄業、電鍍業、塑膠穩定劑製造、鎘鎳電池製造業、焊接鍍鎘物質合金製造業、色料業、電子製造業、寶石製造業。

急性中毒：食入性：噁心、腹痛、嘔吐、出血性腸胃炎、肝、腎壞死、心臟擴大。吸入性：氧化鎘引起嚴重的金屬燻煙熱（metal fume fever），在暴露後十二至二十四小時後，發生胸痛、頭痛、咳嗽、呼吸困難、發燒、肺水腫、腎肝壞死。

慢性中毒：食入性：腎病變包括低分子量蛋白尿、胺基酸尿及糖尿、痛痛病、高血壓、心臟血管疾病及癌症。吸入性：肺纖維化及腎病變。

治療：急性中毒：EDTA及支持性療法。慢性中毒：支持性以及症狀性療法。

鉻（chromium, Cr）

可能暴露的職業：電鍍業、金屬工業、彩色電視映像管製造、銅刻、玻璃業、石油純化、照相業、照相製版、水泥使用、不鏽鋼（琢磨）、紡織業（色料）、焊接業。

急性中毒：六價鉻爲劇毒及具有腐蝕性，三價鉻爲身體必須元素。皮膚：鉻潰瘍（chrome ulcer）、鼻中膈穿孔、過敏性接觸皮膚炎、胃腸出血性胃腸炎（食入1～2公克會致命）。腎：急性腎衰竭（食入、吸入或皮膚吸收）。肺：七十二小時後會發生肺水腫（吸入大量）。

慢性中毒：長期暴露於六價鉻中可能會引起癌症，尤其是肺癌。

治療：急性食入中毒可以用催吐洗胃、活性碳加以治療，強迫性利尿、維生素C每天2～4公克及N-acetylcysteine加以治療。有腎衰竭者則可以合併血液透析。皮膚暴露可用十倍的維生素C溶液或藥膏加以治療。

銅（copper, Cu）

可能暴露的職業：瀝青製造者、電池製造者、銅精鍊業、寶石染色業、色料業及漆業、防腐劑、煙火、壁紙製造業、軍人、水處理、焊接業、電力工業、合金業、電鍍業、殺黴菌農藥、殺螺藻類之藥劑，以及顏料油漆業等。

急性中毒：大多爲食入硫酸銅或食入銅食器污染的食物、果汁所致。食入大量的銅，會引起嚴重的噁心、含綠藍物的嘔吐、腹痛、腹瀉、吐血、變性血紅素血症、血尿等症狀。嚴重者會有肝炎、低血壓、昏迷、溶血、急性腎衰竭、抽搐，甚至死亡。

慢性中毒：長期吸入銅粉塵及燻煙，會導致鼻中膈穿孔、肺部肉芽腫、肺間質纖維化（vineyard Sprayer's lung）及肺癌。威爾森病（Wilson disease）是先天性銅代謝異常的一種疾病，銅會堆積在大腦神經核、內臟及角膜上面，造成健康傷害。

治療：注意維持呼吸道暢通及血壓穩定，使用EDTA及BAL，D-penicillamine治療。慢性中毒可服用鋅片及D-penicillamine治療可促進銅排泄。

汞（mercury, Hg）

可能暴露的職業：(1)元素汞，如牙醫、電池業、壓力計及校正儀器業、氯鹼業、陶器業、超音波增幅器、紅外線偵測器、電鍍業、電器產品、指紋偵測器、金及銀的提煉、珠寶業、水銀燈及螢光燈業、漆料、紙漿製造業、照相業、溫度計、半導體光能細胞製造。(2)無機汞，如中藥、消毒劑、染料及漆料、菸草業、皮毛處理、墨水製造、化學實驗室、製革業、木材防腐、剝製業、氯乙烯製造、汞蒸氣燈、鏡中的銀粉、照相業、香水與化妝品業。(3)有機汞，如殺菌劑、製紙業、殺黴菌劑、殺蟲劑製造、木材防腐劑等。

元素汞中毒：(1)急性中毒（主要爲吸入汞蒸氣所致），如急性支氣管炎、肺炎、口腔炎、腸炎、發燒、意識混亂、呼吸困難，吞食元素汞一般沒有症狀，除非相當大量。(2)慢性中毒，主要影響中樞神經，如發抖、牙齦炎、紅疹、失眠、害羞、記憶衰退、情緒不穩、神經質及食慾不振。

無機汞中毒：(1)急性中毒，主要是食入性中毒，病患會有局部腐蝕

性，產生消化道出血、壞死、休克，甚至急性腎衰竭出現。急性吸入煙霧，會產生急性呼吸窘迫症候群及肺纖維化，缺氧而死亡。(2)慢性中毒，類似元素汞慢性中毒。

有機汞中毒：長鏈的有機汞毒性作用與無機汞類似，短鏈的有機汞如甲基汞毒性如下：

1.急性中毒：噁心、嘔吐、腹痛、血球少、口腔炎、蛋白尿、腎病症候群、腎衰竭，但仍以中樞神經病變為主要症狀，包括皮膚會有紅皮症癢及脫落性皮膚炎。

2.慢性中毒：與急性中毒類似，中樞神經異常為主要症狀，但是視野縮小及視力受損、感覺及運動障礙、肌肉萎縮及智能受損較明顯。出生的孩童會有類似腦性麻痺的症狀，最有名的例子為Minamata disease（水俁病）。

治療：D-penicillamine, BAL, DMPS, DMSA。

錳（manganese, Mn）

可能暴露職業：主要來自鋼鐵製造、焊接、採礦及提煉過程中所產生的粉塵。另外有機錳也用作有機鉛的代用品，作為燃料抗震劑。

急性中毒：吸入氧化錳的粉塵即有可能產生所謂金屬燻煙熱或化學性肺炎，氧化錳常因焊接或切割含錳物而產生的。發冷、發燒、噁心、咳嗽都會發生。

慢性中毒：主要是引起神經及精神上的異常，分為三個階段：(1)初期：認知障礙及情緒困擾，包括食慾不振、肌痛、神經質、躁動、無法控制暴力行為、失眠、性慾降低。(2)中期：無法控制的哭笑、說話障礙、視幻覺、行動笨拙、意識紊亂。(3)後期：行走困難、僵硬、無法說話、抖動、類似帕金森氏症。

治療：急性中毒以支持性療法為主。慢性中毒可考慮投與抗帕金森氏

症藥物。

鎳（nickel, Ni）

可能暴露職業：鎳的提煉業、鎳合金業、電鍍業、焊接業、鎳－鎘電池業、製玻璃瓶業、製錢幣業、珠寶秘、陶器業、染料業、電腦零件以及磁帶業。

急性中毒：(1)一般常見於吸入有機鎳所致，中毒症狀類似一氧化碳中毒，但合併有血糖及尿糖上升；常會有噁心、嘔吐、頭痛、頭暈、失眠、躁動持續數小時、然後十二小時到五天沒症狀。隨之會有如肺炎般的胸悶、呼吸困難、咳嗽、心悸、流汗、虛弱及視力模糊，嚴重者四至十三天可能會死亡。(2)二價無機鎳中毒：誤飲鎳污染的飲水，或透析用水被污染所致，其症狀為噁心、嘔吐、頭痛、心悸、虛弱、腹瀉、呼吸短促、咳嗽等持續一至兩天。

慢性中毒：長期皮膚接觸會有過敏性皮膚炎發生，另外慢性呼吸道疾病、免疫機能異常及癌症都可能發生。常見於從事電鍍業者。

治療：最初八小時尿液中鎳大於100μg/L，以dithiocarb（sodium diethyldithiocarbamate, DDC）或disulfiram（Antabuse®）加以治療carbonyl nickel中毒及以利尿法加速鎳排出。二價鎳中毒則是支持性療法，慢性中毒只有症狀療法。

鉛（lead, Pb）

可能暴露職業：電氣及電子業、塑膠穩定劑的製造及使用、鉛精鍊業、電池製造業、焊接及切割業、橡膠業、塑膠業、油漆業、射擊、冷卻器修理、焊接鉛的物品、製造鉛的添加物、鋅及銅的精煉、顏料及漆料製造業、中藥的紅丹。

急性中毒：(1)輕微及中度中毒：疲倦、躁動、感覺異常、肌痛、腹痛、抖動、頭痛、噁心、嘔吐、便秘、體重減輕、性慾降低。(2)嚴重中

毒：運動神經病變、腦病變、抽搐、昏迷、嚴重腹絞痛、急性腎衰竭。

慢性中毒：(1)中樞神經：腦病變、精神智能障礙、精神行為異常（血鉛濃度30μg/dl以上），影響孩童發育、發展及智商（血鉛濃度5μg/dl以上）。(2)周邊神經：運動神經傳導速度變緩，血鉛濃度大於30μg/dl，神經傳導即受影響。血液：貧血、溶血。腎臟：高血壓、痛風及慢性腎衰竭。

治療：血鉛大於100μg/dl，使用EDTA加BAL以預防腦病變加重，小於100μg/dl併有臨床症狀，則用DMSA或EDTA，避免繼續暴露，這樣才能有效治療。

鋅（zinc, Zn）

可能暴露的職業：合金製造、陶器業、化學品合成、除臭劑製造、消毒劑製造、電池製造、染料製造、電鍍業、電子工人、鍍鋅業、製紙業、漆料及色料業、製造業、橡膠業、剝製業、焊接業、木材防腐業。

急性中毒：(1)食入性，有噁心、嘔吐、腹痛、血便、發燒等症狀，常自行恢復。(2)吸入性。吸入氯化鋅（zinc chloride）的煙霧微粒會引起咳嗽、呼吸困難，嚴重者會變成呼吸窘迫症、急性腎衰竭，甚至死亡。(3)接觸性。皮膚接觸鋅化合物會引起皮膚炎，有些人會潰瘍，眼睛噴到氯化鋅及硫酸鋅溶液會引起傷害。(4)金屬燻煙熱。吸入氧化鋅的粉塵及煙霧四小時後發生，有金屬味，咳嗽、呼吸短促、疲勞、肌痛、發燒、流汗、化學性肺炎，以及肺水腫等。

慢性中毒：長期大量鋅暴露，會引起慢性鋅中毒，如長期吃雄性動物生殖器、服用大量鋅藥片，會引起血銅濃度大幅下降、貧血、白血球稀少症、免疫力受損、體重減輕等症狀。

治療：急性中毒以支持及症狀治療為主，可使用EDTA及BAL, D-penicillamine, N-acetylcysteine可促進鋅排泄。

螯合劑

BAL（dimercaprol, British anti-lewisite）

用來治療鉛中毒、汞中毒及砷中毒病患，但在未來，其治療角色可被DMSA或DMPS所取代。BAL爲脂溶性，可分布在細胞內外，快速經由腎臟及膽汁排除，因此必須四小時投藥一次。

BAL的缺點有：(1)使砷或汞中毒病患腦中砷或汞濃度上升。(2)只溶於油中，肌肉注射非常痛。(3)只能注射且須住院使用，高達55%的病患都有不舒服的反應。

CaNa$_2$EDTA（edetate）

治療鉛中毒之主要藥物，也是做鉛移動性測驗的藥物。口服吸收不好，只能注射使用。EDTA主要分布在細胞外液，主要由腎臟加以排除。

使用CaNa$_2$EDTA的缺點有：(1)治療鉛中毒時容易使鉛再分布到腦組織，發生腦神經症狀。(2)必須微量元素，如銅、鋅、鈣、鐵、鈷、錳流失。(3)只能注射，且須住院使用，平均須住院一個月，花費高達三萬美金。

D-penicillamine

本結合劑最早使用於重金屬銅、鉛、汞中毒的治療。由於腸胃道吸收高達40～70%，一般均口服使用，半衰期約三小時，排出途徑主要經由尿液，其次由膽汁排除。D-penicillamine於治療鉛及汞中毒病患的有效性，目前仍有爭論，因此大多使用在Wilson disease慢性銅中毒的病患中。使用此結合劑的主要缺點爲副作用太大而且經常發生。副作用有：(1)皮膚病變。(2)腎病變，尤其是腎病症候群。(3)骨髓病變，含貧血、白血球及血小板稀少症。(4)過敏性休克等。

DMPS（dimaval; 2.3-dimercapto-1-propane sulfonate, Na$^+$）

主要用於治療砷、汞、鉛的中毒，其藥效遠較D-penicillamine有效。同

時也能有效的治療Wilson disease的慢性銅中毒病人。使用方式有口服以及注射兩種。此藥可經由腎臟及膽汁排出，主要分布於細胞外液，少部分在細胞內。

　　DMPS的缺點在於靜脈注射會引起低血壓，因此最少須注射五分鐘以上。其優點乃是：(1)藥物動力學的研究清楚，使用安全。(2)可使用DMPS做汞的移動測驗，可以精確診斷出中毒病患。

DMSA（meso-2, 3-dimercaptosuccinic acid, succimer, chemet）

　　用於治療鉛中毒病患。除此之外，DMSA也用於治療砷及汞中毒的病患。DMSA只能口服使用，主要經由腎臟排出。

　　DMSA的優點在於：(1)治療鉛中毒時，不會使鉛重新分布於腦組織中。(2)口服劑型可以節省花費。(3)不會使必需稀有元素流失。

　　而使用DMSA的缺點在於：(1)由於無法靜脈注射，因此其藥物動力學無法清楚。(2)部分病患會有皮膚及黏膜病變及噁心、嘔吐等症狀。

DFO（deferoxamine）

　　早期DFO是用來治療鐵質沉積的病患，可將體內的鐵結合，經腎臟由尿液排出。後來發現DFO對鋁的結合力強，故也用來治療慢性鋁中毒引起的貧血、骨病變及腦病變。DFO只能靜脈注射，口服的新結合劑則還在試驗中。

　　DFO的長期使用要注意：(1)鐵質及必需稀有元素如鋅、銅、錳流失。(2)少數人會有過敏反應。(3)眼及耳神經毒性。(4)機會性感染增加。

表10-1 重金屬中毒之螯合劑

金屬種類	specific mamagement
汞、砷（有機砷農藥不需要）	DMPS > DMSA > BAL
鉛（急性有機鉛中毒不適用）	鉛腦症：EDTA＋BAL或Na-DMS 其他症狀或慢性症狀：EDTA或DMSA
銅急性中毒	DMPS > BAL，若產生methemoglobinemia者，則使用methylene blue
金	DMPS或BAL
鐵	deferoxamine
chromium（急性中毒）	以DMPS 125mg肌肉或靜脈注射，每十二小時一次，持續三至四天。若產生methemoglobinemia者，則使用methylene blue；重度六價鉻中毒，考慮早期hemodialysis；中毒二十四小時後，考慮exchange transfusion
cadmium（急性中毒）	DMPS或EDTA（使用小劑量，避免加重腎傷害）
錳（急性中毒）	以EDTA 1公克靜脈注射，每十二至二十四小時一次，持續三至五天

註：>表優先順序

第二節 毒藥物中毒的處理

　　藥物中毒的診斷，經常相當困難，對於下列幾種情形，臨床醫護人員應保持高度的戒心，懷疑藥物中毒存在的可能性：常見如精神科患者、受意外傷害者（尤其是青少年）、找不到原因的昏迷病人、從火場救出的傷者、不明原因的代謝性酸中毒、年輕人不明原因或可能危及生命的心律不整、小兒發生無法解釋的疲倦及意識不清及病人急或慢性不明的多發器官症狀，都應考慮到中毒的可能性。

毒藥物中毒處理的一般原則

　　穩定病人生命現象：保持病人生命現象穩定，維持呼吸道暢通，對於意識喪失的成人在抽血後立即給與naloxon（年輕人）至少0.8mg IV及50mg之葡萄糖（glulose）IV bolus（有糖尿病病史的老人家）。

　　臨床評估：由病史、理學檢查及實驗室診斷來確定病因。

1. 清除毒素：皮膚及眼睛中毒可用清水或生理食鹽水灌洗三十分鐘；另一方式為經由腸胃道去除藥物，可分下列幾種方式。

   (1)用水或牛奶加以稀釋。

   (2)胃腸排空（gastric emptying）：

   - 催吐：對於意識清楚病人可用吐根糖漿（syrup of ipecac）30ml（兒童15ml），三十分鐘內可達到催吐效果。但對意識不清，無法保護呼吸道之病人，或是小於六個月大之嬰兒以及有腸胃道出血傾向之病人應避免使用。

   - 洗胃（gastric lavage）：病人左側躺，頭低腳高，經由30～40號之OG tube以清水沖洗至乾淨或至少沖洗四公升。

   (3)活性碳：對於胃腸排空後的病人可給與活性碳1gm/kg，以吸附毒性物質。而毒物若進入腸肝循環如theophylline, phenobarbital可每二至四小時重複給與。活性碳除了重金屬、強酸、強鹼、cyanide及乙醇、甲醇中毒外都有效，其副作用為便秘，故腸脹氣和腸阻塞為禁忌。

   (4)瀉劑（cathartics）：為10% magnesium citrate 200ml/po用來加速活性碳—毒性物質複合體（toxin complex），及活性碳無法吸附物質之排空，四小時至六小時後若活性碳仍沒有出現在大便中，可再給與半量。

   (5)中和劑（neutralizing agents）：對於特定藥物中毒可給與中和

劑，例如鐵中毒可用sodium bicarbonate，碘中毒可用75gm澱粉加入一公升清水洗胃，馬錢子素（strychnine殺鼠劑）、nicotine、quindine中毒可1：10,000之過錳酸鉀溶液洗胃。

2. 給與解毒劑：如表10-2所示。

表10-2　毒藥物中毒之解毒劑

中毒藥物	解毒劑
普拿疼 acetaminophen	N-acetylcystein（十六小時內）
安眠藥 benzodiazepine	flumazenil（診斷用）
降血壓藥 β-blockers	glucagon
降血壓藥 calcium blockers	calcium
氰化物 cyanide	sodium thiosulfate
重金屬 heavy metals（汞Hg，鉛Pb，砷As）	BAL, EDTA, DMSA
鐵或鋁（iron or aluminum）	deferroxamine
抗結核病 isonizide（INH）	vit B_6
變性血紅素 methemoglobinemia	methylene blue
甲醇假酒 methanol	alcohol
鴉片 opioid	naloxone
有機磷殺蟲劑 organophosphate, carbamate	atropin, PAM
抗憂鬱劑 TCA anti-depressants	sodium bicarbonate
殺鼠劑 rodenticide（coumarin）	vit K_1
殺鼠劑 rodenticide（vancor）	nicotinamide（三小時內）

3. 促進已吸收毒物排除：

(1)強迫利尿（forced diuresis）：利用增加液體輸入來增加藥物的去除，使用時須注意水分過量及電解質平衡，對於心臟、腎臟病人必須特別小心。

- 尿液鹼化（alkalinization）：用sodium bicarbonate使尿液維持在pH 7.5～8.5，可用來促進barbiturate, salicylate及TCA anti depressant過量之排除。

- 尿液酸化（acidification）：用維生素C（ascorbic acid）、ammonium chloride，使尿液維持在pH 5.5～6.5，可用來治療安非他命（amphetamine）、quinindine及pencyclidine之過量。

(2)血液透析（hemodialysis, HD）及血液灌洗（hemoperfusion, HP）。

4. 中毒病患的處置：

(1)所有的病人至少須觀察六小時才決定是否可以出院。對於delay toxicity延遲性毒性作用之藥物則須住院，常見如acetaminophen, amanita mushroom, paraquat, TCA anti-depressant。

(2)對於有心肺衰竭或強烈自殺傾向之病人必須密切觀察，必要時可進入加護病房。

台灣常見急性毒藥物中毒

殺蟲劑類

有機磷（organophosphate）中毒：如美文松、大滅松。

有機磷抑制acetyl cholinesterase，造成acetylcholine過量，其主要症狀可分muscarinic effect，有腹瀉、頻尿、瞳孔收縮、心跳慢、氣管收縮、嘔吐、

流淚、流口水。表現爲肌肉無力、心搏過速及高血壓。另外含有不安、意識混亂等CNS症狀。

治療以atropine拮抗muscarinic effect，劑量每次1～2mg IV，依據病人症狀調整給藥時間及間隔之長短，務必使病人分泌物減少，肺部囉音消失。

carbamate中毒：如拜貢、好年多類。carbamate也是cholinesterase inhibitor，但其結合爲可恢復的，處理原則同有機磷。

除草劑類

巴拉刈（paraquat）中毒（如克蕪蹤、速草淨等24%除草劑）。臨床上症狀可見口腔黏膜潰瘍、噁心、嘔吐、腎小管壞死、肝細胞毒性及膽汁滯留，猛暴性中毒者在數天內因多重器官衰竭而死亡。治療上以洗胃、活性碳治療，cyclophosphamide加上methylprednisolone的pulse therapy，合併hemoperfusion是目前最有效去除paraquate之方法，但須盡量在中毒六小時內執行。

殺鼠劑中毒

殺鼠劑種類相當多，而急診室比較常見的殺鼠劑中毒是coumarin derivatives類毒餌，如滅鼠靈。治療可給與vitamine K_1肌肉注射，小孩1～5mg，大人10～50mg之後再給與50～100mg，隨時檢查prothrombin time。

毛地黃（digoxin）中毒

digoxin主要抑制Na-K-ATPase。急性中毒常造成高血鉀症、嘔吐及心律不整，治療上可給予催吐、洗胃。

安眠鎮定藥中毒

benzodiazepines：中毒時很少致命，除非靜脈注射或與酒alcohol, aarbiturate併用。一般而言，toxic-therapeutic ratio相當高，診斷常靠病史，處理上可以催吐、洗胃及活性碳給與。但超短效類藥品不須催吐、洗胃（如triazolam），flumazenil可用來診斷benzodiazepines中毒。

barbiturates巴比鹽類，含紅中、白板等：中毒時會表現出嗜睡、眼球震顫、運動失調，嚴重時會造成昏迷、低血壓、呼吸中止，治療上可給與催吐、洗胃及活性碳。此外可鹼化尿液，加速藥物排除，嚴重病人可以用血液灌洗治療及支持性治療。

安非他命（amphetamine）中毒

中毒時病人會表現出欣快感、多話、不安、抽搐或昏迷，死亡原因常為腦出血或腎衰竭，處理可以洗胃，不可催吐。

鴉片類中毒（opioid）

臨床上常造成呼吸抑制、意識不清及瞳孔縮小而死亡。處理上給與naloxone 0.4～2mg IV，可重複投與達10mg，此外可給與活性碳。意識不清時不可催吐及洗胃；若有急性肺水腫，亦宜以naloxone及高濃度氧氣加以治療。

歷屆試題

（　）1. 下列螯合劑（chelating agent）何者可以口服給藥？　（A）
dimercaprol　（B）penicillamine　（C）EDTA　（D）sodium citrate。

（　）2. 下列何種金屬中毒時不用dimercaprol？　（A）鉛　（B）汞　（C）砷
（D）鐵。

（　）3. Parathion是種有機磷的除蟲劑，下列何者是其中毒的解毒劑？
（A）pralidoxime（2-PAM）　（B）penicillamine　（C）acetylcystenine
（D）dimercaprol（BAL）。

（　）4. Minamata病是發生在日本Minamata地區重金屬中毒所引發的精神
障礙病症，下列何種金屬是其致病的病因？　（A）砷　（B）鉛　（C）
有機汞　（D）鎘。

（　）5. 下列有毒物質，何者可被肺細胞所吸收並轉化成有毒活性物，引
起肺纖維化？　（A）光氣（phosgene）　（B）氨（ammonia）　（C）
石棉（asbestos）　（D）巴拉刈（paraquat）。

（　）6. 下列何者不是重金屬汞引發毒性作用之標的器官？　（A）中樞與
周邊神經系統　（B）腸胃道　（C）腎臟　（D）造血系統。

（　）7. 下列藥物何者不適用於治療鉛中毒？　（A）BAL　（B）EDTA　（C）
DMSA　（D）deferoxamine。

（　）8. 誤喝假酒而甲醇中毒的病患可投與下列何者為解毒劑？　（A）乙
醇　（B）乙酸　（C）甲酸　（D）丙酮。

（　）9. 維生素K（vitamin K）是下列何種藥物中毒時之解毒劑？　（A）
aspirin　（B）warfarin　（C）heparin　（D）sodium citrate。

（　）10.鉛中毒之解毒劑為　（A）EDTA　（B）deferoxamine　（C）british anti-
lewisite　（D）pralidoxime。

（　）11. 下列藥物中毒的解毒劑（antidote），何者爲非？　(A) benzo-diazepines－flumazenil　(B) opiates－naloxone　(C) isoniazid－N-acetylcysteine　(D) methanol－ethanol。

（　）12. 有機鉛（organic lead）中毒的臨床症狀主要表現於哪一器官？
(A)腸胃道　(B)肝　(C)腎　(D)腦。

（　）13. 下列藥物口服中毒時，何者不適合洗胃（gastric lavage）？　(A) ephedrine　(B) benzodiazepine　(C)石油製劑（petroleum product）
(D) phenobarbital。

（　）14. 有機磷農藥中毒時，不太可能出現下列何種症狀？　(A)縮瞳
(B)流涎　(C)血壓升高　(D)腸絞痛。

（　）15. 下列有關無機汞的敘述，何者爲非？　(A)可經腸胃道吸收　(B)
經由肝臟代謝後排除　(C)會造成急性腎小管壞死　(D)主要分布
在腎臟。

（　）16. 下列爲重金屬及其螯合劑（chelator）的配對，何者錯誤？
(A)銅－deferoxamine　(B)鉛－EDTA　(C)砷－DMSA　(D)汞－BAL。

（　）17. 下列何者是鐵劑中毒時所用之解毒劑？　(A) dimercaprol　(B) edentate disodium　(C) phosphate　(D) deferoxamine。

（　）18. 四歲小明誤食殺鼠藥（主成分是warfarin類藥物），其中毒之解毒劑爲下列何者？　(A) protamine sulfate　(B) phytonadione　(C) EDTA　(D) deferoxamine。

（　）19. 下列何種解毒劑用於解救acetaminophen中毒？　(A) acetyl-cysteine　(B) dimercaprol　(C) pralidoxime　(D) protamine。

（　）20.下列重金屬中毒與其解毒劑之配對，何項正確？　(A)鐵：dimercaprol　(B)銅：penicillamine　(C)鎘：deferoxamine　(D)砷：edetate calcium disodium。

第十一章　診斷用藥物

第一節　Ｘ光顯影劑

　　顯影劑也稱爲造影劑，是一種Ｘ光無法穿透的藥劑，用於讓體內器官在Ｘ光檢查時能看得更清楚。例如消化道攝影時，患者喝下一杯顯影劑溶液（大多含鋇），然後用各種角度照相，就能讓腸胃道看得很清楚。

　　除了用喝的方式以外，顯影劑也可以做成灌腸、注射等劑型，用來凸顯不同的器官或部位。

顯影劑之分類

　　顯影劑在體液中是以離子或分子狀態存在，分爲離子性及非離子性的顯影劑；若以顯影劑的滲透壓來分的話，有高滲透壓與低滲透壓兩種。原則上，具離子性及高滲透壓的顯影劑比較容易引起副作用，見表11-1。

表11-1　顯影劑之分類與副作用

	離子性顯影劑	非離子性顯影劑
滲透壓	一般爲高滲透壓	低滲透壓
副作用	發生的機會較高	發生的機會較低

接受顯影劑注射的併發症與危險因子

　　容易引起併發症的危險因子：目前我們已經知道併發症產生的機會，與使用的顯影劑種類（離子性或非離子性）和是否有過敏體質以及患者腎功

能好不好有很大關係。

1. 過敏體質：比如說慢性鼻竇炎、蕁麻疹、異位性皮膚炎、氣喘等，或之前曾經有對顯影劑過敏的經驗。

2. 內科疾病：腎臟功能不好或目前在洗腎或使用具腎毒性的藥物（如gentamycin, NSAID類的止痛藥）的患者。這是因為大部分的顯影劑主要是經由腎臟排泄，因此如果腎臟功能不好，除了容易使顯影劑堆積在體內之外，還會引發急性腎衰竭。

3. 使用顯影劑的量：檢查時使用大量的顯影劑（如電腦斷層血管造影，CTA），除了增加副作用發生的機會外，還容易引起極嚴重的併發症，甚至死亡。

常見輕中度併發症：大致上依反應的種類可分成過敏反應（allergic like）的與非過敏反應（non-allergic like）的兩種。

1. 非過敏類：頭暈頭痛、噁心、嘔吐、心律不整。

2. 過敏類：皮膚發熱潮紅、皮膚疹、皮膚癢、支氣管收縮、氣喘發作、喉部水腫、呼吸困難。

嚴重併發症：大部分（94～100%）嚴重併發症發生在注射完顯影劑後二十分鐘之內，其症狀包括血壓降低、休克、肺水腫、嚴重的喉部水腫造成氣道阻塞以及死亡。因顯影劑注射致死的機率據估計大約在十萬分之一到十萬分之四之間。

顯影劑之用途分類

1. X光顯影劑：能在體內特殊部位增加對X光之吸收而增強顯影效果。

2. 電腦斷層掃描顯影劑：借助顯影劑的效果，針對組織的橫切面做影像掃描。部分X光顯影劑也可用於電腦斷層掃描。

3. 核磁共振影像顯影劑：借助順磁性顯影劑之原子核，能吸收磁場的

輻射波而增加核磁共振影像的強度。

X光顯影劑及電腦斷層掃描顯影劑

barium sulfate (BaSO₄) 硫酸鋇 (Bariton®; Baritop®)

【藥理作用】為白色、質重不含砂質之細粉，不溶於各種溶劑，口服不吸收，在消化道不起變化。

【用途】用於胃腸X光攝影之顯影劑，協助診斷腸胃道疾病。

【用法】通常以懸浮液投藥，使用前搖勻且空腹口服，劑量為100～200g。

【副作用】產生腸胃不適、便秘。

【注意事項】須書寫全名，以免混淆。

iopanoic acid 碘伴酸 (Telepaque®)

【藥理作用】為乳白色含碘製劑，屬於放射線阻射介質。在腸胃道迅速吸收，三分之二量排泄於膽汁中，三分之一經腎由尿液排出。

【用途】膽囊及膽道X光攝影。

【用法】常用劑量為3～6g。

【副作用】噁心嘔吐、皮疹、臉潮紅、血小板減少症、貧血。

【注意事項】本藥遇光會變質。服藥時避免攝取脂肪類食物。

iodipamide meglumine (Biligrafin®)

【藥理作用】一種含碘製劑，將iodipamide溶於注射用水，再加入meglumine配製而成。

【用途】膽囊及膽道X光攝影。

【用法】注射劑通常每20ml中含有iodipamide meglumine 10.4g（52%）。

【副作用】上腹部壓迫感、手足抽搐、發熱。

【注意事項】一次劑量應於十分鐘內靜脈注射完畢。

propyliodone（Dionosil®）

【藥理作用】含碘白色結晶性粉末，投藥至氣管內時，會廣泛分布於黏膜表面，可持續三十分鐘。

【用途】支氣管、咽喉、上顎洞X光攝影。

【用法】氣管診斷以懸浮液10～20ml直接灌注入氣管；咽喉頭攝影注入5～10ml；上顎洞攝影注入3～5ml。

【副作用】噁心嘔吐。

【注意事項】患有肺炎、急性支氣管炎、浸潤性肺結核及嚴重心、肝、腎疾病患者，或呼吸機能顯著降低者、老人有嚴重肺氣腫及對碘過敏的病人勿使用。

diatrizoate sodium

【藥理作用】含碘白色粉末，耐光性好，毒性低。

【用途】泌尿系統X光攝影。

【用法】50%溶液30ml以一至三分鐘的速度靜脈注射，在五至十分鐘及十五分鐘各拍攝一次X光。

【副作用】噁心嘔吐、暫時性熱感及注射部位疼痛。

【注意事項】腎功能差、無尿病人、多發性骨髓腫瘤病人及對碘過敏的病人勿使用。

iophendylate (Pantopaque®)

【藥理作用】無色至淡黃色之濃稠含碘液體製劑。

【用途】脊髓X光攝影、膽道瘻管X光攝影。

【用法】脊髓攝影注入6～12ml。

【副作用】噁心嘔吐、暫時性熱感及注射部位疼痛。注入脊髓後如不被吸收，會引起蜘蛛膜炎及神經麻痺等現象。

【注意事項】距上次檢查未滿十日者禁用。

核磁共振影像顯影劑

gadopentetate dimeglumine (Magnevist®)

【藥理作用】離子性顯影劑。

【用途】全身、腦部、脊髓及腸胃道核磁共振影像掃描。

【用法】靜脈輸注投藥後，再用5ml生理食鹽水混合沖洗輸注，注射速度每分鐘不可超過10ml。

【副作用】噁心嘔吐、低血壓、頭痛、血栓性靜脈炎。

【注意事項】嚴重腎衰竭、癲癇、低血壓患者使用此藥要小心。孕婦禁用。

gadoteridol (Prohance®)

【藥理作用】離子性顯影劑。

【用途】腦部、脊髓之核磁共振影像掃描。

【用法】靜脈輸注投藥後，再用5ml生理食鹽水混合沖洗輸注。

【副作用】噁心嘔吐、心電圖異常。

gadodiamide（Omniscan®）

【藥理作用】非離子性顯影劑。

【用途】腦部、脊髓之核磁共振影像掃描。

【用法】靜脈輸注投藥後，再用5ml生理食鹽水混合沖洗輸注。

【副作用】頭痛、噁心、血中鐵離子濃度產生變化。

第二節　臟器功能測定劑

　　醫療診斷時需要確定器官之生理功能是否正常，常借助診斷藥物來測定特定器官的功能是否有異，這種藥物稱為臟器功能測定劑。臟器功能測定劑之分類如下：

1. 內分泌功能測定劑：下視丘、腦下垂體、甲狀腺、副甲狀腺及副腎上腺等內分泌器官。
2. 肝功能測定劑。
3. 消化功能測定劑：胃及胰臟等器官。
4. 泌尿功能測定劑：腎臟及尿道等器官。
5. 眼睛功能測定劑：角膜及視網膜。

內分泌功能測定劑

terparatide acetate（Human PTH®）

【藥理作用】人體之副甲狀腺激素。

【用途】副甲狀腺功能檢驗。

【用法】靜脈注射後每隔一小時採尿三次，檢驗並比較給藥前後尿液成分的差異。

【副作用】過敏反應、熱感、心悸、口渴、眩暈、肝功能下降。

【注意事項】高血鈣者禁用。

protirelin (protireline; TRH)

【藥理作用】為合成下視丘激素，促進腦下垂體前葉分泌促甲狀腺素釋出激素（TSH）及泌乳素（prolactin）。

【用途】腦下垂體前葉之促甲狀腺素釋出激素及泌乳素分泌功能檢驗。

【用法】TSH分泌功能檢驗：一次1ml（0.5mg）皮下靜脈注射；prolactin分泌功能檢驗：0.2～1ml（0.10～0.5mg）。

【副作用】噁心嘔吐、心悸、血壓下降、熱感。

cosyntropin (ACTH)

【藥理作用】合成促腎皮質素。

【用途】腎上腺功能檢驗。

【用法】肌肉、靜脈注射或輸注投藥

【副作用】過敏反應、水腫、下痢。

肝功能測定劑

indocyanine green (Diagnogreen®)

【藥理作用】為一種可溶於水的色素，靜脈注射後，會快速地與血漿蛋白結合，且被肝臟細胞吸收。給藥後於不同時間及不同部位採血，由色素的稀釋情形推測某特殊區域的血流變化。

【用途】心輸出量、肝功能及肝血流量之測定，有助於眼科血管放射線檢查。

【用法】心輸出量測定：靜脈注射5mg。肝功能測定：0.5mg/kg。

【注意事項】本藥水溶液不安定，在溶解後十小時內應使用完畢。

sodium sulfobromophthalein (BSP)

【藥理作用】為白色結晶性粉末狀色素，以靜脈注射其水溶液後，肝功能正常的人在三十分鐘內會將此色素排入膽中；如肝功能損傷，則其排除速率會受影響，藉以診斷肝功能。

【用途】肝功能檢驗。

【用法】靜脈注射5mg/kg。

【副作用】偶爾會使過敏體質者產生血管痛、胸內苦悶及發熱。

【注意事項】氣喘、過敏、膽道閉塞病人禁用。

sodium benzoate

【藥理作用】排泄時會與體內的甘胺酸（glycine）結合成馬尿酸（p-aminohippuric acid, PAH）；如肝功能損傷，甘胺酸的產生減少，馬尿酸的合成也隨之減少，藉以診斷肝功能。

【用途】肝功能檢驗。

【用法】口服或靜脈給藥。口服：於早餐後一小時先採尿，再投與本藥6g（溶於250ml的水中），然後每隔一小時採尿一次，一共收集四次，測定尿液中馬尿酸的量。靜脈：以本藥1.77g溶於20ml注射用水，再以每分鐘4ml的速度進行靜脈注射，一小時後測定尿液中馬尿酸的量。

消化功能測定劑

histamine phosphate

【藥理作用】爲無色長棱柱晶，遇光會變質，具有極強促進胃腺分泌作用，會引起微血管擴張，刺激平滑肌。

【用途】診斷胃酸缺乏症及腎上腺嗜鉻細胞瘤。

【用法】試驗前先禁食十二小時、禁飲液體及禁菸八小時，口服無效，須注射給藥。皮下或肌肉注射：1次量0.5mg，1次極量1mg，1日極量2mg。

泌尿功能測定劑

phenolsulfonphthalein (PSP)

【藥理作用】爲鮮紅色至暗紅色結晶性粉末，靜脈注射後約96%與血漿蛋白結合，其餘藥物能通過腎小球進入腎小管。

【用途】腎功能檢驗。

【用法】肌肉或靜脈注射6mg。

【副作用】產生過敏症狀（紅疹、搔癢）。

sodium indigotindisulfonate及indigo carmine

【藥理作用】爲微黑、紫藍色粉末狀色素，帶有銅光澤之藍色顆粒，遇光會變質，極易由腎臟排泄；如腎功能損傷，則其排除速率會受影響，藉以診斷腎功能。

【用途】腎功能檢驗。

【用法】肌肉注射40～80mg；靜脈注射32mg。注射十分鐘後及各一小

時後（至三小時）採尿，排泄速率係以比色定量法測定。

眼睛功能測定劑

sodium fluorescein（螢紅鈉）

【藥理作用】為橙紅色粉末，具強烈螢光，呈酸性時螢光會消失，加鹼則螢光復現。由肘部正中靜脈注入，藥會散布到網膜循環系統。

【用途】眼底檢查，或多種網膜血管障礙、糖尿病性網膜症、中心性網膜炎等眼部疾病之診斷及檢查，手術時用於膽囊及膽管顯像。

【用法】眼科局部以2%溶液滴入結膜囊，數分鐘後再將多餘藥液以水洗掉。

【副作用】噁心、尿液呈草綠色（約二十四小時後消失）。

歷屆試題

（　）1. 下列何者為胃腸X光診斷用之顯影劑？　(A) barium sulfate　(B) iopanoic acid　(C) iothalamic acid　(D) propyliodone。

（　）2. 硫酸鋇臨床上用於　(A)血管　(B)腸胃道　(C)膽道　(D)骨髓之造影。

（　）3. 目前使用之X光造影劑大都含有　(A)溴　(B)釓　(C)碘　(D)磷。

（　）4. 通常離子性造影劑的副作用較大，係由於　(A)高油溶性　(B)分子量太大　(C)高滲透壓　(D)不溶性易沉澱。

（　）5. 膽囊及膽管之造影劑為　(A) ioversol　(B) iopanoic acid　(C) meglumine iothalmate　(D) iopromide。

（　）6. 用於腦及脊髓之核磁共振影像掃描造影劑為　(A) barium sulfate　(B) iotrolan　(C) gadodiamide　(D) iohexol。

（　）7. indocyanine green用於　(A)腎　(B)肝　(C)胃　(D)腦下垂體。

（　）8. 眼角膜損傷之檢查可用　(A) fluorescein　(B) indigo carmine　(C) protirelin　(D) sulfobromophthalein。

（　）9. cosyntropin可作為　(A)腦下垂體　(B)卵巢　(C)肝　(D)腎上腺之功能測試。

第十二章　生物學製劑

第一節　疫苗

　　疫苗（vaccine）是一種稀釋的懸浮液，含有消滅毒之活性、死的細菌或過濾性病毒等微生物，接種之人可以促進抗體產生而主動獲得免疫力，但本身應不具有治病性。疫苗屬於主動免疫的一種，接種後不能立即產生保護效應，需要數天或數週才能產生足夠的抗體血清濃度，對於活動性或緊急性感染，則需要投與疫苗血清或抗毒素。

　　先天性免疫是以普及型的機制對抗病原，在專一性後天性免疫系統未啓動前，扮演防護傘的角色。主動免疫與被動免疫如表12-1。

表12-1　主動免疫與被動免疫

	主動免疫（人工）	被動免疫（人工）
原理	給抗原，使自身產生抗體	直接給與抗體
抗體	本身產生	由牛、馬等動物的血清獲得
方法	抗原（接種疫苗，接種類毒素）	注射抗體（免疫血清或免疫球蛋白）
時效	抗體產生慢（七至十天）、時效長（可維持數年或終身）	抗體產生快（注射後立刻產生，用於緊急治療）、時效短（外來抗體，漸被分解）
缺點	不能用於已發生疾病者，會有輕微不適（發燒）	抗體時效短，重複使用易造成過敏
功用	預防疾病（霍亂、傷寒、破傷風、白喉、小兒麻痺……）	緊急治療（毒蛇咬傷、白喉毒素、破傷風……）

　　疫苗爲對人體進行主動免疫以預防傳染病最有效的手段，最早使用疫苗的是1796年英國醫生金納（Edward Jenner）發現被牛痘（cowpox）感染的人不會被天花（smallpox）感染（兩者爲相近之病毒），因此他利用從牛痘病人膿胞取出之滲出液注射一個八歲男孩，並發現確實可對天花產生免疫力。至十九世紀時，法國科學家巴斯德（Louis Pasteur）成功地發明了細菌培養及如何減弱炭疽菌與狂犬病毒毒性的技術，並應用這些毒性減弱的病原體作爲非活化疫苗。

　　利用類似的概念，之後也發明了利用不斷傳代（passage）使病原體產生突變而使毒性減低的減毒疫苗（attenuated vaccine）。這些非活化或減毒疫苗的原理都是在體內注入適當的免疫原以刺激免疫系統產生抗體及其他免疫反應，當有相對應的抗原進入體內，預先存在的抗體便可消滅入侵者。疫苗的分類、產生與實例如表12-2所示。

表12-2　疫苗的產生與實例

疫苗分類	疫苗的產生與實例
類毒素	• 病原體產生的毒素（外毒素）加熱或化學（福馬林……）處理，使毒性不傷害人體。 • 白喉及破傷風疫苗。
死菌疫苗	• 細菌或病毒加熱殺死製成。 • 百日咳、日本腦炎、傷寒、霍亂、沙克疫苗（注射）。
減毒疫苗	• 將病原體致病力減到對人體無害程度（多代培養於其他動物產生突變）。 • 卡介苗、牛痘、小兒麻痺沙賓疫苗（口服）。
血清疫苗	• 利用B型肝炎帶原者血清，分離出病毒表面抗原濃縮純化後製成。 • B型肝炎血清。
遺傳工程疫苗	• 利用基因重組方式，使酵母菌產生B型肝炎表面抗原的疫苗。 • B型肝炎疫苗。

　　目前已長期使用的疫苗包括白喉桿菌、百日咳桿菌、肺結核桿菌、小兒麻痺病毒、麻疹病毒、天花病毒等疫苗。這些疫苗的問世，對預防傳染性疾病做出了不可抹滅的貢獻，並在1980年完全消滅天花。嬰幼兒預防接種時間如表12-3所示。

表12-3　嬰幼兒預防接種時間表

年　　齡	劑別	疫苗種類
出生後立即注射一劑0.5ml 最遲不得超過二十四小時		B型肝炎免疫球蛋白
出生滿二十四小時以後	第一劑	卡介苗
出生後三至五天	第一劑	B型肝炎疫苗
出生後滿一個月	第二劑	B型肝炎疫苗
出生滿兩個月	第一劑	白喉、百日咳、破傷風混合疫苗（D.P.T）
	第一劑	小兒麻痺疫苗
出生滿四個月	第二劑	白喉、百日咳、破傷風混合疫苗（D.P.T）
	第二劑	小兒麻痺疫苗
出生滿六個月	第三劑	白喉、百日咳、破傷風混合疫苗（D.P.T）
	第三劑	B型肝炎疫苗
	第三劑	小兒麻痺疫苗
出生滿九個月		麻疹疫苗
出生滿十五個月		麻疹、德國麻疹、腮腺炎（MMR）
	第一劑	日本腦炎
	第二劑	日本腦炎（隔兩週）

（續）

年　　齡	劑別	疫苗種類
出生滿十八個月	追加	白喉、百日咳、破傷風混合疫苗（D.P.T）
	追加	小兒麻痺疫苗
出生滿兩歲三個月	追加	日本腦炎
國小一年級	追加	白喉類毒素、破傷風類毒素混合疫苗（Td）
	追加	小兒麻痺疫苗
	追加	日本腦炎
國小六年級	第二劑	國小六年級卡介苗普查測驗陰性者

bacillus calmette-guerin vaccine；BCG vaccine 卡介苗

【藥理作用】爲活性減毒疫苗。

【用途】預防結核病。

【用法】常規注射時間是出生二十四小時後；國小一年級陰性者須追加一劑。

【副作用】注射處紅腫潰瘍及化膿性淋巴腺炎。

【注意事項】早產、新生兒體重二千五百公克以下、發燒、病衰體弱爲施打的禁忌。

diphtheria、tetanus and pertussis vaccine；DPT vaccine 白喉、百日咳、破傷風混合疫苗

【藥理作用】爲死菌疫苗。

【用途】預防白喉、百日咳、破傷風。

【用法】常規注射時間爲二、四、六、十八個月大；國小一年級須追加一劑破傷風、白喉減量混合疫苗（Td）。

【副作用】約有半數幼兒施打後會有發燒、局部腫痛反應，有三至四成者會食慾不振、躁動；有極少數幼兒會出現腦病變、低血壓等疫苗不良反應。

【注意事項】限用於六歲以下兒童。七歲以上如需要注射，須改用無百日咳成分、且白喉類毒素減量的Td疫苗。五合一疫苗同時包含白喉、破傷風、百日咳、小兒麻痺、B型嗜血桿菌疫苗成分。該疫苗採用的是非細胞性百日咳疫苗，施打者呈現發燒、躁動等比例可以降至約一成以下。

hepatitis B vaccine B型肝炎疫苗

【藥理作用】爲死菌疫苗，經由DNA重組製成。

【用途】預防B型肝炎。

【用法】須注射三劑，第一、二劑相隔一個月，第三劑則與第二劑約相隔五個月，可於第三劑接種完一個月後檢測抗體是否產生。目前抗體產生率約九成左右。

【注意事項】出生後觀察四十八小時，嬰兒外表、內臟機能及活動力欠佳者，或出生體重未達二千公克（出生一個月後或體重超過二千公克，即可注射）者不可施打。

influenza vaccine 流感疫苗

【藥理作用】爲去活性病毒疫苗。

【用途】預防流感。

【用法】每年接種一劑，小於八歲者第一次施打時，必須接種兩劑，期

間間隔一個月。

【副作用】神經痛、感覺異常、急性散在性腦脊髓炎及血小板減少。

【注意事項】流感高危險群才須施打。所謂高危險群指的是六十五歲以上的老人、六十五歲以下但罹患有慢性內科疾病者、六個月大至兩歲以下小朋友、孕婦。對雞蛋過敏者禁止施打。

Japanese encephalitis vaccine 日本腦炎疫苗

【藥理作用】不活化死菌疫苗。

【用途】預防日本腦炎。

【用法】每年三至五月注射。一般在滿一歲三個月當年的三至五月接種兩劑（相隔兩週），隔年及國小一年級再追加一劑。

【副作用】接種部位偶有發紅、腫脹、疼痛等症狀。

【注意事項】發燒者禁用。

measles、mumps and rubella vaccine；MMR vaccine 麻疹、腮腺炎、德國麻疹混合疫苗

【藥理作用】為活性減毒疫苗。

【用途】預防麻疹、腮腺炎、德國麻疹。德國麻疹防治之目的主要是預防孕婦在懷孕期間受感染而產下具先天性缺陷之後代。

【用法】目前之幼兒接種時程為出生滿十五個月接種一劑MMR疫苗，育齡婦女可自願接種德國麻疹疫苗或MMR疫苗。

【副作用】偶有疹子、咳嗽、鼻炎或發燒等症狀。

【注意事項】嚴重急性呼吸道感染者或其他感染而導致發高燒者、免疫不全者、孕婦禁用。

poliovirus vaccine 小兒麻痺疫苗；脊髓灰白質炎疫苗

【藥理作用】國內目前常規使用的是口服沙賓疫苗，該疫苗是減毒活性疫苗，可引發腸道免疫，病毒經糞便排出可達到群體免疫。

【用途】預防小兒麻痺。

【用法】常規接種時間是二、四、六、十八個月大以及國小一年級追加一劑。

【副作用】因少數口服活疫苗可能會恢復毒性，造成一些副作用。

【注意事項】免疫功能受損的病人或孕婦應改用注射型的沙克疫苗（死菌疫苗）。

rubella vaccine 德國麻疹疫苗

【藥理作用】為活性減毒疫苗。

【用途】預防德國麻疹。

【用法】用於德國麻疹抗體濃度不足（Rubella IgG <1：10）的育齡婦女，須注射一劑。

【注意事項】打完疫苗三個月內應避免懷孕。

cholera vaccine 霍亂疫苗

【藥理作用】一種不含雜菌之混懸液或乾燥製品，將等量的稻葉型菌株及小川型的活性霍亂弧菌經適當方法殺死，以等滲壓氯化鈉溶液或其他適當溶液稀釋而成。每ml所含霍亂弧菌菌體應為八十億個。免疫力短（三至六個月），為主動免疫劑。

【用途】預防霍亂。

【用法】由皮下注射，每次0.5ml，四週後再注射1ml。如有需要，每半

年追加注射1ml。

【副作用】注射時常會引起局部疼痛、腫脹、熱反應及紅斑。

第二節　毒素及類毒素

細菌可產生內、外毒素，與細菌的致病性密切相關。放到菌體外的稱為外毒素（exotoxin）；含在體內的，在菌體破壞後而放出的，稱為內毒素（endotoxin）。白喉桿菌、破傷風桿菌、肉毒桿菌等毒素均為外毒素；赤痢桿菌、霍亂弧菌及綠膿桿菌等毒素為內毒素。

類毒素是把細菌所產生的外毒素加甲醛處理以除去其毒性，但仍保留其免疫原性，這種除去毒性的外毒素即類毒素，如破傷風類毒素、白喉類毒素。

類毒素疫苗就是指利用類毒素來引發免疫反應的疫苗，通常是預防一些因為毒物侵入人體所造成的疾病，例如破傷風等。因為破傷風菌是厭氧菌，因此它進入人體後並沒有辦法順利地繁殖，所以本身菌感染造成的傷害不大，但是它卻會釋放出劇毒的蛋白質，並造成人體極大的傷害。施打破傷風類毒素是為了讓免疫系統能辨認此種毒蛋白而產生抗體與之中和，而不是為了對抗破傷風菌。

tetanus toxoid 破傷風類毒素

【藥理作用】本製劑係由培養破傷風桿菌所得的破傷風毒素，經甲醛減毒處理及精製後，所得的無菌懸浮液。

【用途】預防破傷風。

【用法】肌肉注射，較佳的部位為三角肌及中間側面的臀肌，嬰兒則以後者較佳。劑量：初次免疫：分兩次，每次0.5ml，間隔四至八週；追

加免疫：初次免疫完成後約一年，再注射0.5ml，隨後每五至十年注射一次，每次0.5ml。

【副作用】輕度發燒、寒顫、衰弱、全身痠痛、潮紅、蕁麻疹或搔癢。

【注意事項】發生破傷風感染時，不應注射本劑，而須注射破傷風抗毒素（antitoxin），最好使用人類破傷風菌免疫球蛋白。

diphtheria toxoid 白喉類毒素

【藥理作用】由培養白喉桿菌所得之白喉毒素，以甲醛處理使其喪失毒性，但仍保持抗原性之無菌溶液，屬主動免疫劑。

【用途】預防白喉桿菌的感染。

【用法】嬰兒及六歲以下兒童由皮下注射三次，間隔三至四週，第一次0.5ml，第二、三次均為1ml。

【副作用】注射部位易引起疼痛腫脹及硬結。

【注意事項】神經學上有驚厥障礙的兒童須小心使用。

diagnostic diphtheria toxin 診斷用白喉毒素

【藥理作用】將毒性安定的白喉毒素溶於適當之緩衝溶液中，所製得的無菌等張液體。

【用途】診斷白喉感染。

【用法】皮下注射0.1ml。

第三節 免疫血清及抗毒素

免疫血清（immuned serum）及抗毒素（antitoxin）用於產生被動免疫的物質，含有人類或動物身上預先形成的抗體。如果是來自人類的血清或

血漿就稱為人類免疫血清。

　　抗毒素使用前應先進行皮膚過敏試驗，抗毒素易造成注射部位的局部疼痛及紅斑，嚴重時會引起血清疾病及無防禦性過敏反應。人類免疫球蛋白則很少引起過敏反應，但對於有免疫球蛋白α缺乏症、血小板減少症或有凝血障礙的病人、孕婦，需要小心使用。

human immunoglobulin 人類免疫血清球蛋白

【藥理作用】由成人血液精製而得。免疫球蛋白製成的滅菌製劑，所含球蛋白應在總蛋白量之90%以上。

【用途】用於治療肝炎、麻疹、水痘等活性感染的病人，或作為免疫球蛋白缺乏的取代療法、嚴重感染及燒傷時的輔助治療劑，也建議使用於受德國麻疹感染的孕婦，降低對胎兒造成傷害的可能性。

【用法】肌肉注射，視病人需要決定劑量。

【注意事項】不可靜脈注射。

human antitetanic immunoglobulin 人類破傷風免疫血清球蛋白

【藥理作用】先以破傷風類毒素造成人體免疫，再由血清精製成γ球蛋白的無菌製劑。

【用途】用於未經免疫或免疫情況不確定的病人作為破傷風被動免疫的預防治療。

【用法】肌肉注射。預防用劑量：250～500單位；治療用劑量：3,000～6,000單位。

tetanus antitoxin 破傷風抗毒素

【藥理作用】具有中和破傷風毒素效力的無菌抗毒性血清球蛋白或其衍生物，由健康動物（馬）經破傷風毒素或類毒素免疫後所得的抗毒性血清或血漿，再經精製濃縮而得。

【用途】預防或治療破傷風。

【用法】肌肉注射、靜脈注射或皮下注射。預防用：1,500～10,000單位；治療用：10,000～100,000單位。

diphtheria antitoxin 白喉抗毒素

【藥理作用】具有中和白喉毒素效力的無菌抗毒性血清球蛋白或其衍生物，由健康動物（馬）經白喉毒素或白喉類毒素免疫後所得的抗毒性血清或血漿，再經精製濃縮而得。

【用途】預防或治療白喉。

【用法】肌肉注射或靜脈注射。預防用：1,000～10,000單位；治療用：10,000～80,000單位。

polyvalent hemorrhagic antivenin

【藥理作用】由蛇毒免疫馬匹所得到的高力價血清，含免疫球蛋白，用來治療毒蛇咬傷。

【用途】出血性蛇毒之抗蛇毒血清。

【用法】注射。

【副作用】急性過敏性休克。

【注意事項】應置於2～10°C避光保存。

polyvalent neurotoxic antivenin

【藥理作用】由蛇毒免疫馬匹所得到的高力價血清,含免疫球蛋白,用來治療毒蛇咬傷。

【用途】神經性蛇毒之抗蛇毒血清。

【用法】注射。

【副作用】急性過敏性休克。

【注意事項】應置於2～10℃避光保存。

歷屆試題

（ ）1. 下列何種疫苗不適用在免疫系統不良病人身上，以免產生危險性？ (A)死菌疫苗 (B)減毒活疫苗 (C)次單元疫苗（subunit vaccine） (D)去活化病毒疫苗。

（ ）2. 目前使用的死病毒疫苗是 (A) B型肝炎疫苗 (B)麻疹疫苗 (C)日本腦炎疫苗 (D)德國麻疹疫苗。

（ ）3. 能誘發身體產生特異性免疫反應的物質叫 (A)補體 (B)抗原 (C)調理素 (D)介白質。

（ ）4. 免疫機能較差的個體，須接受小兒麻痺疫苗時，何種疫苗最為適當？ (A)沙克（Salk）疫苗 (B)沙賓（Sabin）疫苗 (C)三價（trivalent）口服疫苗 (D)減毒牛型疫苗。

（ ）5. 下列何者是活的減毒疫苗？ (A)沙克疫苗 (B)A型肝炎病毒疫苗 (C)麻疹疫苗 (D)狂犬病疫苗。

（ ）6. 下列何種疫苗是由活病毒製成的？ (A)沙賓疫苗 (B)沙克疫苗 (C)破傷風疫苗 (D)百日咳疫苗。

（ ）7. 下列何種生物製劑屬於被動免疫劑？ (A)B型肝炎疫苗 (B)卡介苗 (C)破傷風類毒素 (D)破傷風抗毒素。

（ ）8. 有關臺灣目前使用之抗B型肝炎病毒（HBV）疫苗之敘述何者正確？ (A)抗HBs抗體 (B) HBs抗原 (C)減毒活疫苗 (D)去活性病毒疫苗。

第十三章　藥物濫用

　　藥物是用來治病的，即使是一些毒品，最初也是用作正當的用途，但因爲這些藥物的某些副作用而被濫用。

　　台灣藥物濫用人口每年急速擴增且年輕化，保守估計已經超過了四十萬，也就是約爲總人口的2%，且近六成是十八歲以下的青少年。調查也發現，全台灣十八至三十歲的年輕人，其中有2.1%承認有嗑藥經驗，且有32%的人聽說同學或朋友曾服用禁藥。各種禁藥中，以搖頭丸最受年輕人青睞，其次是安非他命、大麻、強力膠、魔菇等。

第一節　藥物濫用的概念

　　藥物濫用有三個重要概念，即耐受性、倚賴性、成癮性。

　　耐受性：持續服用特定藥物，會增加對該藥物的耐受性，也就是人體對於該藥物的劑量不再感受藥效，或需要更高劑量才能達到相同的藥效。

　　倚賴性：意指人體只有服用藥物才能正常運行，不使用該藥物即出現生理上不適的現象（即所謂的「戒斷現象」）。

　　成癮性：意指用藥行爲已經成爲「不由自主」的動作，個人喪失自己限制攝取量的能力而無法自制。

　　毒品對腦部的特殊作用，雖然具有興奮、提神解勞、改善人際關係，有些甚或幻覺、幻聽，或可令人富有創作力，或許令人有短暫性脫離現實，引進羽化登仙的情境，可是當它們刺激腦部細胞，引發特殊的效應時，只要嘗試一次，就會令人記得藥物存在的那種特殊感覺，而且不斷地強迫使用者對該種藥物的渴求及再次獲得，在這種強烈渴望的驅使之下，

一方面驅使吸毒者不擇手段地非要取得該毒品不可；另一方面由於神經系統已迅速對該毒品的存在產生適應性及耐藥性，因此所需毒品的劑量要不斷增加，才能滿足獲得初次嘗試的藥效。

更有甚者，當無法補給毒品時，短暫的停藥，立即令患者的精神急躁不安，甚或瘋狂，也有的會有抑鬱或自殺的傾向。更令人難以擔當的是所謂的戒斷症候群，身體依賴症狀如血壓及呼吸變化、腹瀉、遺尿、全身虛弱或抽搐等等，那真是生不如死的痛苦難當。

毒品濫用後，產生藥物依賴性及戒斷症候群（焦慮不安、強迫性渴望再獲毒品及極端不舒適感），乃是臨床上共同的特徵。

管制藥品：依據〈管制藥品管理條例〉，管制藥品係指成癮性麻醉藥品、影響精神藥品及其他認為有加強管理必要之藥品。其以供醫藥及科學上使用為限，並依其習慣性、依賴性、濫用性及社會危害性之程度，分成四級管理。

毒品：管制藥品流為非法使用則為毒品。依〈毒品危害防制條例〉，毒品係指具有成癮性、濫用性及對社會危害性之麻醉藥品與其製品及影響精神物質與其製品，並依其成癮性、濫用性及對社會危害性分四級管理。

第二節　濫用藥物的種類

常見濫用藥物種類

麻醉藥品

鴉片類：(1)鴉片類，如海洛因、嗎啡、可待因。(2)合成類，如潘他唑新（pentazocine，速賜康）、配西汀（pethidine）、特拉嗎寶（tramadol）及美沙多（methadone）。古柯類，如古柯鹼、快克。大麻類，如大麻煙、大麻脂。

影響精神物質

中樞神經迷幻劑類，例如LSD（搖腳丸）、PCP（天使塵）、西洛西賓（psilocybine）。中樞神經興奮劑類，例如古柯鹼、（甲基）安非他命、MDMA（搖頭丸）。中樞神經抑制劑類，例如紅中、白板、青發、FM_2、有機溶劑、強力膠、ketamine（愷他命）、GHB（液態快樂丸、G水）、笑氣。

常見濫用物質及其毒害

鴉片（opium）、嗎啡（morphine）、海洛因（heroin）

將罌粟（*papaver somniferum*）未成熟之蒴果以刀劃開，所流出之乳汁凝固後即得鴉片，鴉片經抽提可得嗎啡；海洛因是由嗎啡反應而得；其均屬中樞神經抑制劑。吸食鴉片、嗎啡、海洛因後最典型之感覺為興奮及欣快感，但隨之而來的是陷入困倦狀態，長期使用會產生耐受性及心理、生理依賴性，即須增加劑量才可達到主觀相同的效果，一旦停止使用，除產生戒斷反應外，心理的渴藥性是吸毒者最難克服的問題。

副作用包括呼吸抑制、噁心、嘔吐、眩暈、精神恍惚、焦慮、搔癢、麻疹、便秘、膽管痙攣、尿液滯留、血壓降低等。

海洛因之毒性為嗎啡之十倍，極易中毒，且成癮性強，戒斷症狀甚強，許多國家皆已禁止醫療使用。而嗎啡目前於醫療上主要用於疼痛治療，施用方式包括注射、煙吸、鼻吸及口服。我國將其列為第一級管制藥品及毒品。

安非他命（amphetamines）、甲基安非他命（methamphetamines）

甲基安非他命是安非他命的一種衍生物，其脂溶性較高，藥效較快產生，一般市面上查獲的多屬甲基安非他命。兩者均屬中樞神經興奮劑，使

用者於初用時會有提神、振奮、欣快感、自信、滿足感等效果，但多次使用後，前述感覺會逐漸縮短或消失，不用時會感覺無力、沮喪、情緒低落而致使用量及頻次日漸增加。施用方式包括口服、煙吸、鼻吸及注射。此外，因安非他命具有抑制食慾的作用，常被摻入非法減肥藥中，使用藥者在不知情的情況下上癮，並造成精神分裂、妄想症等副作用。目前我國將其列屬第二級管制藥品及第二級毒品，臨床上禁止使用。

強力膠、有機溶劑

吸食強力膠及其他有機溶劑是國內青少年最常見之濫用物質之一，強力膠中主要溶劑爲甲苯。

吸食者常將強力膠或有機溶劑置入塑膠袋中，用手摩擦後再以口鼻吸食。這些有機溶劑因具有高脂溶性，故吸食後很快經由血液進入中樞神經系統。一般在吸食十五至二十次或數分鐘後，濫用者會有興奮、幻覺及欣快感，覺得飄飄然，可幻想許多影像及聲音，且對外界刺激極爲敏感，容易衝動而產生偏差行爲。

強力膠及其他吸入性物質，雖未列入管制藥品及毒品管理。惟藥物濫用者可依〈社會秩序維護法〉第六十六條處理：「吸食或施打煙毒或麻醉藥品以外之迷幻物品者，依法處三日以下拘留或新臺幣一萬八千元以下罰鍰。」

古柯鹼（cocaine）

古柯鹼是一種中樞神經興奮劑，除此亦具局部麻醉及血管收縮作用，臨床上大多用於眼科及耳鼻喉科局部麻醉之用。吸食初期會產生欣快感、精力旺盛、注意力敏銳、思路清晰等主觀感覺，使用劑量增加後則會產生視幻覺、觸幻覺、聽幻覺、感覺扭曲、多疑、猜忌、妄想等精神症狀。

濫用者以黏膜吸入方式施用，使用過量會產生胡言亂語、呼吸衰竭、心臟麻痺，甚至導致死亡。我國將其列爲第一級管制藥品及第一級毒品，

臨床上禁止使用。

大麻（marijuana）

　　大麻係由麻科植物cannabis sativa或其變種之葉製備而得，主要成分為四氫大麻酚（tetrahydrocannabinol, THC），富含於葉尖所分泌之樹脂及雌花頂端，屬於中樞神經迷幻劑。市面上較常見的型態為將大麻葉乾燥後，混雜菸草捲成香菸，吸食後會產生心跳加快、妄想、幻覺、口乾、眼睛發紅等現象。長期使用會產生耐受性及心理依賴性，使得吸食劑量或次數增加。我國將其列為第二級管制藥品及毒品，臨床上禁止使用。

巴比妥酸鹽類（barbiturates）安眠鎮靜劑

　　巴比妥酸鹽類屬中樞神經抑制劑，臨床上用於失眠、鎮靜、誘導麻醉及癲癇之治療。我國將其列屬第三或第四級管制藥品及毒品。

　　這類藥品中常被濫用者主要為secobarbital（Seconal®），因其藥品膠囊外觀為紅色，故俗稱紅中；amobarbital（Amytal®）因其藥品膠囊為青色，所以俗稱為青發。本類藥物因會抑制中樞神經，造成意識障礙，偶爾有欣快感。長期使用會產生耐受性、依賴性及出現嗜睡、步履不穩、注意力不集中、記憶力和判斷力減退等症狀。

　　另一種過去亦常被濫用的安眠鎮靜藥是methaqualone，因其藥品錠劑外觀為白色，所以俗稱白板，屬於非巴比妥酸鹽類安眠藥，對中樞神經具有鎮靜、安眠作用，由於會造成中樞神經欣快感，所以容易被濫用。我國將其列為第二級毒品及管制藥品。

苯二氮平類（benzodiazepines, BZD）安眠鎮靜劑

　　benzodiazepines是目前最常用的安眠鎮靜藥物，屬中樞神經抑制劑，可分為短效、中效及長效製劑；臨床上常用於安眠、鎮靜、抗焦慮及治療癲癇等用途。但由於該類藥物具成癮性，在國內藥物濫用問題日趨嚴重時刻，benzodiazepines類藥物被濫用的情形亦有增加之趨勢，如下毒當作強暴

犯罪工具。我國將其列屬爲第三級或第四級管制藥品以及毒品，嚴格管制其流向。

這類藥品中常被濫用的有flunitrazepam（FM$_2$、十字架）、diazepam（安定、煩寧）、triazolam（小白板）、alprazolam（蝴蝶片）及nimetazepam（一粒眠、K$_5$、紅5、紅豆）。此類藥物之副作用包括嗜睡、噁心、嘔吐、近期記憶喪失（可逆性）、反彈性失眠、幻覺、憂鬱、呼吸抑制等。

搖頭（快樂）丸（MDMA, 3, 4-methylenedioxymetham-phetamine）

搖頭丸的學名爲亞甲雙氧甲基安非他命（3, 4-methylenedioxymetham-phetamine）簡稱MDMA，化學結構類似安非他命之中樞神經興奮劑及迷幻劑，具有安非他命的興奮作用及三甲氧苯乙胺（mescaline）之迷幻作用。與MDA（3, 4-methylenedioxyam-phetamine，暱稱love drug或mellow drug of America）及MDE（3, 4-methylenedioxyetham-phetamine，俗稱夏娃或Eve）皆爲同類化合物。MDMA俗稱Ecstasy、E、XTC、M、AKA、忘我、亞當、狂喜、快樂丸、搖頭丸、綠蝴蝶，並常以各種不同顏色、圖案之錠劑、膠囊或粉末出現，很難從外觀來辨識，但多以口服方式使用。

口服後會有愉悅、多話、情緒及活動力亢進的行爲特徵。服用後約二十分鐘至一小時會產生作用，濫用效果約可持續數小時。MDMA使用者常發現下列與安非他命及古柯鹼相似之副作用：精神症狀如混淆不清、抑鬱、睡眠問題、渴求藥物、嚴重焦慮、在使用期間或數週後甚至產生誇大妄想等。

長期使用除會產生心理依賴、強迫使用外，還會造成神經系統長期傷害，產生如情緒不穩、視幻覺、記憶減退、抑鬱、失眠及妄想等症狀，亦時有惶恐不安的感覺，甚至有自殺傾向。由於MDMA無醫療用途，全由非法途徑取得，我國將其列爲第二級管制藥品及毒品，臨床上禁止使用。

潘他唑新（pentazocine）

　　潘他唑新俗稱速賜康、孫悟空，屬合成類麻醉性止痛劑，在民國六、七〇年代曾造成大流行。主要以靜脈注射方式使用，使用後會產生幻覺及欣快感，同時會產生嗜睡、頭暈、意識混亂，若與酒精或安眠鎮靜劑併用，會產生嚴重的呼吸抑制。目前列為第二級管制藥品及毒品。

phencyclidine（PCP）

　　PCP俗稱天使塵（angel dust），於1960年代合成，主要作為麻醉之用，爾後因其會引起幻覺、躁動、胡言亂語、喪失方向感、精神分裂等副作用而逐漸被廢棄，隨後又因其會產生幻覺、欣快感而遭濫用，為歐美常見之濫用藥物。最常見的吸食方式是煙吸或直接鼻吸，吸食過量會產生意識模糊、失去方向感、知覺異常、躁動、好鬥、暴力傾向、產生幻覺（尤其是視幻及聽幻）、胡言亂語，過量時甚至導致死亡。目前列為第二級管制藥品及毒品。

ketamine（愷他命、K他命）

　　ketamine俗稱K仔、special K或K，與PCP同屬芳基環己胺類結構，是用於人或動物麻醉之一種速效、全身性麻醉劑，常用於診斷或不需肌肉鬆弛之手術，尤其適合用於短時間之小手術或全身麻醉時誘導之用。較常見之副作用為心搏過速、血壓上升、震顫、肌肉緊張而呈強直性、陣攣性運動等。部分病人在恢復期會出現不愉快的夢、意識模糊、幻覺、無理行為及胡言亂語，發生率約12%。ketamine以口服、鼻吸、煙吸及注射等方式施用，藥效約可維持一小時，但影響吸食者感覺、協調及判斷力則可長達十六至二十四小時，並可產生噁心、嘔吐、複視、視覺模糊、影像扭曲、暫發性失憶及身體失去平衡等症狀。我國並於九十一年將ketamine列為第三級管制藥品及毒品，以加強管制。

西洛西賓及魔菇

西洛西賓（psilocybine或psilocybin）係由引起幻覺的蕈類（hallucinogenic-mushrooms）所萃取，爲具有迷幻、擬交感神經作用及類似麥角二乙胺（LSD）效果的迷幻劑。

西洛西賓蕈類的俗名包括shrooms, mushies, mexican magic mushrooms，也有人將之稱爲魔菇（magic mushrooms）或稱爲幻菇。其不良反應包括嘔吐、肌肉無力、呵欠、噁心、肌肉無力、嗜睡、流淚、面潮紅、瞳孔放大、出汗、缺乏協調性等。我國目前將psilocybine列爲第二級管制藥品以及毒品。

防治藥物濫用與成癮

急性解毒

主要目的在於處理急性戒斷症狀，協助患者脫離對藥物之依賴。同時，治療藥癮所引發的併發症可以分成兩部分：一是身體疾病，例如肝、肺、心臟血管疾病等；另一部分是精神疾病，例如憂鬱症、焦慮症、器質性精神病等。

長期復健

藥癮應該視爲是一種易復發的慢性疾病，因此應該有一個長期的復健規劃。這一部分含括層面廣泛，整合了個人及團體治療、社會與家庭支持、工作能力培訓、生活規劃等面向。重點在藉由重建個人生活規律，增加個人解決生活問題的能力，以正面、健康的生活形態強化個人抗拒藥物的毅力。

表13-1　常見濫用藥物

分級	第一級毒品	第二級毒品	第三級毒品	第四級毒品
常見濫用藥物	• 海洛因 • 嗎啡 • 鴉片 • 古柯鹼	• 安非他命 • MDMA（搖頭丸、快樂丸） • 大麻 • LSD（搖腳丸、一粒沙） • 西洛西賓（psilocybine）	• FM_2 • 小白板 • 丁基原啡因 • ketamine（愷他命）	• alprazolam（蝴蝶片） • diazepam（安定、煩寧） • lorazepam • nimetazepam（一粒眠、K_5、紅豆）

替代療法及其他藥物療法

這一類療法是使用與成癮藥物結構類似、作用類似，但長期使用不會對身體產生損害的戒癮用藥物，來取代成癮藥物，藉此漸次降低對成癮藥物的需求。這一類治療方式在國外使用已有多年經驗，但仍在持續發展中。目前常見的替代藥物包括methadone（美沙酮）、bupreorphine、nicotine替代品（如尼古丁貼片、尼古丁口香糖）。此外，多種藥物亦能減少患者對成癮藥物的依賴，如naltrexone（對酒癮治療有一定成效）以及buproprion（已證明對戒菸有效）等。

第三節　濫用藥物的管制

緝毒

1. 統合各緝毒機關力量。
2. 結合掃黑工作，嚴密查緝販毒組織。
3. 管制先驅化學物質。
4. 追查販毒不當利益，落實執行〈洗錢防制法〉。
5. 嚴密查緝替代性毒品。

6. 擴大、加強國際合作。

拒毒

1. 擴大反毒宣導，整合反毒資源。

2. 加強師資培育，強化反毒教育。

3. 加強青少年休閒設施及輔導，減少毒品誘惑。

4. 建立高危險群尿液篩檢制度。

戒毒

1. 落實〈毒品危害防制條例〉，建立吸毒犯戒癮體系：(1)規劃設置勒戒處所。(2)規劃設置戒治處所。(3)規劃建立追蹤輔導體系。

2. 建立藥癮戒治體系：藥癮戒治工作牽涉層面廣泛，不僅涵蓋醫療，亦包括對吸毒者之勒戒、矯治、觀護、更生保護，與預防宣導及轉介照會等業務。

3. 發展戒癮模式，提升戒癮品質：(1)進行藥癮流行病學調查。(2)引進戒癮藥物。(3)評估戒癮效果。(4)培訓戒癮人員。

第四節　運動員禁藥

奧林匹克運動會創辦以來，即以和平、健康及公平競爭為宗旨，所有運動員均得在此一前提下各憑本事爭取最好成績。但是，由於競爭激烈及醫藥發達，於是一些運動員開始藉著藥物幫助來改善訓練效果、調整體能狀況，以便爭取勝利。

國際奧委會禁藥種類限制不得使用的藥物共有五大類，包括下列幾項：

興奮劑

運動員使用禁藥最早被報導的是興奮劑，主要分為擬交感神經作用

藥、擬交感神經胺類、局部麻醉劑、黃嘌呤及中樞神經刺激劑五大類。運動員使用興奮劑的目的在改變行爲和能力，刺激中樞或自主神經提高肌肉效率，抑制疲勞使運動更爲持久，或凝聚爆發力使競技更爲有力。

麻醉性止痛劑

此類藥物可減少大腦皮質對疼痛的感受性，運動員使用後由於對疼痛的忍受力增高，常造成嚴重的運動傷害。麻醉性止痛劑使用後具欣快感、成癮性及依賴性，極易造成濫用，衍生個人與社會問題。

同化性物質

同化性雄性類固醇可直接增加肌肉中蛋白質的合成及促進同化性雄性素荷爾蒙的分泌，所以適當服用會增加身體的重量，尤其是對於淨體組織。若是配合高強度的運動及適當的飲食，亦可增加肌肉力量。不過服用同化性雄性類固醇卻會爲身體帶來很多不好的副作用。

利尿劑

利尿劑通常用於治療高血壓。使用利尿劑的選手，主要爲有體重分級的項目，如舉重、健力、跆拳、摔角等，爲迅速減輕體重以參加次一量級的比賽。而另一個目的則爲隱蔽其他藥物的存在，用於增加運動員的尿液產量，藉以稀釋體內其他的藥物，而逃過被檢驗出的命運。

胜肽類、擬胜肽類荷爾蒙及類緣物

人類絨毛膜性腺激素：運動選手使用人類絨毛膜性腺激素是爲了讓體內睪丸素及上睪丸素增加，使其比值可以接近正常，而無法檢驗出選手是否有使用類固醇的藥物。加上目前人類絨毛膜性腺激素在檢驗上有假陽性反應，使得奧委會沒有有效的檢驗方法來做其檢驗，而讓人類絨毛膜性腺激素成爲遮蔽性藥物之一。

腎上腺皮質激素：若用於短時間的運動，可使血中睪丸固酮的濃度上

升，降低訓練或比賽時的睡意及疲憊感，提高情緒。長期使用會使蛋白質的合成變少，導致骨骼肌的流失，亦會引起鈉滯留及低血鉀鹼中毒。

人類生長激素：科學的證據顯示人類生長激素增加肌肉強度的效果很小，而且一般對於人類生長激素的效果多半是傳言或只是動物性的研究。

紅血球生成素：在高地或是低氧的環境中可以增加紅血球生成素的量，若是以注射方式使用紅血球生成素，也可以達到增加紅血球的目的，所以對於選手而言，增加身體的攜氧能力，就可以提升有氧耐力運動的成績，因而造成紅血球生成素的濫用。由於會使血球的量增加，造成收縮壓及血液黏稠度的上升，導致左心室肥大，最後使得左心室衰竭，也會造成血管栓塞及中風，甚至死亡。

類胰島素：胰島素可活化葡萄糖及肝醣合成，而將肝細胞內的葡萄糖轉變為肝醣。可自血液中運送更多的葡萄糖進入骨骼肌，使血中葡萄糖含量降低。

歷屆試題

（　）1. 目前PUB濫用的物質之一K他命（Ketamine）的臨床用途爲　(A)全身麻醉劑　(B)鎮靜安眠藥　(C)局部麻醉劑　(D)無臨床用途。

（　）2. 下列benzodiazepines類藥物中何者常被歹徒利用，又稱爲約會強暴丸？　(A) flunitrazepam　(B) diazepam　(C) triazolam　(D) oxazepam。

（　）3. 下列易成癮被濫用的藥物中，何者不屬於中樞抑制劑（central depressants）？　(A) methaqualone　(B) glutethimide　(C) ethanol　(D) phencyclidine。

（　）4. 試問目前社會上俗稱爲「FM_2」的強暴藥丸，是屬於哪一類的鎮靜安眠藥？　(A)巴比妥（barbiturate）　(B)苯二氮平（benzodiazepine）　(C)抗組織胺（antihistamine）　(D)抗憂鬱藥（antidepressant）。

（　）5. 我國有關管制藥品之輸入、製造及銷售係由　(A)藥物食品檢驗局　(B)醫政處　(C)藥政處　(D)管制藥品管理局　辦理。

（　）6. 運動員違規用藥最常見爲　(A)蛋白同化劑　(B)腎上腺素性乙型阻斷劑　(C)利尿劑　(D)麻醉性鎮痛劑。

（　）7. MDMA具強烈中樞幻覺作用，俗稱　(A)紅中　(B)速賜康　(C)白板　(D)快樂丸。

（　）8. 哪一種藥物並未列入我國管制藥品管理條例中？　(A) morphine　(B) methamphetamine　(C) flunitrazepam　(D) cocaine。

（　）9. 煙毒犯之刑期最高可判　(A)死刑　(B)無期徒刑　(C)二十年有期徒刑　(D)十五年有期徒刑。

（　）10.運動員違規用藥的檢測，採用之檢品爲　(A)血液　(B)唾液　(C)糞便　(D)尿液。

第十四章　　藥物與食品

第一節　食品的定義

供人飲食或咀嚼之物品及其原料，一般原料物未經加工或經簡單加工成的食物，就叫食品。在法律上，凡是食品就不能宣稱它的療效（功效），這是指業者在販賣某種食品（食物）時，不論是蘋果還是香菇，都不能明文（即以文字的形式）告訴消費者它的功效，不過很多業者都遊走在法律邊緣，甚至觸法。

違法食品廣告標示

詞句涉及醫藥效能

宣稱預防、改善、減輕、診斷或治療疾病或特定生理情形。例如：治療近視、恢復視力、骨鈣流失及骨關節退化之治療及修補、健胃整腸、防止便秘、利尿、改善過敏體質。

宣稱減輕或降低導致疾病有關之體內成分。例如：解肝毒、降肝脂、抑制血糖濃度上升。

宣稱產品對疾病及疾病症候群或症狀有效。例如：改善更年期障礙、消渴、消滯、平胃氣、降肝火、防止口臭、改善喉嚨發炎。

涉及中藥材之效能者。例如：補腎、溫腎（化氣）、滋腎、固腎、健脾、補脾、益脾、溫脾、和胃、養胃。

引用或摘錄出版品、典籍或以他人名義並述及醫藥效能。例如：《本草備要》記載：冬蟲夏草可止血化痰。

詞句未涉及醫藥效能但涉及虛偽誇張或易生誤解

涉及生理功能者。例如：增強抵抗力、強化細胞功能、增智、補腦、增強記憶力。

未涉及中藥材效能而涉及五官臟器者。例如：保護眼睛、保肝。

涉及改變身體外觀者。例如：豐胸、預防改善乳房下垂、減肥、塑身、增高。

涉及引用衛生署相關字號，未就該公文之旨意為完整的引述。例如：衛署食字第88012345號。

第二節　健康食品

保健食品：並不是一個法定名詞，是泛指能夠幫助人們增進健康，或減少疾病危害風險的食品，依照規定這些食品如果沒有經過審查許可，無論食品的標示或廣告都不可以呈現「健康食品」字樣，也不可以顯示具有某種特定保健功效。

健康食品：是由〈健康食品管理法〉管理，其他的保健食品則受〈食品衛生管理法〉管理。健康食品是指具有特定之保健功效，特別加以標示或廣告，且非以治療、矯正人類疾病為目的之食品。除非經過登記，否則健康食品這個名詞不能用於商品上。

依據衛生署所公布之〈健康食品管理法〉，凡食品須同時符合下列兩個條件者，才可稱為「健康食品」：(1)提供特殊營養素或具有特定之保健功效。(2)特別標示或廣告「提供特殊營養素」或「具有特定之保健功效」。

「保健食品」與「健康食品」的關係如圖14-1所示。

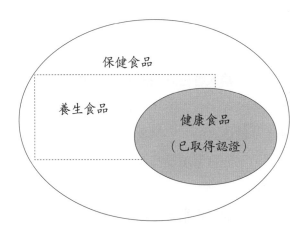

圖14-1　保健食品與健康食品的區分

衛生署目前認定之保健功效

　　1. 免疫調節機能。

　　2. 調節血脂功能。

　　3. 腸胃功能改善。

　　4. 改善骨質疏鬆。

　　5. 牙齒保健。

　　6. 調節血糖。

　　7. 抗氧化（延緩衰老）功能。

　　8. 護肝功能。

　　9. 抗疲勞。

　　10.輔助調節血壓。

健康食品應標示之內容

　　1. 品名。

　　2. 內容物名稱及其重量或容量。其為兩種以上的混合物時，應分別標明。

3. 食品添加物之名稱。

4. 有效日期、保存方法及條件。

5. 廠商名稱、地址。輸入者應註明國內負責廠商名稱、地址。

6. 核准之功效。

7. 許可證字號、「健康食品」字樣及標準圖樣。

8. 攝取量、食用時應注意事項及其他必要之警語。

9. 營養成分及含量。

10.其他經中央主管機關公告指定之標示事項。

對健康食品或保健食品的認知

不是藥也不是食物：健康食品雖不是藥，但也不是天然食物，它乃是以天然食物為原料（有些是化學合成），經過提煉、萃取、加工製造等過程而製造出來的；而其效能也會因原料、純度、添加物、加工方式和品管過程等而有所差異。

緩慢的調理體質：保健食品是藉由循序漸進的方式，由人體消化吸收後，在體內產生不同的生理作用，來達到改善或促進健康的目的。但是，健康食品不是全然沒有副作用或毒性的。

保健與調理：對身體健康的人來說，保健食品是一種營養補充品，可用以增強免疫力、預防疾病的發生。而對於身體狀況不佳的人來說，保健食品則可視為一種調理體質、改善健康的輔助療法。

須針對個人體質服用：保健食品也許沒有強烈副作用，但其有效成分、特殊療效、吸收程度與禁忌等，對不同疾病、體質、年齡和健康狀況的人來說，都不盡相同；須針對個人體質和需求來選擇，保健食品才能發揮其最大功效。

不能治病，僅能作為輔助療法：現今的疾病種類繁多，發生原因複雜，

而除了少數較特殊的保健食品外，多數的保健食品僅能作爲一種輔助治療的方式，來調理身體器官等機能的運作，並無法對生理上的病痛做立即治療或根除；若是誤信誇大不實的療效宣傳而耽誤治療時機，那可是相當冤枉的。

第三節　藥物與食物的交互作用

　　口服藥物與食物一樣，經口入胃，並在腸胃道中吸收，再進入體內經過代謝或排除，因此不難想像食物會與藥品產生交互作用。藥品對於食物吸收代謝的影響結果通常是緩和的，然而食物對藥品吸收代謝所產生的影響，則往往會立即「降低」或「提高」藥的治療作用，輕者影響藥品的臨床治療效果，嚴重的則可能會危及生命安全，如表14-1。

　　食物中的成分也常會與藥品直接產生相互作用，進而妨礙或促進藥品的吸收。在食物妨礙藥品吸收的例子中，如四環素（tetracycline）與牛奶或奶製品同時進食，牛奶中之鈣質會與四環素結合成複合物，干擾四環素之吸收。

　　茶中所含的單寧酸、茶鹼也會與多種藥品產生沉澱而阻礙吸收，所以一般不建議以茶吞服藥品，如治療貧血的鐵質藥劑即是。此外，含有高碳水化合物的食物及膳食性纖維，會使某些藥品的顆粒附著，並增加胃液之黏滯性而延緩藥品吸收，因此有些我們希望能快速達到效果的藥品，像是解熱鎮痛劑乙醯胺酚（acetaminophen），就應避免與餅乾、果汁等高碳水化合物食物併服，以免減緩吸收，無法迅速發揮藥效。

　　葡萄柚汁中黃酮類成分，會抑制細胞色素酵素（cytochrome P-450 3A4）的作用，因此服用葡萄柚汁時，若併服由細胞色素酵素代謝的藥品，將會提高藥品的血中濃度及生體可用率，產生藥品過量之情形。

表14-1 藥物與食物交互作用

藥物	食物的影響	臨床效應
心血管藥物		
digoxin	高纖維食品↓吸收（如麥麩、果膠）	↓對CHF療效
amiodarone	葡萄柚汁會抑制CYP3A4，↓代謝	↑作用或毒性
metoprolol, propranolol, labetalol	↓首渡代謝而↑吸收	↑β-blocker的作用
acebutolol, nadolol	↓吸收	↓β-blocker的作用
captopril	↓吸收（30～40%）	↓對CHF療效
losartan	葡萄柚汁會抑制CYP3A4，↓代謝	↑作用
spironolactone	↑吸收 含大量鉀的食物如諾麗果汁（noni juice） ↑血鉀	↑利尿作用 ↑高血鉀的危險性
hydroch-lorothiazide	↑吸收	↑利尿作用
hydralazine	↑吸收	↑作用
verapamil	verapamil會抑制酒精的排除 葡萄柚汁會抑制CYP3A4，↓代謝	↑酒精中毒 ↑副作用
amlodipine, felodipine, nifedipine, nimodipine, diltiazem, quinidine	葡萄柚汁會抑制CYP3A4，↓代謝	顯著↑作用或毒性
nitroglycerin	酒精↑血管擴張	↑低血壓的發生

（續）

藥物	食物的影響	臨床效應
warfarin	↓吸收；含vitamine K的食物會拮抗其作用（如花椰菜、甘藍菜、苜蓿芽、菠菜等深綠色蔬菜，以及動物肝臟、綠茶、人參等），酒精會抑制或促進其代謝	↑prothrombin time ↓抗凝血療效 ↑或↓INR及prothrombintime
atorvastatin, simvastatin, cilostazol	葡萄柚汁會抑制CYP3A4，↓代謝	顯著↑作用或毒性
中樞神經藥物		
buspirone, diazepam, triazolam, carbama-zepine, trazodone, sertraline	葡萄柚汁會抑制CYP3A4，↓代謝	顯著↑作用或毒性
fluvoxamine	葡萄柚汁會抑制CYP3A4及p-glycoprotein，↓代謝	顯著↑作用或毒性
clomipramine	葡萄柚汁會抑制其代謝（CYP1A2, 3A4, 2D6）	顯著↑作用或毒性
quetiapine	葡萄柚汁會抑制CYP3A4，↓代謝酒精	顯著↑作用或毒性 ↑認知及運動功能的損害
aspirin	↓吸收 酒精會增加胃腸黏膜的破壞	↓作用 ↑胃腸出血的危險性
acetamino-phen	↓吸收速率 慢性的酒精攝取會增加其代謝成具肝毒性的代謝物（誘導CYP2E1）	延遲藥物作用時間 ↑肝毒性的危險性
zolpidem	↓吸收速率	延遲藥物作用時間
lithium	↑吸收；高鈉飲食會降低其血中濃度；低鈉飲食則會增加其血中濃度	療效不穩定

（續）

藥物	食物的影響	臨床效應
levodopa, benserazid	↓吸收，尤其是高蛋白飲食	↓抗帕金森氏症作用
phenobarbital	酒精↑CNS抑制作用；急性酒精中毒會抑制其代謝	↑CNS副作用
moclobemide	含tyramine的食物（如起司、發酵過的肉類、蠶豆、醃漬的魚、酵母萃取物、紅酒、無花果）	嚴重高血壓或心血管效應
selegiline	↓吸收 含tyramine的食物（如起司、發酵過的肉類、蠶豆、醃漬的魚、酵母萃取物、紅酒、無花果）	↓抗帕金森氏症作用 嚴重高血壓或心血管效應
抗感染藥物		
erythromycin stearate	↓吸收，尤其是高脂肪飲食	↓抗菌作用，使治療失敗
azithromycin	↓吸收	↓抗菌作用
isoniazide（INH）	↓吸收 含tyramine的食物（如起司、發酵過的肉類、蠶豆、醃漬的魚、酵母萃取物、紅酒、無花果） 酒精會增加INH造成的肝毒性	↓抗結核菌作用 嚴重高血壓或心血管效應 ↑肝毒性
rifampin	↓吸收	↓抗結核菌作用
tetracycline	含陽離子（Ca, Mg, Fe, Zn）食物會↓吸收	明顯↓抗菌作用，使治療失敗
cefuroxime	↑吸收	↑抗菌作用
amoxicillin	↓吸收	↓抗菌作用
penicillin v	高纖維食品↓吸收（如麥麩、果膠）	↓抗菌作用

（續）

藥物	食物的影響	臨床效應
linezolid	含tyramine的食物（如起司、發酵過的肉類、蠶豆、醃漬的魚、酵母萃取物、紅酒、無花果）	嚴重高血壓或心血管效應
norfloxacin, ciprofloxacin	含陽離子（Ca, Mg, Fe, Zn）食物（如牛奶或優格）會↓吸收 與caffeine併用，↑caffeine的濃度	明顯↓抗菌作用，使治療失敗 ↑caffeine的副作用
levofloxacin, moxifloxacin, lomefloxacin	含陽離子（Ca, Mg, Fe, Zn）食物（如牛奶或優格）會↓吸收	明顯↓抗菌作用，使治療失敗
fluconazole	與caffeine併用，↑caffeine的濃度	↑caffeine的副作用
itraconazole	明顯↑吸收 葡萄柚汁會↓吸收	↑抗黴菌作用 ↓抗黴菌作用
ketoconazole	↓吸收 酒精抑制acetaldehyde的代謝	↓抗黴菌作用 產生噁心、嘔吐等disulfiram effect
metronidazole	酒精抑制acetaldehyde的代謝	產生噁心、嘔吐等disulfiram effect
indinavir, zidovudine	↓血中濃度	↓療效
內泌素藥物		
glipizide, metformin	↓吸收	使血糖控制失效
levothyroxine	↓吸收	↓甲狀腺素的作用
alendronate	完全無法吸收	失去治療骨質疏鬆的療效
estridiol	葡萄柚汁會抑制CYP3A4，↓代謝	↑副作用
methylpred-nisolone	葡萄柚汁會抑制CYP3A4，↓代謝	↑副作用

（續）

藥物	食物的影響	臨床效應
腸胃藥物		
sucralfate	食物與sucralfate結合	減低sucralfate對GI的作用
metoclo-pramide	酒精會↑鎮靜作用	↑鎮靜的副作用
含鋁的制酸劑	柑橘類的果汁會↑吸收	增加鈣流失，加重骨質疏鬆
呼吸道藥物		
theophylline	↓吸收 脂肪食物↑藥物的釋放使血中濃度增加 高蛋白飲食會↑肝臟代謝 攝取過高的caffeine會減低代謝 香菸、碳烤食物、十字花科蔬菜會↑肝臟代謝（誘導CYP1A2）	藥物血中濃度不穩定 ↑藥物造成的心跳過速 ↓藥物濃度，↓藥物作用 ↑藥物中毒的危險性 ↓藥物濃度，↓藥物作用
montelukast	↑吸收	↑作用
抗發炎藥物		
chlorphe-niramine maleate, cetirizine	↓吸收	↑不適當治療的危險性
fexofenadine	葡萄柚汁、蘋果汁、柳橙汁會↓吸收（抑制organic anion transporting polypeptide）	↓作用
loratadine	↓吸收 葡萄柚汁會抑制CYP3A4，↓代謝	↑不適當治療的危險性 ↑藥物作用及毒性

（續）

藥物	食物的影響	臨床效應
\multicolumn{3}{c}{免疫抑制劑}		
cyclosporin	葡萄柚汁會抑制CYP3A4，↓代謝 低鈉飲食會增加腎毒性	明顯↑藥物血中濃度 及毒性
tacrolimus, sirolimus	葡萄柚汁會抑制CYP3A4，↓代謝	明顯↑藥物血中濃度 及毒性
methotrexate	酒精會增加肝毒性	↑肝毒性
\multicolumn{3}{c}{抗癌藥物}		
melphanlan	↓生體可用率	↓作用
procarbazine	酒精抑制acetaldehyde的代謝	產生噁心、嘔吐等 disulfiram effect
	含tyramine的食物（如起司、發酵過的肉類、蠶豆、醃漬的魚、酵母萃取物、紅酒、無花果）	嚴重高血壓或心血管效應
\multicolumn{3}{c}{其他}		
sildenafil	葡萄柚汁會抑制CYP3A4，↓代謝	明顯↑心血管及腦血管的副作用
dihydroer-gotamine, ergonovine, ergotamine, methyler-gonovine	葡萄柚汁會抑制CYP3A4，↓代謝	↑麥角中毒（ergotism）的危險性

第四節　菸酒與藥物

　　抽菸會增加許多藥品的代謝速率，縮短藥品的半衰期，即使藥品因濃度降低而失去藥效；另外，飲酒也會改變許多藥品的代謝速率及造成肝毒

性。急性的飲酒會抑制肝中的一種代謝酵素，令某些藥品如某種降血壓藥（propranolol）在肝臟中被代謝量減少，提高血中濃度。然而慢性長期飲酒卻又會誘發這種代謝酵素，縮短若干藥品的半衰期，或導致藥品毒性代謝物增加。

　　曾經發生數起青少年用酒併服大量acetaminophen的自殺案例，即是因急性飲用酒精而抑制乙醯胺酚的正常代謝，以致產生有毒之代謝產物。水楊酸類藥品（如aspirin）本身會有腸胃刺激及增加潛在性出血機率，故胃潰瘍、消化性潰瘍、糜爛性胃炎或有出血傾向病人即應特別小心服用，此時，如加入與消化性潰瘍有關的危險因子如抽菸、喝酒，即會增加腸胃道出血危險性。

歷屆試題

（　）1. 葡萄柚汁的成分極可能影響藥物的作用，其最主要的機轉為何？
(A)直接與藥物結合而抑制藥物活性　(B)抑制CYP3A4活性而抑制
藥物代謝　(C)與藥物競爭受體而抑制藥物活性　(D)抑制藥物於
腎臟的排泄而增加藥物血中濃度。

（　）2. 下列何者與乳酪或啤酒一起服用，容易誘發高血壓？　(A) chlor-
promazine　(B) haloperidol　(C) phenelzine　(D) diazepam。

（　）3. 何種藥物有disulfiram-like effect，使用時應避免攝食含有酒精之
飲料或食物？　(A) metronidazole　(B) ketoconazole　(C) cipro-
floxacin　(D) imipenem。

（　）4. 下列食物成分中，何者最可能產生擬交感神經的作用？　(A) purine
(B) vitamin C　(C) fatty acids　(D) tyramine。

（　）5. 何項抗生素不宜與牛奶併服，因會和牛奶中的Ca^{2+}有交互作用
（drug interaction）？　(A) ampicillin　(B) tetracycline　(C) ery-
thromycin　(D) cephalosporins。

（　）6. 下列藥物何者會與barbiturate類藥物產生加成性的鎮靜及安眠
作用，須特別小心使用？　(A) alcohol　(B) captopril　(C) theo-
phylline　(D) terbutaline。

附錄一　藥物引起的副作用

副作用	藥　物	
引起血液惡質	三環抗憂鬱藥 口服降血糖藥 非類固醇類止痛劑acyclovir phenytoin captopril carbamazepine chloramphenicol	enalapril haloperidol lisinopril phenothiazines procainamide rifampin sulfamethoxazole及 trimethoprim
抑制骨髓	抗甲狀腺藥 chloramphenicol	colchicine
引起中樞神經興奮	黃嘌呤類支氣管鬆弛劑	擬交感神經藥
抑制中樞神經	三環抗憂鬱藥 抗痙攣藥 抗組織胺藥 麻醉性止痛藥 骨骼肌鬆弛劑（中樞作用） 單胺氧化酶抑制劑類抗憂 鬱藥 苯二氮平類藥物	α-methyldopa alcohol barbiturates clonidine fluoxetine haloperidol metoclopramide phenothiazines
引起外錐體反應	haloperidol α-methyldopa	metoclopramide phenothiazines
引起溶血	口服降血糖藥 磺胺類藥物 α-methyldopa nitrofurantoin	procainamide quinidine vitamin K
誘發肝臟酵素	alcohol（長期使用） barbiturates carbamazepine glucocorticoids	griseofulvin phenytoin rifampin

（續）

副作用	藥　物	
抑制肝臟酵素	含雌激素避孕藥alcohol（急性使用） chloramphenicol cimetidine diltiazem	erythromycin isoniazid ranitidine verapamil
肝毒性	蛋白同化劑 含雌激素避孕藥 磺胺類藥物 抗甲狀腺藥 acetaminophen（長期高劑量使用或急性過量） alcohol androgens carbamazepine	erythromycin estrogens isoniazid α-methyldopa nitrofurans phenothiazines phenytoin rifampin
引起低血壓	三環抗憂鬱藥 抗高血壓藥 麻醉性止痛藥 單胺氧化酶抑制劑類抗憂鬱藥 β-adrenergic blocking agents alcohol bromocriptine calcium antagonists calcium supplements，注射	captopril diuretics enalapril haloperidol hydralazine levodopa nitrates prazosin procainamide quinidine
腎毒性	非類固醇類止痛劑 止痛藥含有acetaminophen及aspirin或其他磺胺類藥物 胺基配醣體抗生素（注射及局部灌洗）acyclovir aminoglycosides salicylates（長期高劑量使用） carbamazepine chloramphenicol DPT vaccine	ethambutol isoniazid metronidazole mexiletine nitrofurantoin neomycin penicillins，注射劑型 phenytoin pyridoxine（長期高劑量） rifampin tetracyclines（doxycycline及minocycline除外）

（續）

副作用	藥　物	
耳毒性	胺基配醣體抗生素（注射及局部灌洗） 非類固醇類止痛劑 erythromycins（高劑量及腎功能不全）	furosemide，注射劑型 minocycline salicylates（長期高劑量或過量）
抑制血小板凝集	非類固醇類止痛劑 aspirin dextran	dipyridamole pentoxifylline
引起低血鉀症	亨利氏環利尿劑 adrenocorticoids alcohol insulin laxatives（急性過量或長期使用）	salicylates sodium bicarbonate thiazide利尿劑 vitamin B$_{12}$（巨母紅血球性貧血） vitamin D（過量時）
引起高血鉀症、再生不良性貧血	非類固醇類止痛劑（尤其是indomethacin） 保鉀利尿劑β-adrenergic blocking agents digitalis glycosides（急性過量）	heparin penicillins，注射劑型 potassium-containing（高劑量） potassium iodide potassium supplements
引起再生不良性貧血	磺胺類藥物 carbamazepine chloramphenicol cimetidine indomethacin	methimazole penicillins phenytoin propylthiouracil ticlopidine
影響性功能	雜環類抗憂鬱劑 蛋白同化劑 抗痙攣藥 β-blockers Ca-blockers acetazolamid cyproterone cimetidine danazol digoxin estrogens	finasteride flutamide leuprolide ketoconazole methyldopa metoclopramide omeprazole reserpine tamoxifen thiazide利尿劑 spironolactone

（續）

副作用	藥　物	
引起禿頭	口服避孕藥 acetaminophen amantadine amiodarone androgens bleomycin bromocriptine capoten carboplatin colchicine cyclophosphamide doxorubicin	etoposide fluorouracil heparin levodopa ketoconazole lithium methotrexate nitrofurantoin propranolol tamoxifen valproic acid warfarin
引起紅斑性狼瘡	口服避孕藥 磺胺類藥物 hydralazine isoniazid methyldopa minocycline	phenothiazines phenytoin procainamide propylthiouracil quinidine
引起光敏感和光毒性	口服避孕藥 雜環類抗憂鬱劑 磺胺類藥物 amantadine amiodarone fluoroquinolones fluorouracil isoniazid isotretinoin	methotrexate minocycline nalidixic acid quinidine sulfonylureas tetracyclines tretinoin thiazide利尿劑
引起顆粒性白血球減少或缺乏	雜環類抗憂鬱劑 磺胺類藥物 amphotericin B captopril carbamazepine cephalosporins chloramphenicol cimetidine indomethacin	isoniazid penicillins phenytoin quinidine sulfasalazine ticlopidine trimethoprim vancomycin

附錄二　行政院衛生署歷年公告列管之藥品

藥品名稱	劑型	使用效能	管制原因
secobarbital（俗稱紅中）	原料藥及製劑	安眠鎮靜劑	為防止擅售濫用，流為不法用途，維護青少年身心健康及社會安寧秩序，應予加強管制。
amobarbital（俗稱青發）	原料藥及製劑	安眠鎮靜劑	為防止擅售濫用，流為不法用途，維護青少年身心健康及社會安寧秩序，應予加強管制。
ephedrine（麻黃素）	原料藥	支氣管擴張劑	為防杜ephedrine非法用作製造安非他命（amphetamine）之原料，特公告麻黃素原料藥加強管制。
phenylbutazone及其鹽類	原料藥	消炎、鎮痛劑	因不當使用具有嚴重副作用，為防止擅售濫用，特公告加強管制。
triazolam flunitrazepam lormetazepam fludiazepam estazolam alprazolam	原料藥及製劑	安眠鎮靜劑	為防止擅售濫用，流為不法用途，維護青少年身心健康及社會安寧秩序，應予加強管制。
temazepam	原料藥及製劑	安眠鎮靜劑	因temazepam成分之藥效發生迅速，且有成癮之虞，為防止擅售濫用，流為不法用途，應予加強管制。
tramadol	原料藥及製劑	鎮痛劑	因tramadol屬強效性鎮痛劑，為維護藥品使用安全，防止擅售濫用，應予加強管制。

（續）

藥品名稱	劑型	使用效能	管制原因
brotizolam	原料藥及製劑	安眠鎮靜劑	為防止擅售濫用，流為不法用途，應予加強管制。
zopiclone	原料藥及製劑	安眠鎮靜劑	為防止擅售濫用，流為不法用途，應予加強管制。
methylephedrine（甲基麻黃素）pseudoephedrine（假麻黃素）	原料藥	支氣管擴張劑	為防杜以非法用作製造禁用之麻醉藥品安非他命（amphetamine）類之原料，特公告該等原料藥加強管制。
midazolam	原料藥及製劑	安眠鎮靜劑	為防止藥物濫用及維護社會安寧秩序。

附錄三　可能引起眼毒性的藥物

　　幾乎所有的藥都會發生非專一性的視力模糊，主要與劑量、療程有關。

藥　名	說　明
口服避孕藥	無法戴隱形眼鏡。視網膜血管異常、眼球水腫、乾澀
交感神經藥	散瞳、狹角青光眼
雜環類抗憂鬱劑	同抗膽鹼劑
抗膽鹼劑	散瞳或睫狀肌麻痺：畏光、狹角青光眼
allopurinol	發現服用者有白內障，但沒有臨床證據會增加白內障危機
amantadine	擴散性，白色，內皮下角膜混濁不清
amiodarone	雙側角膜有微沉澱物。晚上常會光暈、畏光、模糊
抗痙攣藥	複視、眼球震顫。散瞳或睫狀肌麻痺、視力模糊
β-blockers	降低淚液分泌，乾、熱、砂粒感
bromocriptine	晶狀體腫脹、近視、視力模糊
chloramphenicol	視神經炎、視乳頭水腫、視野受損
cisplatin	顏色認知改變、視網膜色素沉著
clomiphene	延長餘像、周邊視野閃爍
毛地黃	色暈圍繞、中心暗點、飄動感、畏光

（續）

藥　　名	說　　明
皮質類固醇	白內障、青光眼
cyclophosphamide	角膜結膜炎
disopyramide	具抗膽鹼性質，視力模糊，結膜炎
doxorubicin	刺激過多淚液分泌
ethambutol	眼球後神經炎、模糊、暗點、視野減小、綠色認知受損
fluorouracil	視力模糊、角膜炎、結膜炎、眼睛刺激、痛
hydroxychloroquine	角膜有沉澱物
interferon α	視網膜血管異常
iNH	視神經炎、紅綠色認知受損
methotrexate	結膜炎、降低或增加淚液、畏光、眼痛
minocycline	鞏膜的暗藍褪色
phenothiazines	晶狀體、角膜、視網膜損害，白、黃棕色沉澱
rifampin	滲出物結膜炎、眼痛、橘色淚液
tamoxifen	視網膜病變、折射光性視網膜、角膜混濁

附錄四　藥品儲存條件

口服藥品調配後的儲存條件

藥　　品	室溫儲存	冷　藏
amoxicillin	14 天（建議冷藏）	
ampicillin	7 天	14 天
cephalexin		14 天
erythromycin	7 天	10 天
nystatin	7 天	10 天

注射藥品調配後的儲存條件

藥　　品	室溫儲存	冷　藏
抗蛇毒血清（須避光）	2 小時	
ampicillin	1 小時	＜4 小時
cefazolin（須避光）	24 小時	10 天
cephalothin	12 小時	4 天
famotidine	2 天	
measles, mumps & rubella vaccine（須避光）		8 小時
measles & rubella vaccine（須避光）		8 小時
methylprednisolone sodium succinate	2 天	
oxacillin sodium	3 天	7 天

（續）

藥　　品	室溫儲存	冷　藏
penicillin G benzathine	7 天	21 天
rubella vaccine（須避光）		8 小時
streptokinase		8 小時
urokinase	須新鮮配製	

注射藥品的儲存條件

藥　　品	儲存溫度（°C）	避　光
aminophylline	＜ 30	避光
cefazolin	＜ 40	避光
chlorpheniramine maleate		避光
cimetidine		避光
cyanocobalamin		避光
digoxin	室溫	避光
diphenhydramine hydrochloride	15～30	避光
ergonovine maleate	＜ 8	
fluphenazine		避光
furosemide		避光
haloperidol		避光
heparin	室溫	
hydroxycobalamin	＜ 15	避光
insulin	2～8	
lysine acetylsalicylate	＜ 25	

（續）

藥　　品	儲存溫度（℃）	避　光
measles, mumps & rubella vaccine	2～8	避光
measles & rubella vaccine	2～8	避光
meperidine		避光
morphine hydrochloride		避光
pyridoxine (vitamin B_6)		避光
ranitidine	＜30	避光
riboflavin (vitamin B_2)		避光
rubella vaccine	2～8	避光
streptokinase	2～25	
tetanus toxoid, alum precipitated	2～10	避光
thiamine tetrahydrofurfuryl disulfide		避光
triamcinolone acetonide	室溫	避光
vitamin B complex		避光
抗蛇毒血清	2～8	避光

＊室溫：15～30℃。

其他藥品的儲存條件

藥　　品	儲存溫度（℃）	避光／避濕
栓劑acetylsalicylic acid	＜30	
陰道錠clotrimazole	＜25	
糖漿cyproheptadine hydrochloride		避光
陰道錠econazole	15～30	

（續）

藥　品	儲存溫度（°C）	避光／避濕
眼藥水gentamicin	2～30	
potassium iodide 3%		避光
舌下錠nitroglycerin		避濕
眼藥水sulfamethoxazole		避光
眼藥水tropicamide	8～15	避光

附錄五　會使尿液或糞便變色的藥物

藥　　物	尿　　液	糞　　便
抗凝血劑 　warfarin 　heparin	橘、粉紅或紅褐色	粉紅至紅至黑色（內出血）
氫氧化鋁製劑 口服抗生素 barium sulfate		白色或斑點
鐵製劑 磺胺藥 bismuth salt charcoal digitoxin theophylline		黑色
amitriptyline	藍綠色	
cascara、senna	褐至黑色	
chloramphenicol methylene blue		藍色
chlorzoxazone	橘或紫紅色	
corticosteroids		黑色（內出血）
indomethacin	綠色	綠色
isoniazid	黑色	
levodopa	深褐至黑色	
metronidazole	黑色	
nitrofurantoin	黃褐色	

（續）

藥 物	尿 液	糞 便
chlorpromazine fluphenazine thioridazine trifluoperazine phenytoin	粉紅至紅至紅褐色	
riboflavin（vitamin B₂）	橘黃至黃綠螢光	
rifampin	棕紅至橘紅色	橘紅至紅色
salicylates		粉紅至紅至黑色（內出血）
triamterene	藍色	

附錄六　忘記服藥時的處置

藥　　物	處　　置
• benzodiazepine (bromazepam, diazepam, diazepoxide, nitrazepam) • bethanechol • chlormezanone, chlorzoxazone	在一小時內記起則立即補服，否則不補服
• procainamide • quinidine • ticlopidine	在兩小時內記起則立即補服，否則不補服
mexiletine	在四小時內記起則立即補服，否則不補服
digoxin	在十二小時內記起則立即補服，否則不補服，不可服用雙倍藥量
• acetylsalicylic acid • acyclovir • allopurinol • antidiabetics（glibenclamide, chlorpropamide） • antacids • anticholinergics（dicyclomine, pirenzepine, hyoscine-N-butylbromide） • antihistamines（chlorpheniramine, cyproheptadine, astemizole, terfenadine） • antihyperlipidemics（cholestyramine, nicotinic acid） • anti-TB（isoniazid, rifampin） • bismuth salt • calcium antagonists（nifedipine, verapamil, diltiazem） • carbamazepine	立即補服，若已接近下次服藥時間則不補服，仍按原時間服藥，不可服用雙倍藥量

（續）

藥　　物	處　　置
• carbidopa, levodopa • colchicine • dextromethorphan • dimenhydrinate • diphenidol • diuretics (furosemide, hydrochlorothiazide, spironolactone) • guaifenesin • H$_2$-blockers (cimetidine, ranitidine, famotidine) • loperamide • methyldopa • metoclopramide • metronidazole • NSAIDs (ibuprofen, indomethacin, piroxicam) • narcotic analgesics (codeine, morphine) • neomycin • pancreatic enzyme • prazosin • simethicon • sucralfate • vasodilators (cyclandelate, isoxsuprine, pentoxifylline) • xanthines (aminophylline, theophylline)	
atenolol	立即補服，若離下次服藥時間少於八小時則不補服，仍按原時間服藥，不可服用雙倍藥量
• dipyridamole • propranolol • bromocriptine	立即補服，若離下次服藥時間少於四小時則不補服，仍按原時間服藥，不可服用雙倍藥量
• biperiden, trihexyphenidyl • nitrates（isosorbide）	立即補服，若離下次服藥時間少於兩小時則不補服，仍按原時間服藥，不可服用雙倍藥量
aminocaproic acid	立即補服，若已接近下次服藥時間，則在下次服藥時間服用雙倍藥量

（續）

藥　　　物	處　　　置
antithyroid agents (methimazole, propylthiouracil)	立即補服，若已接近下次服藥時間，則可兩次劑量併服
clonidine	立即補服
• fluoxetine • ferrous, ferric salt	不須補服
ergonovine	不可補服，不可服用雙倍藥量
vitamines（ascorbic acid, pyridoxine, thiamine)	少服無影響

附錄七　常備解毒劑

解毒劑	中毒原因	製　劑
N-acetylcystein	acetaminophen 中毒	granule: 100mg/tab, cap 200mg/cap 100mg/ml injection
atropine	carbamate 與有機磷殺蟲劑中毒	atropine sulfate: 1mg/1ml/amp, 2mg/1ml/amp, 0.3mg/tab, 0.4mg/tab
deferoxamine meslyate DFOM, Desferal®	鐵質沉著症、急性鐵中毒、鋁質沉著症	Desferal vial® 500mg (Ciba)
methylene blue	methemoglobinemia	4mg/5ml/amp
naloxone	麻醉藥品過量	Narcan® 0.4mg/ml (naloxone HCl) vial
D-penicillamine	重金屬中毒	50mg, 150mg, 250mg/cap; 150mg, 300mg/tab
pralidoxime chloride (PAM)	有機磷殺蟲劑中毒	injection: 500mg/20ml; 50mg/10ml 1gm/vial
activated charcoal	一般中毒	813.01mg/gm granule
protamine Sulfate	heparin 過量	1% inj/amp
vitamin K	warfarin 與水楊酸鹽類中毒	2mg/ml/amp
calcium folinate (Leucovorin®)	葉酸拮抗劑導致之葉酸缺乏	injection: 3mg/ml, 50mg/ml, 15mg/2ml. 15mg/tab lyophilized powder for injection 50mg
flumazenil	benzodiazepines 之中樞鎮靜作用過強	Anexate ampoule® 0.1mg/ml/1amp

附錄八　維生素及礦物質之功能及需求量

維生素	建議之攝取量	主要功能	來源	攝取不足的症狀
A	1,000單位	保持皮膚、毛髮及黏膜系統的健康；保護視力正常，促進牙齒、骨骼的正常發育，並增加抵抗力	肝臟、牛奶及乳酪食品；以下是食用後可轉為維生素的食物：深綠色蔬菜、深黃色水果、桃子、杏、梨、甜瓜、胡蘿蔔及南瓜	夜盲、皮膚粗糙乾澀、易受感染、眼睛乾澀、骨骼發育減慢、牙齒不健康、口腔容易破皮
B₁	1.5毫克	從碳水化合物中釋放出能量，促進肌肉發育、保持彈性，維持正常食慾，健全心臟及神經系統	瘦肉（尤其豬肉）、蚌、內臟、綠豌豆、豆芽、綠色蔬菜、橘子、蘆筍、全麥食品	食慾不振、疲倦、臉色蒼白、易怒、記憶力衰退、肌肉鬆弛、跛行現象、心肌肥大。缺乏時會引起腳氣病
B₂	1.7毫克	輔助細胞呼吸，促進蛋白質、脂肪、碳水化合物新陳代謝的重要成分，並保持皮膚及黏膜（口腔及消化道外層）的正常狀態	內臟、牛奶、蚌類、瘦肉、雞肉、深綠色蔬菜、沙丁魚、蛋、鮪魚、全麥食品及豆莢類	皮膚病變，特別是嘴角破裂、嘴唇及鼻子附近發炎，對光線敏感，眼角膜發紅，消化不良

(續)

維生素	建議之攝取量	主要功能	來源	攝取不足的症狀
B₃	20毫克	參與蛋白質、脂肪及碳水化合物的新陳代謝，協助細胞利用氧氣，增進皮膚及消化道健康，幫助消化並促進食慾正常	肝臟、瘦肉、魚類、雞肉、堅果類、豆莢類、深綠色蔬菜、全麥食品；牛奶、蛋及肉類是色胺酸的來源，可在體內轉化成菸草酸	皮膚病變（特別是曝露於日光下的部分）；舌頭紅腫；消化道喪失功能，包括消化不良、腹瀉；精神不佳，可能是脾氣暴躁、心情鬱悶、焦慮、心智活動降低。缺乏時可致癩皮症
B₆	2毫克	輔助蛋白質、脂肪和碳水化合物的新陳代謝；協助紅血球的製造及抗體的產生，並幫助體內鈉、鉀平衡	瘦肉、肝臟、魚、核桃、豆莢、全麥食品、家禽類、穀類及香蕉	嘴角潰爛破裂、舌面平滑，易怒、沮喪、痙攣、眩暈及貧血
B₁₂	6微克	促進紅血球的生成，維持神經系統健康，協助蛋白質、脂肪及碳水化合物的新陳代謝，為正常生長發育所需	內臟、瘦肉、蛋黃、乳酪類、魚類（特別是貝殼類）	貧血、手指及腳趾部分麻木、腦部及脊椎神經周邊有退性變化、易疲倦、生長緩慢
葉酸	400毫克	幫助血紅素形成及酵素、其他細胞的製造	內臟、深綠色葉菜、蘆筍、全麥食品、豆莢類及核桃	貧血、舌頭紅腫及平滑、下痢、生長緩慢
泛酸	10毫克	幫助蛋白質、脂肪及碳水化合物的新陳代謝，促進荷爾蒙及神經調節物質的生成	存在於任何動植物性食物中，但最佳來源是內臟、全麥食物、新鮮蔬菜及蛋黃	疲倦、手腳有刺痛感、腹部絞痛、嘔吐、失眠

（續）

維生素	建議之攝取量	主要功能	來源	攝取不足的症狀
生物素	300微克	幫助蛋白質轉變爲能量，參與脂肪、碳水化合物的代謝及形成脂肪酸。與維生素B群有協合作用	肝臟、內臟、蛋類、核桃、豆莢、花椰菜、蘑菇、綠色豆類及深綠色蔬菜	正常情況下並不缺乏，生蛋白會破壞生物素，新陳代謝不正常會干擾生物素的利用，造成貧血、肌肉痠痛、倦息、抑鬱不安、食慾減低
C	60毫克	形成膠質，使細胞凝聚，維持微血管壁及毛細作用，使骨骼和牙齒正常，幫助傷口復原。利於鐵質吸收、增加抵抗力、避免維生素B被氧化吸收	甘藍、草莓、橘子、青椒、塊莖類食物、綠色蔬菜水果、花椰菜、香瓜、柳丁、番茄、蘆筍	虛弱、疲勞、食慾不振、體重減輕、暴躁易怒、發育緩慢、抵抗力差、牙齦腫脹出血、關節疼痛、容易骨折、流鼻血、傷口不易癒合。缺乏時易引起壞血症
D	400國際單位	增加鈣和磷的吸收能力，在鈣和磷的新陳代謝中扮演著重要角色；幫助骨骼和牙齒成長，似乎能以某種方式避免得結腸癌	牛奶、蛋黃、內臟、穀類早餐；皮膚晒太陽後也會產生維生素D	生長期間缺乏，會使骨骼和牙齒生長不良、發育受阻、肌肉鬆弛（腹部凸出）。若是在發育期後缺乏，便造成骨質疏鬆、缺鈣、骨盆及腿、背部疼痛、容易骨折、痙攣。兒童缺乏會得佝僂病，成人則是骨質疏鬆症

（續）

維生素	建議之攝取量	主要功能	來源	攝取不足的症狀
E	30 國際單位	防止必需脂肪酸和維生素A被氧化，保護細胞膜、紅血球，協助細胞利用氧氣以產生能量	植物油（用於人造奶油及沙拉醬）、麥芽、綠色蔬菜、核桃、全麥食品、肝臟、蛋黃、豆莢、水果及其他蔬菜	紅血球遭破壞、肌肉鬆弛。人們不大可能欠缺此種維生素，因為維生素E常分布於食物中，並儲存於體內
K	70～140 微克為建議安全量	幫助血凝蛋白的生成，使血液中的鈣量正常	綠色菜葉、蔬菜、肝臟、蛋黃及牛奶。此外，細菌也可在消化道中生成維生素K	容易出血、血液不易凝結

礦物質	建議之攝取量	主要功能	來源	攝取不足的症狀
鈣	1,000 毫克	骨骼生長及牙齒發育所需，在維持骨質正常。是肌肉收縮舒展的必備物質，也是心臟、神經及血液凝結所需	牛奶、乳酪製品、連同骨頭食用的鱈魚、蚌、豆腐、綠色菜葉、蛤蜊、柑橘	兒童會影響生長，成人則骨質不佳、易骨折。缺乏時可致骨質疏鬆症
鉻	50～200 微克為建議安全量	與胰島素共同作用，使糖進入細胞中。參與糖的分解與釋放能量	酵母素、肉類、蛤蜊、全麥食品、未加工食品、乳酪及核桃類	致使葡萄糖的新陳代謝失常，可能引起糖尿病

(續)

礦物質	建議之攝取量	主要功能	來源	攝取不足的症狀
銅	2毫克	爲血紅素及紅血球所需，形成神經保護膜，是數種酵素的組成因子；能與維生素C形成膠質，是呼吸作用及釋放能量所需	內臟類、貝殼類（尤其是牡蠣）、全麥食品、核桃、豆莢、瘦肉、魚、水果及蔬菜	貧血、骨質易病變、生長受阻、新陳代謝不良
碘	150微克	爲甲狀腺素的組成物質，甲狀腺素由甲狀腺體分泌，可促進發育並維持新陳代謝	加碘的鹽、海鹽、海產、海帶、生長於碘質土壤之食物、以含碘食物爲主食動物的乳品	甲狀腺腫大、肌肉收縮緩慢、體重增加。懷孕時缺碘，會使胎兒成長嚴重遲緩
鐵	18毫克	血紅素的組成物質，能攜氧至各個細胞。也是肌肉蛋白的組成物質，可促進肌肉收縮並利用氧氣。爲細胞使用能量之所需	內臟類、瘦肉、魚、貝殼類、家禽、加工的麥類及穀類食物、蛋黃、豆莢、綠色蔬菜、堅果、蜜糖	貧血、疲倦、肌肉鬆弛、頭痛、皮膚蒼白、肌肉無法收縮
鎂	400毫克	蛋白質的構成因子，能協助食物釋放能量、幫助肌肉收縮後的舒展、防止齲齒，並協助傳導神經波	全麥食物（尤其是麥芽或麥麩）、核桃、豆莢、深綠色蔬菜、海產、巧克力、可可	神經錯亂、心神不寧、失去方向感、幻覺、痙攣、四肢抽搐（除非有特別原因，否則通常不會缺鎂）

(續)

礦物質	建議之攝取量	主要功能	來源	攝取不足的症狀
磷	1,000 毫克	輔助造成強健的骨骼與牙齒，活化維生素以供使用，從食物中釋放能量，協助神經的傳達	牛奶及乳製品、魚、肉、家禽、蛋黃、核桃、豆莢、全麥食品、不含酒精飲料	肌肉無力、食慾不振、骨骼病變（除非特殊原因，否則通常不會缺磷）
鉀	1,875～5,625毫克為建議安全量	為肌肉收縮所需，也與心臟收縮、神經傳導和液體的平衡及蛋白質的合成息息相關。為酸鹼平衡所需，也是形成肝醣的重要物質（一種暫時能量的儲存形式）	瘦肉、新鮮蔬菜水果、牛奶及乳製品、核桃、豆莢及大部分含鹽食物	肌肉無力、心律不整、冷漠、思緒紊亂、食慾不振（缺乏的情形並不多見，除非因流汗過多、嘔吐、腹瀉及服用利尿劑引起的脫水現象）
硒	50～200 微克為建議安全量	與維生素E一同作用，具抗氧化及保護細胞膜的功能	內臟類、海產、瘦肉、全麥食品、麥芽及牛奶	心肌不正常、貧血。（很少發生）
鈉	1,100～3,300毫克為建議安全量	無論於細胞內外，均為人體液體平衡所需。為神經傳達、酸鹼平衡及肌肉收縮的所需物質	鹽、醬油、味精（MSG）、大多數食物成品（尤其是湯、醬汁類及醃漬食物）、牛奶、乳製品及肉類	抽筋、虛弱、冷漠、食慾不振（正常情況下不會缺鈉，除非特殊因素）

（續）

礦物質	建議之攝取量	主要功能	來源	攝取不足的症狀
鋅	15毫克	幫助酵素的作用，也存在於胰島素中，為生殖荷爾蒙的重要成分，使味覺正常並協助傷口復原	肝臟、蛋黃、牡蠣、瘦肉、魚、家禽、牛奶及乳製品、全麥食品和蔬菜	生長受阻礙、傷口不易癒合、性徵發育遲緩、味覺喪失（也因此喪失食慾）

附錄九 不可磨碎或嚼碎的藥品

劑型	藥　品	說　明
長效劑型	ferrous sulfate 緩釋錠morphine sulfate 緩釋錠quinidine gluconate 緩釋錠theophylline 緩釋錠potassium chloride 緩釋錠diclofenac 其他長效劑型	此類藥品經過特殊處理，能使藥效時間延長兩倍以上
腸衣錠	bisacodyl pancreatic enzyme pentoxifylline 其他腸衣錠	製成腸衣錠的目的是為了避免藥品受胃酸破壞或會刺激胃壁
舌下錠或頰錠	舌下錠nitroglycerin 舌下錠isosorbide dinitrate	舌下錠口服無效或效果變差
其他	刺激口腔黏膜、味苦、會將牙齒或黏膜組織染色之藥品、充滿液態藥物的膠囊、易潮解藥品、有致癌性、可能導致畸胎性的藥品	

附錄十　重要藥物交互作用

第一種藥物	第二種藥物
anticoagulants anisindione (Miradon®) dicumarol warfarin (Coumadin®)	thyroid hormones levothyroxine (Levothroid; Synthroid®) liothyronine (Cytomel®) thyroiddextrothyroxine (Choloxin®)
benzodiazepines alprazolam (Xanax®) clonazepam (Klonopin®) diazepam (Valium®) midazolam (Versed®) triazolam (Halcion®)	antifungal agents fluconazole (Diflucan®) itraconazole (Sporanox®) ketoconazole (Nizoral®)
cyclosporine (Neoral®)	rifamycins rifampin (Rifadin®; Rimactane®) rifabutin (Mycobutin®)
dextromethorphan	MAO inhibitors isocarboxazid (Marplan®) phenelzine (Nardil®) selegiline (Eldepryl®) tranylcypromine (Parnate®)
digoxin	clarithromycin (Biaxin®) erythromycin
ergot alkaloids dihydroergotamine (D.H.E. 45®) ergotamine (Cafergot®) methylsergide	macrolide antibiotics clarithromycin (Biaxin®) erythromycin troleandomycin
estrogen-progestin products (oral contraceptives) ganciclovir (Cytovene®)	rifampin zidovudine (Retrovir®)

（續）

第一種藥物	第二種藥物
MAO inhibitors isocarboxazid (Marplan®) phenelzine (Nardil®) selegiline (Eldepryl®) tranylcypromine (Parnate®)	anorexiants amphetamine diethylpropion (Tenuate®) fenfluramine maxindol (Mazanor®; Sanorex®) methamphetamine (Desoxyn®) phenylpropanolamine sibutramine (Meridia®)
MAO inhibitors isocarboxazid (Marplan®) phenelzine (Nardil®) selegiline (Eldepryl®) tranylcypromine (Parnate®)	sympathomimetics dopamine ephedrine metaraminol phenylephrine pseudoephedrine
meperidine (Demerol®)	MAO inhibitors isocarboxazid (Marplan®) phenelzine (Nardil®) selegiline (Eldepryl®) tranylcypromine (Parnate®)
methotrexate (Rheumatrex®; Trexall®)	trimethoprim (Proloprim®; Trimpex®) trimethoprim-sulfamethoxazole (Bactrim®; Septra®)
nitrates nitroglycerin isosorbide dinitrate (Isordil®) isosorbide mononitrate (Imdur®; 　ISMO®; Monoket®)	sildenafil (Viagra®) tadalafil (Cialis®) vardenafil (Levitra®)
SSRIs citalopram (Celexa®) escitalopram (Lexapro®) fluoxetine (Prozac®; Sarafem®) fluvoxamine (Luvox®) nefazodone (Serzone®) paroxetine (Paxil®) sertraline (Zoloft®) venlafaxine (Effexor®)	MAO inhibitors isocarboxazid (Marplan®) phenelzine (Nardil®) selegiline (Eldepryl® and others) tranylcypromine (Parnate®)

（續）

第一種藥物	第二種藥物
theophyllines	quinolones ciprofloxacin (Cipro®) norfloxacin (Noroxin®)
theophyllines	fluvoxamine (Luvox®)
thiopurines azathioprine (Imuran®) mercaptopurine (Purinethol®)	allopurinol (Zyloprim®)
warfarin (Coumadin®)	sulfinpyrazone (Anturane®)
warfarin (Coumadin®)	nonsteroidal anti-inflammatory drugs celecoxib (Celebrex®) diclofenac (Cataflam®; Voltaren®) flurbiprofen (Ansaid®) fenoprofen (Nalfon®) ibuprofen (Motrin®) indomethacin (Indocin®) ketoprofen (Orudis®) mefenamic acid (Ponstel®) naproxen (Naprosyn®) oxaprozin (Daypro®) piroxicam (Feldene®) rofecoxib (Vioxx®) sulindac (Clinoril®) tolmetin (Tolectin®)
warfarin (Coumadin®)	cimetidine (Tagamet®)
warfarin (Coumadin®)	fibric acid derivativesclofibrate (Atromid®) gemfibrozil (Lopid®)
warfarin (Coumadin®)	barbituratesamobarbital (Amytal®) phenobarbital (Luminal®; Solfoton®) secobarbital (Seconal®)

各章試題解答

第一章

1.(C)　　2.(A)　　3.(B)　　4.(C)　　5.(D)　　6.(D)　　7.(C)　　8.(B)　　9.(D)
10.(A)　　11.(B)　　12.(B)

第二章

1.(C)　　2.(D)　　3.(A)　　4.(B)　　5.(B)　　6.(D)　　7.(B)　　8.(D)　　9.(C)
10.(B)　　11.(A)　　12.(A)　　13.(C)　　14.(C)　　15.(C)　　16.(B)　　17.(B)　　18.(D)
19.(B)　　20.(C)

第三章

1.(B)　　2.(A)　　3.(B)　　4.(D)　　5.(A)　　6.(D)　　7.(B)　　8.(C)　　9.(A)
10.(A)　　11.(D)　　12.(A)　　13.(B)　　14.(D)　　15.(A)　　16.(B)　　17.(C)　　18.(B)
19.(C)　　20.(D)

第四章

1.(C)　　2.(C)　　3.(B)　　4.(B)　　5.(B)　　6.(B)　　7.(C)　　8.(B)　　9.(B)
10.(C)　　11.(A)　　12.(B)　　13.(B)　　14.(C)　　15.(D)　　16.(A)　　17.(C)　　18.(B)
19.(C)　　20.(B)

第五章

1.(C)　2.(A)　3.(C)　4.(B)　5.(C)　6.(B)　7.(C)　8.(A)　9.(B)

10.(C)　11.(B)　12.(D)　13.(C)　14.(A)　15.(D)　16.(A)　17.(D)　18.(A)

19.(D)　20.(A)　21.(B)　22.(A)　23.(B)　24.(D)　25.(C)　26.(C)　27.(A)

28.(B)　29.(B)　30.(B)

第六章

1.(C)　2.(A)　3.(C)　4.(A)　5.(D)　6.(D)　7.(B)　8.(D)　9.(D)

10.(D)　11.(D)　12.(D)　13.(A)　14.(B)　15.(B)　16.(B)　17.(C)　18.(B)

19.(B)　20.(A)

第七章

1.(A)　2.(D)　3.(D)　4.(D)　5.(A)　6.(B)　7.(B)　8.(B)　9.(A)

10.(B)　11.(D)　12.(D)　13.(B)　14.(D)　15.(B)　16.(C)　17.(D)　18.(A)

19.(B)　20.(D)　21.(B)　22.(B)　23.(B)　24.(D)　25.(A)　26.(B)　27.(B)

28.(C)　29.(C)　30.(A)

第八章

1.(B)　2.(C)　3.(C)　4.(C)　5.(B)　6.(B)　7.(A)　8.(C)　9.(A)

10.(C)　11.(B)　12.(A)　13.(C)　14.(B)　15.(D)　16.(C)　17.(B)　18.(A)

19.(B)　20.(B)　21.(D)　22.(B)　23.(B)　24.(B)　25.(B)　26.(B)　27.(B)

28.(C)　29.(D)　30.(A)

第九章

1.(A)　2.(A)　3.(A)　4.(B)　5.(A)　6.(A)　7.(A)　8.(C)　9.(D)

10.(B)　11.(B)　12.(C)　13.(C)　14.(B)　15.(C)　16.(D)　17.(A)　18.(B)

19.(C)　20.(B)

第十章

1.(B)　2.(D)　3.(A)　4.(C)　5.(D)　6.(D)　7.(D)　8.(A)　9.(B)

10.(A)　11.(C)　12.(D)　13.(C)　14.(C)　15.(B)　16.(A)　17.(D)　18.(B)

19.(A)　20.(B)

第十一章

1.(A)　2.(B)　3.(C)　4.(C)　5.(B)　6.(C)　7.(B)　8.(A)　9.(D)

第十二章

1.(B)　2.(C)　3.(B)　4.(A)　5.(C)　6.(A)　7.(D)　8.(B)

第十三章

1.(A)　2.(A)　3.(D)　4.(B)　5.(D)　6.(A)　7.(D)　8.(C)　9.(A)

10.(A)

第十四章

1.(B)　2.(C)　3.(A)　4.(D)　5.(B)　6.(A)

參考資料

1. 周先樂（2002）。藥物學。臺北市：藝軒。

2. 陳繼明（2003）。藥物學。臺北市：偉華書局。

3. 李榮煌、廖德琇（2004）。安全用藥1──西藥服用須知。臺北市：台視文化。

4. 楊政勳、沈郁芳（2004）。藥物學精華。臺北市：華都文化。

5. 賴建銘（2004）。基礎臨床藥物治療學。臺中市：文興出版社。

6. 施純青（2004）。最新藥理學：基礎、臨床與應考的最佳幫手。臺北市：合記。

7. 蔡秋帆、詹婉卿、劉名浚、湯念湖（2005）。藥物學。臺北市：新文京。

8. 劉興華、陳思萍（2006）。簡明藥物學。臺北市：華杏。

9. 陳長安（2006）。常用藥物治療手冊。全國藥品年鑑雜誌社。

10. 行政院衛生署，http://www.doh.gov.tw。

11. Hansten and Horn, Managing clinically important drug interactions. Facts Comparisons, 2003.

藥 名 索 引

國家圖書館出版品預行編目資料

藥物學／顧祐瑞著. ― 初版. ― 臺北市：
五南, 2009.01
　　面；　　公分
　含索引
　ISBN 978-957-11-5413-8(平裝)

1.藥學

418　　　　　　　　　　　97019342

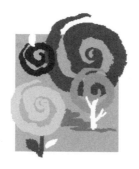

5L03

藥物學

作　　者／顧祐瑞(423.2)

發 行 人／楊榮川

總 編 輯／龐君豪

主　　編／王俐文

責任編輯／許杏釧　張懿祥

封面設計／斐類設計工作室

出 版 者／五南圖書出版股份有限公司

地　　址／106臺北市大安區和平東路二段339號4樓

電　　話／(02)2705-5066　傳　真：(02)2706-6100

網　　址／http://www.wunan.com.tw

電子郵件／wunan@wunan.com.tw

劃撥帳號／01068953

戶　　名／五南圖書出版股份有限公司

臺中市駐區辦公室／臺中市中區中山路6號

電　　話／(04)2223-0891　傳　真：(04)2223-3549

高雄市駐區辦公室／高雄市新興區中山一路290號

電　　話／(07)2358-702　傳　真：(07)2350-236

法律顧問／元貞聯合法律事務所　張澤平律師

出版日期／2009年1月初版一刷

定　　價／新臺幣550元

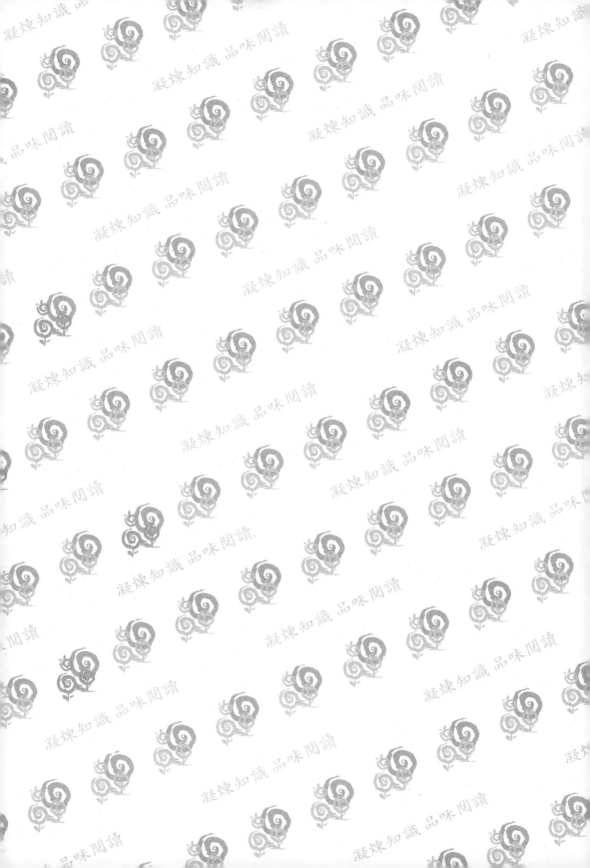